RAUS AUS DEM HORMON KARUSSELL

Die besten Hormon-Hacks für Frauen ab 35

Soforthilfe bei PMS, Regelschmerzen, psychischen Tiefs, Schlafstörungen und Gewichtszunahme

INHALT

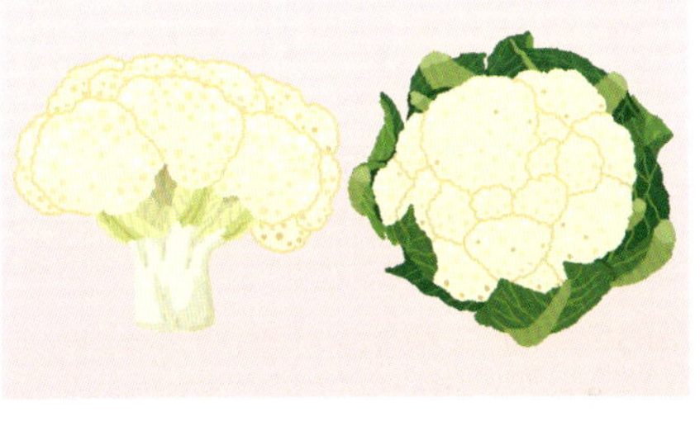

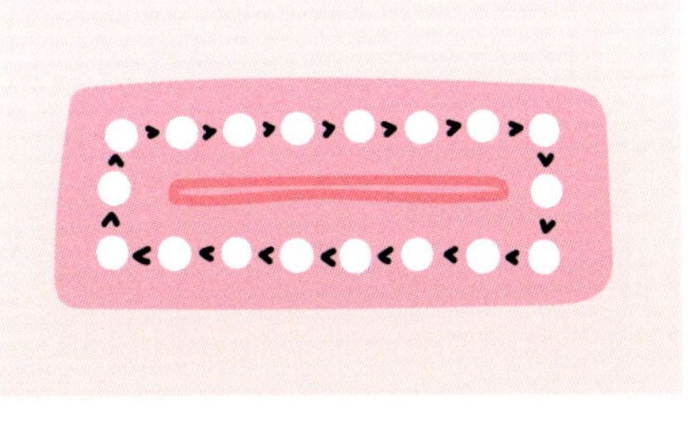

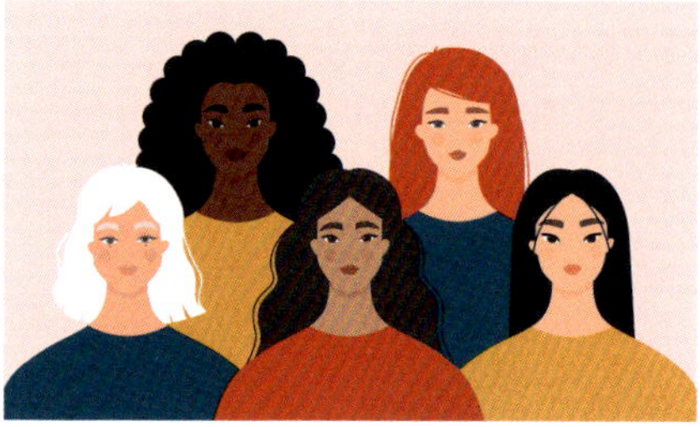

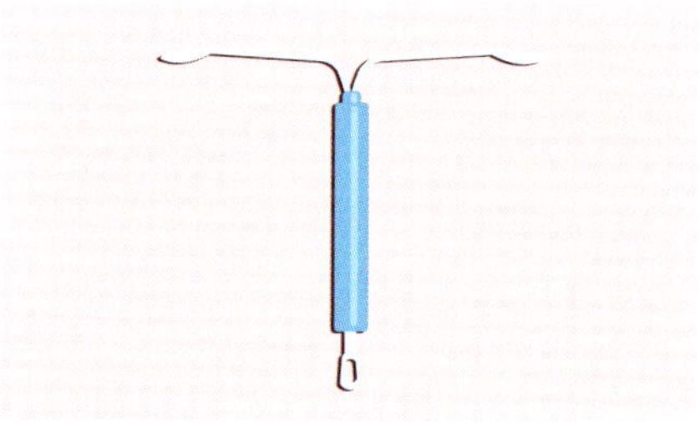

VORWORT

Glücklicherweise gibt es ja mittlerweile für jede wichtige Altersspanne im Leben einer Frau diverse Ratgeber. Für fast jede Altersspanne. Ich spreche von der Pubertät, der Schwangerschaft, den Wechseljahren, dem gesunden Älterwerden im Senium. Doch eine wichtige Zeitspanne fehlt. Und sie fehlt schmerzlich. Ich bin durch Buchhandlungen gelaufen, habe online gestöbert – und nichts gefunden. Gerade so, als ob wir vergessen wurden. Vielleicht wollten sie uns aber auch nicht stören, ja, gar ablenken. Wir sind nämlich vermutlich alle gerade sehr beschäftigt. Mit Familienplanung oder -abschluss, beruflich endlich fußfassend oder standhaltend, eingespannt in ein buntes Familienleben oder unser Singledasein. Auf jeden Fall sehr oft für andere da und von anderen gebraucht, beschäftigt mit den Turbulenzen des Lebens.

Zwischen Lebenslust, PMS und den ersten grauen Haaren

Aber was ist denn nun mit uns Frauen, die zwar mitten im Leben stehen, aber irgendwie in keine Kategorie reinpassen? Frauen zwischen Mitte dreißig und Mitte vierzig, die schon viele Lebensetappen, wie Ausbildung, Beziehungen, möglicherweise Ehen, Schwangerschaften und Geburten hinter sich gebracht haben, aber spüren: Da geht noch mehr! Die aber auch merken, dass sich ihr Körper langsam verändert, dass die jugendliche Energie, der unerschütterliche Optimismus und die nicht enden wollende Kraft der 20er nicht mehr so vorhanden sind, wie sie es einmal waren.

Wir befinden uns noch nicht in den Wechseljahren, aber kommen eben auch nicht mehr gerade aus der Pubertät. Manche von uns sind bereits Mütter, manche überlegen, ob jetzt nicht der richtige Zeitpunkt wäre, um sich den Kinderwunsch zu erfüllen, wenn nötig, auch als Single-Mom. Andere wiederum hinterfragen noch einmal die Entscheidung, keine Kinder in diese Welt setzen zu wollen, oder bereuen es, jemals Mutter geworden zu sein. Viele lehrreiche Lebenserfahrungen wurden bereits gemacht, Verbindungen und Trennungen durchlebt, Grenzen gesetzt und wieder aufgehoben und der eigene Körper dabei beobachtet, wie er langsam an Spannung und Elastizität verliert und der Menstruationszyklus sich merkwürdigerweise verändert. Das erste graue Haar sprießt nun auf unserem Kopf und plötzlich tritt eine Histaminintoleranz auf, obwohl wir uns in unserem Leben noch nie mit Unverträglichkeiten beschäftigen mussten. Wir werden in dieser Phase häufig prämenopausal genannt, was medizinisch eigentlich nicht korrekt ist. Denn prämenopausal sind im Grunde alle diejenigen, die sich vor der Perimenopause befinden, also vor den Wechseljahren. Auch 15-jährige Mädchen. Und mit denen kann man uns mitnichten vergleichen.

Ich habe lange nach einem passenden Begriff gesucht, ich habe in meinen Lehrbüchern der Gynäkologie geblättert und auch sogenannte »Frauenzeitschriften« durchforstet: Ich habe nichts gefunden. Außer midlife crisis – und dieser Ausdruck ist in unserem Zusammenhang natürlich absoluter Quatsch. Veränderungen sind nicht gleichbedeutend mit Krisen. Meine Schlussfolgerung: Es gibt überhaupt keinen Begriff für Frauen in dieser Lebensphase. Für diese zehn Jahre, in denen Frauen zwar sichtbar sind, aber deren sich verändernde Bedürfnisse eigentlich keinen Terminus haben. Nun kann man sagen, dass es den ja auch nicht geben muss, dass nicht alles in Kategorien oder Schubladen gepackt werden sollte. Stimmt! Das Problem ist aber, dass wir genau dadurch durch jedes Raster fallen.

Geht die Ende 30-jährige, toughe und selbstbewusste Frau zu ihrer Frauenärztin, weil sie sich kurz vor ihrer Periode überhaupt nicht mehr wiedererkennt, nur weint und sich am liebsten im Bett verkriechen möchte, heißt es häufig, dass sie vermutlich unter einem Burnout oder gar einer Depression leidet. Dass das PMS, ein anerkanntes, hormonell bedingtes Krankheitsbild ist, das häufig genau in diesem Alter auftritt und erfolgreich behandelt werden kann, wird gar nicht thematisiert. Genauso wie die Veränderung des Körpergewichts, das langsam steigt, obwohl wir ernährungs- und bewegungstechnisch gar nichts verändert haben. Oder die schlechter werdende Schlafqualität, die sich in immer tiefer werdenden Augenringen abzeichnet und deren Auswirkungen wir in unserem vollen Alltag deutlich spüren.

Einen Hormonstatus zu erstellen, scheint vielen Ärztinnen nicht angebracht, denn für die Wechseljahre sind wir eigentlich noch zu jung. Plötzlich vertragen wir die Pille nicht mehr, die wir eigentlich seit Jahrzehnten einnehmen, und verlieren beim Husten Urin. So viele Veränderungen, die wie aus dem Nichts auftreten, die von Außenstehenden oftmals belächelt werden, uns das Leben aber schwer machen und uns Lebensqualität nehmen. Fühlen wir uns doch eigentlich mittlerweile ziemlich wohl mit uns selbst, bemerken wir jetzt immer häufiger, dass etwas anders wird. Und dass diese Veränderung nicht nur Gutes beinhaltet. Dafür wollen wir uns eigentlich wappnen, stärken und schließlich mit Freude älter werden, leider wissen wir gar nicht so richtig, wie das geht. Immer öfter ertappen wir uns dabei, dass wir im Drogeriemarkt vor dem Regal mit den Nahrungsergänzungsmitteln oder gar den natürlichen Schlafmitteln stehen, nicht wissend, wo wir jetzt zugreifen sollten.

In between – aber mittendrin

Der medizinische Fokus auf dem, was anders wird und was wir brauchen, fehlt bislang, denn von außen betrachtet stehen wir ja in der Blüte unseres Seins. Viel öfter werden deshalb die Symptome auf den stressigen Job, den Spagat zwischen Familie und Beruf oder die konfliktbeladene Beziehung geschoben. Sicherlich spielen all diese Faktoren in das Wohlbefinden hinein, dennoch unterliegt unser Körper nun einem weiteren Wandel. Und dieser muss benannt werden, denn ohne Benennung keine Hilfe. Stattdessen machen wir weiter wie bisher und belächeln unsere Beschwerden selbst.

Ich möchte diese Zeitspanne deshalb ab sofort **in between** nennen. Dazwischen – aber auch mittendrin. Rausgewachsen aus vielen Selbstzweifeln, aber noch nicht wissend, welche Wege wir künftig noch einschlagen werden, mitten im Leben stehend. Mit ersten hormonellen Veränderungen, abnehmender Muskelmasse und weniger regelmäßigen Eisprüngen.

Jetzt ist die perfekte Zeit, um in uns zu investieren!

Auch ich zähle mich übrigens zu den Frauen in between, weiß also nicht nur aus beruflicher, sondern auch aus ganz persönlicher Erfahrung um die Besonderheit dieser Lebensphase mit ihren Wünschen und Bedürfnissen. Viele von uns haben nun das erste Mal die Gelegenheit, manchmal zum ersten Mal auch den Mut, sich mit sich selbst und dem eigenen Körper zu beschäftigen. Was brauchen wir? Was darf weg, was soll bleiben? Wie wollen wir selbstbestimmt älter werden? Wir fühlen: Jetzt ist genau die richtige Zeit, damit zu beginnen, in unsere Gesundheit zu investieren. Und dazu zählt neben der körperlichen selbstverständlich auch unsere mentale Gesundheit.

Gemeinsam möchte ich mit euch auf eine spannende Reise gehen, auf der wir Frauen mit unseren Bedürfnissen im Mittelpunkt stehen. Eine selbstbestimmte, aufregende und mutige Reise, auf der wir uns wieder ganz neu in unseren Körper verlieben werden – mit all seinen Facetten und Bedürfnissen, die er jetzt hat. Ich möchte mit euch eine Bestandsaufnahme machen und damit beginnen, klug und liebevoll zu investieren – in uns. Denn jetzt ist die beste Zeit, sich mit solchen, vermeintlich unsexy Themen wie Hormonhaushalt, Knochengesundheit und Beckenboden zu beschäftigen. Damit wir uns noch lange sexy, aber vor allem gesund fühlen.

JUNG, ABER NICHT MEHR SO GANZ

DIE ZEIT ZWISCHEN 35 UND 45 JAHREN: FEIERN WIR SIE!

Ich erinnere mich gut daran, als eine Patientin, übrigens eine ehemalige Schulkameradin von mir, vor einigen Jahren in meiner Praxis saß. »Weißt du«, sagte sie kurz vor der Untersuchung, »irgendwie ist es mir gestern Abend wie Schuppen von den Augen gefallen: Wir sind mittelalte Frauen.« Ich verzog unwillkürlich das Gesicht. »Wir sind 35. Das ist doch nicht mittelalt«, entgegnete ich, geradezu etwas beleidigt. »Na ja, zumindest fast. Die durchschnittliche Lebenserwartung einer Frau liegt bei etwa 83 Jahren. Wir haben also bald die Hälfte unseres Lebens hinter uns«, bestand sie weiterhin darauf. Diese Rechnung ging zwar nicht ganz auf, wirklich widersprechen konnte ich ihr dennoch nicht.

Viel mehr als die Tatsache, dass die Jahre wirklich wie im Flug vergingen, erschreckte mich allerdings die Erkenntnis, dass ich den Ausdruck »mittelalt« als unangenehm empfand. Mein Fokus richtete sich unweigerlich auf den zweiten Teil des Wortes, nämlich auf »alt«, statt auf das »mittel«. »Mittel« bedeutete hier nämlich »mitten im Leben stehend« oder »mittendrin« sein. Und genau da befanden wir uns ja gerade. Was für ein großartiger Ausgangspunkt eigentlich! Wir hatten schon einen ganz schönen Teil unseres Lebens gelebt und einige wichtige Meilensteine gelegt. Statt uns mit stolz geschwellter Brust gegenüberzusitzen, runzelten wir beide die Stirn bei dem Gedanken daran, stetig älter zu werden.

In between rocks!

»Und was wünschst du dir für das Älterwerden?«, fragte ich schließlich nach einigen Sekunden des betretenen Schweigens. »Hm, ich merke, dass mir das Thema Gesundheit immer wichtiger wird. Mein Vater hatte einen Infarkt, meine Mutter leidet an Osteoporose. Bei beiden habe ich das Gefühl, sie haben immer sehr wenig auf sich geachtet. Ich spüre gerade, dass ich in mich und meinen Körper investieren möchte. Deswegen bin ich auch hier. Ich möchte auf jeden Fall gesund älter werden. Ich merke nämlich, dass ich das Altern an sich gar nicht so schlecht finde. Also, ich wäre zumindest nicht gerne noch einmal 20«, grinste sie.

Tatsächlich ging es mir genauso. Ich fühlte mich wohl in meinem Körper, genoss es sehr, emotional nicht mehr so leicht aus der Bahn geworfen werden zu können. Der Wunsch, stets anderen gefallen zu wollen, wurde in den letzten Jahren immer kleiner. Die Zeit zurückdrehen wollte ich also nicht. Möchte ich auch heute nicht. Die Zeit in between macht Spaß. Das fühlen wir nicht nur so, sondern es gibt tatsächlich auch einige Untersuchungen, die zeigen: The time is now!

Die Zyklusapp Natural Cycles hat insgesamt 2600 Frauen zu ihrem Sexleben befragt. Es erfolgte die Einteilung in Altersgruppen: jünger als 23 Jahre, zwischen 23 und 36 Jahre und älter als 36 Jahre. Das Ergebnis fiel eindeutig aus: Die Gruppe der Frauen über 36 hatte die häufigsten und intensivsten Orgasmen. Ein weiterer Hinweis darauf, dass sich wichtige Lebensbereiche mit dem Älterwerden, der wachsenden Erfahrung und vermutlich auch dem Mut, eigene Wünsche und Bedürfnisse (endlich) artikulieren zu können, verbessern.

Eine weitere Befragung, diesmal von insgesamt 2000 deutschen Frauen zwischen 20 und 60 Jahren, ergab, dass Frauen ab 40 Jahren immer selbstbewusster werden. Sie fühlen sich immer mehr in der Lage, für ihre Wünsche und Ziele einzustehen und ihr Leben frei zu gestalten. Aber nicht nur das: 30 Prozent der Befragten gaben zudem an, dass es nicht ihr Alter sei, das beeinflusse, wie sie sich selbst und ihr Erscheinungsbild wahrnähmen.

Ich habe erst überlegt, ob ich außerdem eine Studie anführen sollte, die zeigt, dass Frauen Anfang 40 auf dem Zenit ihres Einkommens sind. Ein Beweis dafür, dass dieses Alter auch finanziell eine gute Lebensphase ist. Ein Grund zu feiern? Nein. Ich habe mich bewusst dagegen entschieden. Die gleiche Untersuchung besagt nämlich auch, dass danach das weibliche Einkommen nicht mehr weiter gesteigert wird, das der Männer aber, bis sie 54 Jahre alt sind. Ein sehr gutes Beispiel für den Gender Pay Gap, der selbst heute noch ausgeprägt vorhanden ist. Ich wünsche mir also, dass wir uns nicht mit dem bisher Erreichten zufriedengeben, sondern weiter nach gesellschaftlicher und beruflicher Gleichberechtigung streben.

Fassen wir also kurz das Bisherige zusammen: Genau jetzt stecken wir nachweislich in einer der besten Phasen unseres Lebens! Das ist eine ganz wunderbare Erkenntnis und die möchte ich hier, am Anfang dieses Buches, noch einmal ganz ausdrücklich betonen! Und unser jetziges Wissen um uns selbst und das Wohlfühlen in unserem Körper sollten wir nun dazu nutzen, liebevoll und aufmerksam in unser zukünftiges Sein zu investieren. Dazu braucht es häufig eine intensivere Bestandsaufnahme.

Die zentralen Fragen: Wo stehe ich? Wo will ich hin?

Sicherlich war es nicht nur das Gespräch mit meiner Schulkameradin, dass bei mir dazu führte, genauer hinzuschauen. Wo stand ich gerade selbst? Wo wollte ich hin? Was wollte ich noch erreichen? Je mehr ich darüber nachdachte und je mehr ich meinen Ist-Zustand reflektierte, desto klarer wurde mir, dass ich (noch) nicht da war, wo ich eigentlich sein wollte.

Ich hatte in meiner Geburtsstadt Abitur gemacht, studiert, meine Ausbildung zur Fachärztin gemacht und meine Kinder bekommen. Ich saß nun, ebenfalls in der gleichen Stadt, mit Mitte 30 in meiner eigenen Praxis. Meine Ausbildung und meine Familiengründung waren gefühlt im Zeitraffer abgelaufen. Immer öfter beschlich mich das Gefühl, dass das noch nicht »alles« gewesen sein könne und ich noch nicht bereit dazu war, mich auf dem bisher Geleisteten auszuruhen. Es musste noch mehr für meine Familie, aber auch für mich geben. Ein paar Monate später zog ich mit unseren Töchtern nach Rom.

JETZT IST DER RICHTIGE ZEITPUNKT, UM IN UNS ZU INVESTIEREN!

In vielen westlichen Gesundheitssystemen sind wir dazu übergangen, »nur« noch Symptome und Krankheiten zu behandeln. Das ist natürlich unglaublich viel, wenn man bedenkt, dass es in vielen Bereichen der Erde nicht einmal einen Zugang zu einer adäquaten medizinischen Versorgung gibt. Was ich allerdings beklagen möchte, ist, dass wir mit den Jahren verloren haben, auf Prävention, also den Schutz unserer Gesundheit, zu achten. Möglicherweise liegt das an dem Überfluss, dem wir tagtäglich ausgesetzt sind: zu viel Essen, zu viel Zucker, zu viel körperliche Bequemlichkeit, aber auch zu viel Arbeit mit ständiger Erreichbarkeit und wenig Ruhepausen. Alles in allem kein Lebensstil, der unsere Gesundheit schützt. Und auch wir selbst investieren in unserem Alltag viel zu wenig in unseren Körper und unsere Seele.

Haben wir von dieser Art »Raubbau« in den letzten Jahrzehnten möglicherweise recht wenig gespürt, so merken wir jetzt recht schnell an unserer Stimmung und unserem Wohlbefinden, wenn wir zu wenig geschlafen oder zu wenig Wasser getrunken haben. Jetzt verzeiht unser Körper eine durchfeierte Nacht nicht mehr so leicht; vielmehr merken wir häufig noch tagelang, dass wir am Wochenende das eine oder andere Glas Wein zu viel getrunken haben und zu spät ins Bett kamen. Konnten wir tagsüber nicht ausreichend trinken, so sehen wir abends im Spiegel, dass unser Teint fahl und irgendwie ausgetrocknet wirkt. Obwohl wir uns über diese äußeren Erscheinungen ärgern, sollten wir unserem Körper eigentlich sehr dankbar dafür sein. Er zeigt uns nämlich, dass unsere Reserven endlich sind und dass es höchste Zeit ist, unsere Batterien regelmäßig aufzuladen und erst gar nicht mehr so lange zu warten, bis sie komplett leer sind.

Selbstfürsorge ist kein Wellnesswochenende

Wenn wir es noch nicht gelernt haben, dann ist spätestens jetzt der Zeitpunkt erreicht, an dem wir Selbstfürsorge lernen und täglich in unseren Alltag einbauen dürfen. Und mit Selbstfürsorge meine ich kein Wellnesswochenende einmal im Jahr oder den Kauf einer unanständig teuren Gesichtscreme. Vielmehr ist es jetzt wichtig, ein tägliches Investment in uns und für uns zu betreiben und dafür auch Zeit einzuplanen. Dabei geht es nicht nur darum, dass wir uns gesund und energiegeladen fühlen, sondern auch darum, den (ja, ich weiß, hässliches Wort!) Alterserscheinungen entgegenzuwirken. Diese treten nämlich viel früher ein, als wir allgemein glauben. Überraschende Fakten dazu gefällig?

- **Knochen:** Bis zum 30. Lebensjahr nimmt unsere Knochenmasse stetig zu. Die knochenaufbauenden Zellen, die Osteoblasten, sind aktiver als die abbauenden, die Osteoklasten. Unser Knochengerüst ist dicht und stark. Mit Anfang, Mitte dreißig wendet sich das Blatt. Nun überwiegt die Aktivität der Osteoklasten. Damit wir nicht Gefahr laufen, dass wir irgendwann einmal an einer krankhaften Verminderung der Knochenmasse leiden, ist es deshalb sinnvoll, nun in unsere Knochengesundheit zu investieren.
- **Muskeln:** Ab Anfang dreißig beginnt der ganz natürliche Verlust unserer Muskelmasse. Jährlich werden nun 0,3 bis 1,3 Prozent unserer Muskeln in Fett umgebaut.
- **Haut:** Ab etwa 30 Jahren besitzt unsere Haut weniger Kollagen und Hyaluronsäure. Sie wirkt nun schnell müde, außerdem werden die ersten Fältchen sichtbar. Nicht selten wird sie jetzt auch schneller gereizt und es treten Rötungen auf.
- **Haare:** Die Funktion der Melanozyten, die Zellen, die für unsere natürliche Haarfarbe zuständig sind, lässt bereits in unseren 30ern nach. Das ist auch der Grund dafür, dass nun die ersten grauen Haare sprießen. Auch die Struktur unseres »granny hair« verändert sich.

Eigentlich also nur logisch, dass genau jetzt ein ganz hervorragender Zeitpunkt ist, unseren Körper und unseren Geist nicht als selbstverständliches Gut zu betrachten, sondern aktiv auf unser Gesundheitskonto einzuzahlen.

HORMONE – BOTENSTOFFE MIT POWER

ERSTE HORMONELLE VERÄNDERUNGEN STEHEN VOR DER TÜR

Wenn wir an einschneidende hormonelle Veränderungen im Leben einer Frau denken, fallen uns vermutlich genau drei Dinge ein:

- **Pubertät**
- **Schwangerschaft**
- **Wechseljahre**

Dabei gibt es eine weitere Lebensphase, in der zum Teil erhebliche Hormonveränderungen auftreten, die einen gravierenden Einfluss auf die Lebensqualität der Frauen haben: Die Zeit **in between**. Diese Phase geht direkt in die Wechseljahre, die Perimenopause, über. Glücklicherweise rückt die Menopause immer mehr in den Mittelpunkt des allgemeinen Interesses und die Sorgen und Nöte der peri- und auch postmenopausalen Frauen stoßen endlich nicht mehr auf taube Ohren. Verkannt wird dabei allerdings, dass die ersten ovariellen Erschöpfungssymptome bereits Jahre vorher auftreten und den Frauen schon viel früher die Lebensqualität rauben können.
Um die ersten hormonellen Veränderungen besser verstehen zu können, sollten wir uns die Hormone, die für dieses »Schlamassel« verantwortlich sind, einmal genauer anschauen. Es geht vor allem um die beiden Sexualhormone **Östrogen** und **Progesteron**.

Wie auf der Abbildung auf Seite 18 gut zu erkennen ist, sinkt der Progesteronspiegel bereits weit vor der Perimenopause ab. Bei den meisten Frauen ab Ende dreißig, bei einigen auch schon früher. Also zu einem Zeitpunkt, wo wir Frauen (und übrigens auch viele Ärzte) das Thema Hormonveränderungen noch gar nicht auf dem Schirm haben! Wir wundern uns nur darüber, dass unser Zyklus irgendwie anders wird und sich nach und nach einige Beschwerden einschleichen. Welche das sind, dazu kommen wir später noch ausführlich.

Hormone – ein komplexes Miteinander

Beim Thema Hormone ist es ganz wichtig, dass wir die einzelnen Werte nicht isoliert betrachten. Vielmehr ist es so, dass unsere gesamten Körperhormone in einer Beziehung zueinander stehen. Sie greifen wie Zahnräder ineinander. Wenn es in einem Hormonsystem hakt, funktioniert ein anderes oft ebenfalls nicht mehr einwandfrei. Ein sehr gutes Beispiel dafür sind die Sexual- und Schilddrüsenhormone. Zudem arbeiten einige Hormone besonders eng miteinander. So wie die beiden Schwestern Östrogen und Progesteron. Bei diesen beiden ist die Beziehung so eng, dass unser Wohlbefinden davon abhängt, wie die beiden zueinander stehen.

Der Verlauf unserer Hormone über die Jahre

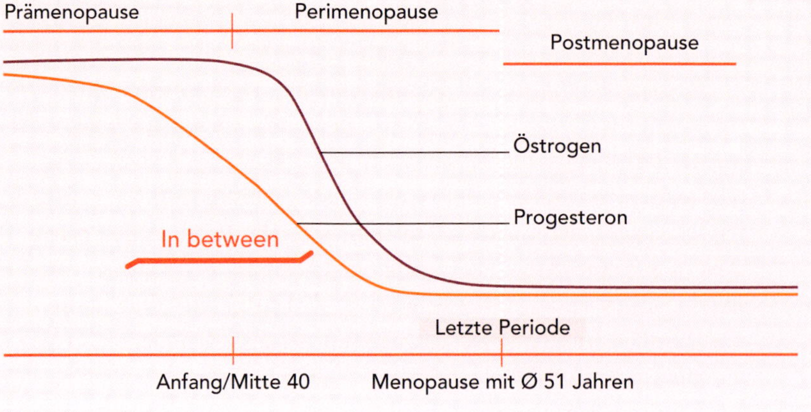

Good to know

Leider herrscht immer noch viel Verwirrung bezüglich der Begriffe, die die verschiedenen weiblichen Lebensphasen beschreiben. Lasst sie uns noch einmal gemeinsam ordnen:

- **Prämenopause:** Dieser Zeitraum beschreibt die fruchtbare (fertile) Zeit einer Frau von der Pubertät bis zu den Wechseljahren.
- **in between** (Achtung Worteigenkreation!): Gemeint sind die Jahre vor der Perimenopause, in denen bereits erste hormonelle Veränderungen auftreten.
- **Perimenopause:** Dieser Begriff umfasst die eigentlichen Wechseljahre. Häufig wird dieser Zeitraum auch als Klimakterium bezeichnet.
- **Menopause:** Der Begriff bezeichnet die letzte Menstruationsblutung einer Frau
- **Postmenopause:** Zwölf Monate nach der letzten Menstruationsblutung beginnt die Postmenopause und beschreibt das völlige Erlöschen der Ovarialfunktion.

Wenn wir uns noch einmal die Abbildung auf Seite 18 anschauen, sehen wir, dass der Östrogenspiegel noch recht lange stabil bleibt. Erst Mitte 40 fällt er rasant ab. Natürlich gibt es auch hier Frauen, deren Östrogen sich bereits früher verabschiedet, meist ist es aber so, dass es einige Jahre dauert, bis das Östrogen nachzieht. In dieser Zeit haben die Frauen eine sogenannte **relative Östrogendominanz**. Übersetzt heißt das, dass der Östrogenspiegel im Verhältnis zum Progesteronspiegel zu hoch ist. Die beiden Hormone stehen nicht mehr in einem ausgewogenen Verhältnis zueinander. Auch das kann erhebliche Beschwerden verursachen.

Um die nun auftretenden Symptome einordnen zu können, lohnt sich ein Blick auf den Hormonverlauf der Hormonschwestern während des Zyklus. Der weibliche Zyklus dauert ungefähr zwischen 26 und 34 Tagen. Die Länge kann von Monat zu Monat variieren, was wiederum ein Beweis dafür ist, dass unser Hormonsystem verschiedenen Einflüssen unterliegt.

Das können zum Beispiel Stress, Zeitumstellung, Schlafmangel, aber auch Infektionen und Medikamente sein. Der erste Tag der Periode wird als erster Zyklustag bezeichnet. Etwa in der Mitte des Zyklus findet der Eisprung, also die Ovulation, statt. Die Gebärmutterschleimhaut, die sich danach aufbaut, um es der möglicherweise be-

Good to know

Gerne wird der Zyklus in vier Phasen eingeteilt:

- **Menstruationsphase** (Tag 1 bis 4): Die aufgebaute Gebärmutterschleimhaut blutet regelmäßig mit der Menstruationsblutung ab.
- **Follikelphase** (Tag 5 bis 13): Unter dem Einfluss des von der Hypophyse stammenden Hormons follikelstimulierendes Hormon (FSH) reift ein Follikel heran, der später die reife Eizelle freisetzt.
- **Ovulation** (ca. 14 Zyklustag): Durch den Anstieg des luteinisierenden Hormons (LH) findet der Eisprung statt und die Eizelle wandert durch den Eileiter Richtung Gebärmutter.
- **Lutealphase** (Tag 15 bis 28): Die Gebärmutterschleimhaut baut sich auf, um im Anschluss die befruchtete Eizelle aufnehmen zu können.

Unser Zyklus im Überblick

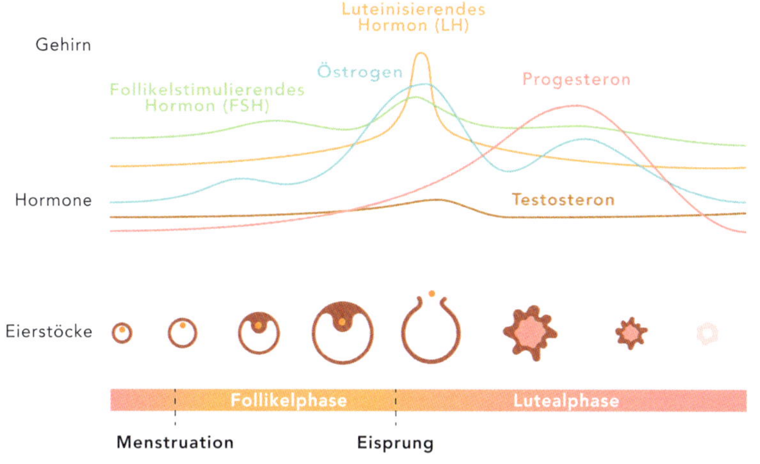

fruchteten Eizelle schön kuschelig zu machen, blutet mit der nächsten Menstruationsblutung wieder ab, wenn es zu keiner Befruchtung gekommen ist.

Progesteron

Progesteron wird bei Frauen vor allem in den Eierstöcken gebildet. Nach dem Eisprung entsteht dort aus dem geplatzten Follikel der sogenannte Gelbkörper, auch Corpus luteum genannt. Dieser produziert Progesteron, das häufig unter dem Namen »**Gelbkörperhormon**« bekannt ist. Wir können auf der Abbildung sehen, dass das Progesteron vor allem in der zweiten Zyklushälfte von Bedeutung ist. Es sorgt unter anderem dafür, dass die Gebärmutterschleimhaut sich so aufbaut, dass eine befruchtete Eizelle sich einnisten und eine Schwangerschaft sich weiterentwickeln kann. Im Verlauf übernimmt der Mutterkuchen, die Plazenta, die Produktion und die Progesteronwerte steigen stark an. Kommt es zu keiner Schwangerschaft, fällt das Progesteron ab und eine Menstruationsblutung setzt ein.

Diese Aufgaben hat Progesteron in unserem Körper

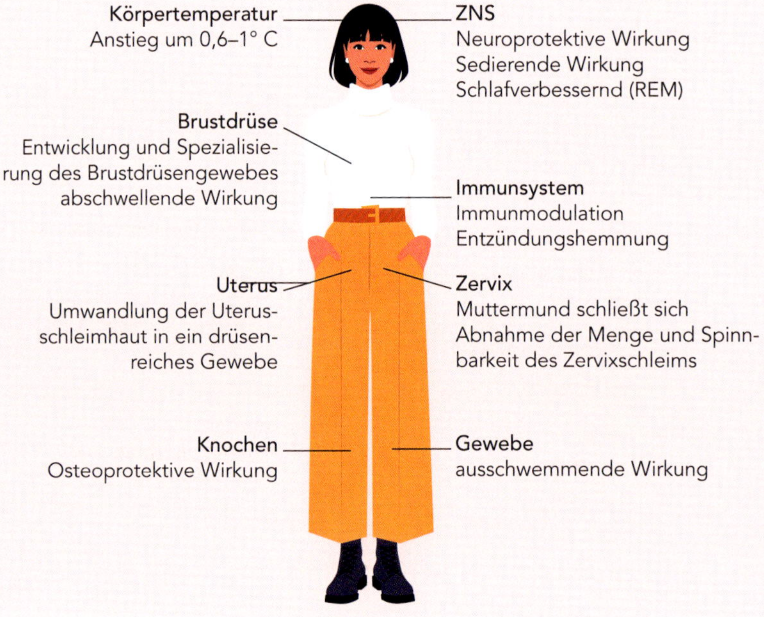

Ich nenne Progesteron gerne das »Wellbeing-Hormon«. Es hat viele Eigenschaften, die dafür sorgen, dass wir uns wohlfühlen. Es wirkt angstlösend, entspannend und schmerzlindernd. Und, ganz wichtig, es lässt uns gut schlafen! Seine Abbauprodukte entfalten ihre Wirkung über sogenannte GABA-Rezeptoren in unserem Gehirn, was uns nicht nur entspannen, sondern auch besser schlafen lässt. Außerdem hat das Hormon noch viele weitere wichtige und schützende Effekte auf unseren Körper:

Östrogen

Der Einfachheit halber schreibe ich hier immer wieder vom Hormon Östrogen. In Wahrheit ist es allerdings so, dass es nicht nur ein Östro-

Diese Aufgaben hat Östrogen in unserem Körper

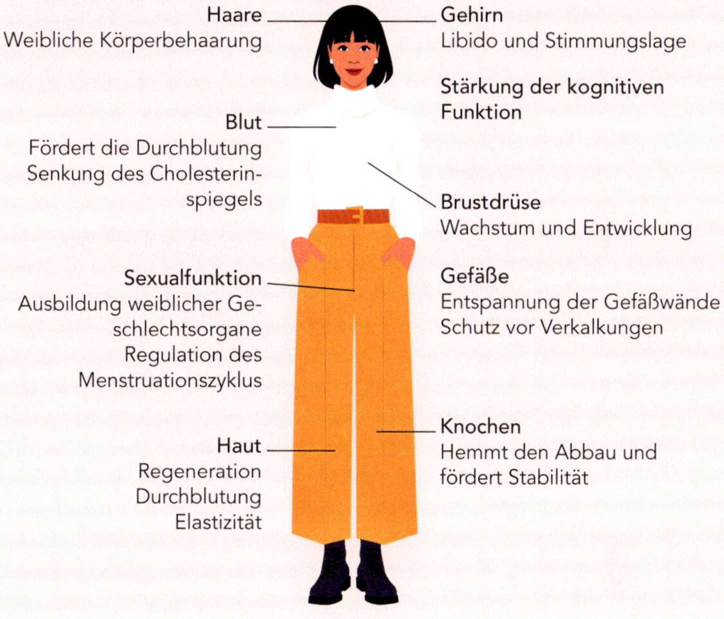

gen gibt, sondern gleich mehrere. Meistens werden Estron (E1), Estradiol (E2) und Estriol (E1) als die drei Hauptformen bezeichnet, und ich möchte das gerne so übernehmen. Dennoch lohnt es sich, die drei Power-Östrogene genauer zu betrachten.

- **Estron (E1)** ist das zweitstärkste Östrogen im weiblichen Körper. Es wird in den Eierstöcken, dem Fettgewebe und der Nebennierenrinde gebildet. Estron ist außerdem eine Vorstufe von Estradiol. Im Gegensatz zum Estradiol fällt das Estron in den Wechseljahren nicht ganz so ausgeprägt ab.
- **Estradiol (E2)** ist das am stärksten wirkende Östrogen und wird hauptsächlich im reifenden Follikel des Eierstocks gebildet. Dieser

Wert bleibt noch relativ lange stabil, bis er in der Perimenopause recht abrupt abfällt.

- **Estriol (E3)** spielt vor allem in der Schwangerschaft eine Rolle und wird deshalb häufig auch als Schwangerschaftsöstrogen bezeichnet. In dieser Zeit wird es im Mutterkuchen gebildet. Ansonsten ist es hauptsächlich ein Abbauprodukt von Estron und Estradiol, zu geringen Anteilen wird es außerdem in den Eierstöcken, der Leber und der Nebennierenrinde hergestellt.

Wenn wir also sehen, was allein zwei Hormone (wohl wissend, dass es nicht nur ein, sondern mehrere Östrogene gibt) in unserem Körper steuern, auslösen und kontrollieren, ist es nun nicht mehr verwunderlich, dass wir schnell spüren, wenn sich etwas in diesem System ändert oder nicht mehr im Einklang ist.

So gehen wir den Veränderungen auf den Grund

Ich bekomme sehr oft die Frage gestellt, woher man weiß, dass ein Hormonungleichgewicht vorliegt und bestimmte Beschwerden hormonell bedingt sind. Meine Antwort wird von vielen Kollegen und Kolleginnen skeptisch betrachtet, aber ich bin der festen Überzeugung: Eine Hormonanalyse ist ein wichtiges Diagnosetool! Ich persönlich bevorzuge hier die Blutuntersuchung, arbeite bei Bedarf aber auch mit Speicheltests. Ich kann es meinen Patientinnen beim besten Willen nicht ansehen, ob sie eine Östrogendominanz haben oder ob ihre Schilddrüse nicht mehr astrein funktioniert. Ein häufig vorgebrachtes Argument ist, dass eine Hormonanalyse bei Frauen in between nur eine kurze Momentaufnahme sein kann. Das stimmt! Deshalb ist es meine Aufgabe als Ärztin, diese Momentaufnahme in einen Gesamtkontext zu bringen. Das ist oft so, wie ein Puzzle aus vielen Teilen zusammenzusetzen. Aber es lohnt sich! Zunächst ist es ganz wichtig, die Hormonanalyse nicht an einem beliebigen Tag durchführen zu lassen. Möglicherweise muss sie für ein klares Bild auch einmal (oder mehrmals) kontrolliert werden. Meine Empfehlung:

- **Erste Zykluswoche:** FSH, Estradiol, Testosteron, TSH, fT3, fT4
- **Zwischen dem 20. und 25. Zyklustag:** Progesteron

Ich bitte meine Patientinnen außerdem, ein Symptomtagebuch zu führen und ihren Zyklus zu tracken.

Sinkender Progesteronspiegel

Eine weitere Frage, die mir meine Frauen häufig stellen, lautet: Wieso sinkt der Progesteronspiegel bereits so früh? Hier die Antwort: Mit steigendem Alter haben wir immer häufiger anovulatorische Zyklen, das heißt Monate, in denen kein Eisprung stattfindet. Wir steuern auf die Lebensphase zu, in der unsere Eizellreserven aufgebraucht sind. Da wir jetzt wissen, wo und wie das Progesteron hergestellt wird, ist leicht nachvollziehbar, dass durch die immer häufiger ausbleibende Ovulation die Konzentration des Hormons im Blut sinkt. Bei fehlendem Eisprung entsteht kein Gelbkörper und ohne Gelbkörper kein Progesteron. Was darauf folgt, ist über kurz oder lang ein Progesteronmangel. Und dieser Mangel kann eine ganze Palette an Symptomen auslösen, die wir uns im Einzelnen anschauen werden!

Good to know

Wusstest du, dass alle Eizellen bereits bei unserer Geburt im Eierstock vorhanden sind? Im Gegensatz zu den Samenzellen beim Mann bilden sie sich nicht ständig neu, sondern warten seit Beginn unseres Lebens auf ihren Einsatz. Allerdings kommen mitnichten alle Eizellen zum Zug! Das wären viel zu viele. Anfangs besitzen wir etwa ein bis zwei Millionen, in der Pubertät sind dann noch zwischen 300.000 und 400.000 übrig. Da wir »nur« etwa 300 bis 500 Eisprünge in unserem Leben haben, könnt ihr vielleicht erahnen, wie viele Eizellen im Verlauf unseres Lebens zugrunde gehen, ohne je zum Einsatz gekommen zu sein.

HILFREICHE WEGBEGLEITER BEI HORMONELLEN SYMPTOMEN

Die gute Nachricht zuerst: Es gibt wahre Geheimwaffen, die sehr wirksam bei der Behandlung des hormonellen Ungleichgewichts in between sind. Viele Frauen beklagen, dass ihnen stets empfohlen wird, auf hormonelle Verhütungsmittel zurückzugreifen. Dabei möchten sie eigentlich keine Pille (mehr) nehmen. Pille, Vaginalring und Co. sind in der Tat Behandlungsmöglichkeiten der relativen Östrogendominanz und des Progesteronmangels, aber bei Weitem nicht die einzigen, wie wir gleich sehen werden.

Mönchspfeffer

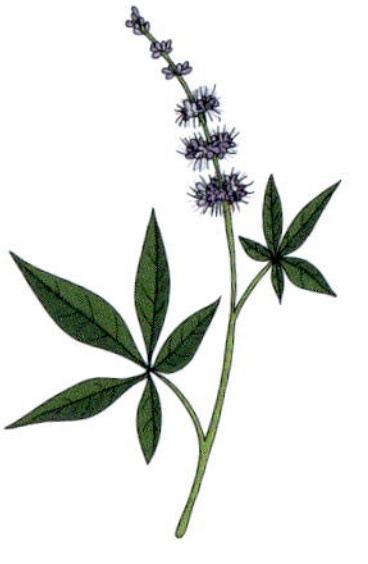

Obwohl der Mönchspfeffer auch zu den Phytotherapeutika gehört, möchte ich ihn einmal gesondert vorstellen. Er ist eines meiner liebsten Hilfsmittel während der Begleitung von Frauen. Der Mönchspfeffer, auch Agnus castus genannt, ist eine Heilpflanze. Seine Wirkung auf unseren Hormonhaushalt ist schon sehr lange bekannt. Er reguliert unter anderem die Ausschüttung des Hormons Prolaktin, welches für einen regelmäßigen Zyklus und auch die Fruchtbarkeit (Fertilität) sehr wichtig ist. Er beeinflusst zudem die Ausschüttung der Hormone FSH und LH und sorgt damit für ein ausgeglichenes Verhältnis zwischen Östrogen und Progesteron. Im deutschsprachigen Raum ist die Heilpflanze auch als Keuschlamm bekannt. Diese Bezeichnung rührt von einer bekannten Nebenwirkung des Mönchspfeffers: Er kann lustmindernd, also libidosenkend, wirken. Deshalb war er im Mittelalter auch ein beliebtes Hausmittel von Nonnen und Mönchen. Bei der Behandlung mit Mönchspfeffer ist etwas Geduld gefragt: Mindestens drei Monate sollte ein Therapieversuch dauern.

Wichtig zu wissen: Mönchspfeffer und Mikronährstoffe sind zusammen eine effektive Kombination. Nicht sinnvoll dagegen ist die gleichzeitige Einnahme von Agnus castus und bioidentischen Hormonen (wie beispielsweise transdermalem Estradiol und mikronisiertem Progesteron). Dasselbe gilt für die Kombination von Möchspfeffer mit hormonellen Verhütungsmitteln (außer der Gestagenspirale).

Phytotherapeutika

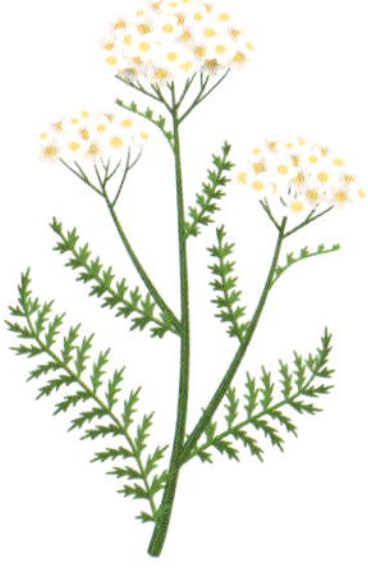

Als Phytotherapeutika bezeichnet man Pflanzen und Pflanzenteile sowie deren Zubereitungen (zum Beispiel Extrakte). Sie werden im Rahmen der Phytotherapie zur Behandlung verschiedener Symptomen und Erkrankungen eingesetzt. Bereits in der Antike und im Mittelalter war das heilende Potenzial einiger Pflanzenarten bekannt. Phytotherapie ist übrigens nicht gleichzusetzen mit Homöopathie. Sie beruht auf Wirksamkeitsnachweisen und der Auswertung wissenschaftlicher Studien.

Phytotherapeutika können Nebenwirkungen und Wechselwirkungen mit anderen Medikamenten haben und sollten deshalb nur nach ärztlicher Absprache eingenommen werden. Zu den Phythotherapeutika zählen zum Beispiel auch die Phytohormone. Das ist eine Gruppe von hormonähnlichen Stoffen, die in Pflanzen vorkommen. Zu meinen persönlichen Favoriten gehören diese: Schafgarbe, Frauenmantel und Soja. Ihre Wirkung ist jeweils ganz unterschiedlich und auch vom körpereigenen Hormonspiegel abhängig. Scharfgabe und Frauenmantel haben vor allem einen progesteronartigen Effekt.

Phytoöstrogenhaltige Substanzen, wie zum Beispiel Soja, sind quasi Alleskönner. Sie ähneln strukturell und auch in ihrer Funktion dem Estradiol und binden an dessen Rezeptoren. Dort wirken sie sowohl hemmend als auch aktivierend, je nachdem wie hoch der eigene Östrogenspiegel ist. Das bedeutet also: Sie haben eine anti-östrogene Wirkung bei einer Östrogendominanz und eine östrogene bei einem Mangel. Deshalb sind sie sowohl in der Behandlung von Frauen vor den Wechseljahren als auch währenddessen und danach sehr beliebt. Soja können wir glücklicherweise ganz gezielt über unseren täglichen

Speiseplan aufnehmen. Deshalb bespreche ich es auch noch einmal unter dem Punkt Ernährung. Achtung: Phytohormone sind nicht das Gleiche wie bioidentische Hormone! Aber dazu später mehr (zum Beispiel ab Seite 34).

Ernährung

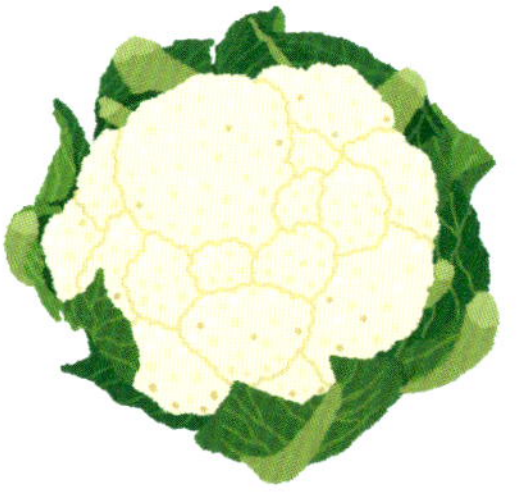

Es ist grundsätzlich wichtig, auf eine gesunde und ausgewogene Ernährung zu achten. Diesem Thema widme ich mich noch ausführlich in einem eigenen Kapitel. Ein besonderes Augenmerk sollte jetzt aber auf dem Verzehr von Kreuzblütengewächsen liegen. Dazu zählen zum Beispiel Brokkoli, Blumenkohl und Rucola. Sie enthalten Senföle wie Indol-3-Carbinol und Sulforaphan, die einer Östrogendominanz entgegenwirken. Soja zählt, wie bereits erwähnt, zu den sogenannten Phytoöstrogenen. Hierbei spielen die in Soja enthaltenen Isoflavone eine ganz besondere Rolle. Diese haben bei einem erhöhten Östrogenspiegel eine ausgleichende Wirkung und bei einem erniedrigten eine stimulierende. Genau das können wir uns in der zweiten Zyklushälfte aufgrund des Progesteronmangels zunutze machen. Nun sollten täglich sojahaltige Speisen auf dem Tisch stehen. Das können zum Beispiel folgende Nahrungsmittel sein: Sojamilch, Sojaöl, Tofu, Sojasprossen, Sojamargarine, Sojamehl und Sojaflocken.

Mikronährstoffe

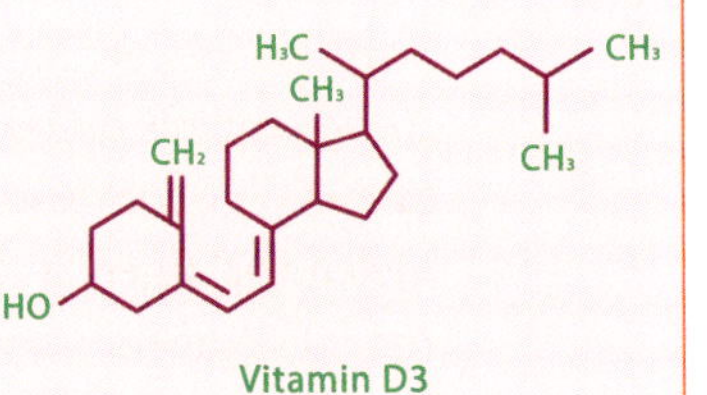

Vitamin D3

Zu den Mikronährstoffen zählen Vitamine, Mineralien, Spurenelemente und sekundäre Pflanzenstoffe (streng genommen gehört auch Soja dazu). Viele Mikronährstoffe können mit der Nahrung aufgenommen werden und ich möchte darauf hinweisen, wie wichtig jetzt das Augenmerk auf eine ausgewogene und gesunde Ernährung ist. Verschiedene Studien haben gezeigt, dass bei vielen Beschwerden auch die zusätzliche Zufuhr von Mikronährstoffen einen therapeutischen Effekt hat.

Bevor wir uns genauer mit wichtigen Nährstoffen beschäftigen, möchte ich eines vorneweg sagen: Die Dosierungsempfehlungen, die ich im Folgenden angebe, sind entweder aus den Studien übernommen, die eine Wirksamkeit genau dieser Menge belegen, oder von der Deutschen Gesellschaft für Ernährung (DGE) als allgemeine Aufnahmemenge empfohlen. Die von der DGE angegebenen Mengen dienen dazu, einem Mangel vorzubeugen. Liegt bereits ein Mangel vor, wird in der Regel mit deutlich höheren Dosen gearbeitet. Therapeutische Dosen sollten nach drei Monaten im Blut kontrolliert werden

Ich bin eine große Verfechterin der individualisierten Medizin. Deswegen hoffe ich, dass wir auch hier in Zukunft mehr nach den ganz persönlichen Bedürfnissen, in diesem Fall dem ganz persönlichen Mikronährstoffbedarf der Frauen, therapieren werden. Denn der Bedarf ist letztendlich genauso unterschiedlich wie die Art und Weise der Ernährung. Das setzt natürlich eine vorherige Messung der einzelnen Parameter voraus, die zurzeit meistens noch nicht routinemäßig durchgeführt und erst recht nicht von den gesetzlichen Krankenkassen übernommen wird.

Meinen Patientinnen empfehle ich deshalb grundsätzlich eine mikronährstoffbasierte Ernährung und nach der Bestimmung des persönlichen Status eine zusätzliche individuelle Supplementierung. Im Folgenden stelle ich die Mikronährstoffe vor, die ich in unserem Zusammenhang besonders wichtig finde.

Vitamin B6 (Pyridoxin)

Vitamin B6 ist ein wasserlösliches Vitamin, dass der Mensch nicht selbst herstellen kann, sondern über die Nahrung aufnehmen muss. Es besteht aus drei Verbindungen – Pyridoxin, Pyridoxal und Pyridoxamin – und ist essenziell für unseren Körper und Geist. Es ist an vielen wichtigen Stoffwechselvorgängen beteiligt. Außerdem wirkt es einer Östrogendominanz entgegen und ist Bestandteil des Serotoninmetabolismus. Besonders B6-reich sind Lachs, Avocado, Hühnerfleisch, Kartoffeln, Kohl und grüne Bohnen. Es sollte auf eine tägliche Zufuhr von 1,4 mg geachtet werden. Wird Vitamin B6 therapeutisch in Dosen zwischen 40 und 100 mg substituiert, empfehle ich nach drei

Monaten eine Laborkontrolle und gegebenenfalls eine Anpassung der Dosierung. Der Wert sollte im oberen Normbereich liegen.

Zink

Zink ist ein lebenswichtiges Spurenelement. Wir benötigen es für unsere Haut, Haare, Nägel und viele andere Körperorgane und -funktionen. Auch für unsere Fortpflanzungsfähigkeit ist es von Bedeutung. Es reguliert unter anderem die Ausschüttung des Hypophysenhormons FSH, das die Eizellreifung stimuliert und damit für einen regelmäßigen Zyklus sorgt. Wir können Zink nicht selbst herstellen, sondern müssen es zuführen. Leider kann unser Körper es auch nicht sehr lange speichern, weswegen es besonders wichtig ist, dass wir auf eine regelmäßige Aufnahme achten.

Dabei gilt es eines zu beachten: Die Fähigkeit unseres Körpers, Zink aufzunehmen, hängt mit unserer Phytatzufuhr zusammen. Phytat ist zum Beispiel in Vollkorngetreide enthalten und hemmt die Aufnahme von Zink aus dem Magen- und Darmtrakt. Durch Einweichen kann Phytat allerdings abgebaut werden. Besonders zinkhaltig sind Emmentaler, Haferflocken, Kichererbsen und Linsen, Sonnenblumen- und Kürbiskerne sowie Leinsamen. Empfohlen wird die tägliche Zufuhr von 7 mg (bei geringer Phytatzufuhr), 8 mg (bei mittlerer Phytatzufuhr) und 10 mg (bei hoher Phytatzufuhr). Wird Zink in Dosen von 30 mg gezielt zur Behandlung von Beschwerden eingesetzt, sollte auch hier nach etwa drei Monaten eine Blutuntersuchung erfolgen. Der Zielwert liegt im oberen Normbereich.

Vitamin D

Als Vitamin D bezeichnet man eine Gruppe fettlöslicher Vitamine. Vitamin D3, auch Cholecalciferol genannt, wird durch UV-Strahlen in der Haut gebildet. In der Leber wird es dann zu 25-Hydroxycholecalciferol, kurz 25-OH-Vitamin D, metabolisiert und in der Niere schließlich zu 1,25(OH)2-Vitamin D. Um es etwas einfacher zu gestalten, werde ich allerdings den Oberbegriff Vitamin D beibehalten. Es ist unabdingbar für den Kalziumstoffwechsel und die Mineralisierung der Knochen. Es unterstützt zudem die Immunabwehr unseres Körpers. Nach wie vor unterschätzt, aber längst bekannt ist der Einfluss von Vitamin D auf die Regulation des weiblichen Zyklus und die Fruchtbarkeit. Die Deutsche Gesellschaft für Ernährung (DGE) empfiehlt, sich täglich 5 bis 25 Minuten in der Sonne aufzuhalten. Dies entspricht einer Vitamin-D-Bildung von 20 µg (1 µg entspricht 40 IE). Bei einem Mangel sollte Vitamin D unbedingt in Form von Kapseln, Tabletten oder in öliger Form zugeführt werden. Die Aufnahme von Vitamin D über unsere Ernährung ist nur in geringem Maß möglich. Gute Quellen sind Hering, Lachs, Eigelb und einige Speisepilze.

Kalzium

Kalzium ist ein wichtiger Mineralstoff. Er sorgt für die Stabilität von Knochen und Zähnen. Wir brauchen ihn für wichtige Prozesse des Nervensystems, der Blutgerinnung und der Muskulatur. Um aus dem Darm aufgenommen und in den Knochen eingebaut zu werden, benötigt Kalzium Vitamin D. Wichtige Kalziumlieferanten sind Milch und Milchprodukte. Auch Lebensmittel wie Brokkoli, Samen und Nüsse sind kalziumhaltig. Die tägliche Zufuhr sollte bei 1000 mg liegen. Kalzium ist nicht nur wichtig für unseren Knochenstoffwechsel, auch bei der Behandlung eines PMS (prämenstruelles Syndrom) spielt es eine wichtige Rolle.

Vitamin C

Vitamin C ist ein wasserlösliches Vitamin und dient als Radikalenfänger mit antioxidativer Wirkung. Aber es kann noch viel mehr: Studien haben gezeigt, dass es unter anderem einen positiven Effekt auf die Symptome des PMS (prämenstruelles Syndrom) hat. Unter einer Behandlung mit Vitamin C kam es nachweislich zu einer Linderung von Stressgefühlen, Ängstlichkeit und Aggressionen. Außerdem unterstützt es die Eisenaufnahme aus dem Darm. Frauen sollten grundsätzlich täglich 95 mg Vitamin C zuführen. Da Raucherinnen nachweislich eine niedrigere Vitamin-C-Konzentration im Blut haben, gilt für sie eine Empfehlung von 135 mg pro Tag. Die gute Nachricht ist: Man kann das Vitamin ohne große Anstrengung mit der Nahrung aufnehmen. Auf dem Speiseplan sollten einfach ausreichend Zitrusfrüchte,

Kartoffeln, Kohl, Fenchel, Spinat und Tomaten stehen. Bei Beschwerden kann therapeutisch zusätzlich Vitamin C zugeführt werden.

Vitamin E

Vitamin E, das natürlicherweise aus verschiedenen Tocopherolen besteht, gehört zu den fettlöslichen Vitaminen. Es wird ausschließlich von Pflanzen gebildet und ist vor allem in Nüssen, Leinsamen, Mandeln, Sonnenblumen, Haselnüssen, Blattgemüse und Süßkartoffeln enthalten. Die tägliche Zufuhr sollte bei 12 mg liegen. Vitamin E kann erfolgreich bei Menstruationsschmerzen eingesetzt werden, da es die Synthese wichtiger Schmerzbotenstoffe, der Prostaglandine, herunterreguliert. Auch bei starker Regelblutung kann es hilfreich sein.

Eisen

Eisen ist ein sehr wichtiges Spurenelement. Wir brauchen es zur Blutbildung, für viele enzymatische Vorgänge und Stoffwechselprozesse. Viele Frauen in between haben einen ausgeprägten Eisenmangel, ohne es überhaupt zu wissen. Sie fühlen sich müde, schlapp und auch Haut und Haare sind in Mitleidenschaft gezogen. Meist werden die Beschwerden auf den alltäglichen Stress geschoben. Wenn ich ihnen nach der Kontrolle der Eisenwerte dann von ihrem Mangel berichte, fällt es ihnen oft wie Schuppen von den Augen und sie sind froh, endlich eine Erklärung für ihren schlechten Zustand zu haben. Viele Frauen ab 30 leiden als eines der ersten Symptome der hormonellen Umstellung unter einer verstärkten Menstruationsblutung, gegebenenfalls auch mit ständigen Zwischenblutungen. Kein Wunder also, dass die Eisenspeicher irgendwann leer sind. Grundsätzlich sollten Frauen deshalb auf eine ausreichende Eisenzufuhr achten. Empfohlen werden täglich 15 mg.

Zweiwertiges Eisen, das vor allem in tierischen Produkten wie Fleisch und Fisch vorkommt, kann vom Körper besser aufgenommen werden als das dreiwertige, das wir in pflanzlichen Nahrungsmitteln (zum Beispiel in Weizenkleie, Linsen, Kürbiskernen, Trockenfrüchten, Quinoa und Nüssen) finden. Dies Resorption beider Eisenverbindungen kann durch die zusätzliche Zufuhr von Vitamin C unterstützt werden. Achtung: Eisen sollte nicht gemeinsam mit Magnesium eingenommen werden, da Magnesium die Eisenresorption im Darm einschränkt. Auch Kalzium, das zum Beispiel in Milch enthalten ist, hemmt die Resorption. Hier ist ein Abstand von zwei bis drei Stunden wichtig. Außerdem sollten die Eisentabletten am besten ein bis zwei Stunden vor oder nach dem Essen zugeführt werden. Leider schlagen manche Eisenpräparate auf den Magen. In diesem Fall am besten vor dem Schlafen einnehmen. Und: Bitte nicht erschrecken! Durch Eiseneinnahme kann sich der Stuhlgang schwarz färben! Um die Diagnose Eisenmangel zu stellen, ist zunächst eine Blutuntersuchung nötig. Folgende Werte sollten bestimmt werden: Der Hämoglobinwert, die Transferrinsättigung, also die Sättigung des Eisentransportproteins, und das Ferritin, das Speichereisen.

Magnesium

Magnesium ist ein lebenswichtiger Mineralstoff. Zahlreiche Enzyme unseres Körpers werden durch ihn aktiviert und er spielt eine große Rolle in unserem Knochen- und Energiestoffwechsel. Viele Studien konnten zudem zeigen, dass Magnesium besonders für Frauen einen großen therapeutischen Effekt haben kann. Gerade bei Menstruationsbeschwerden und einer PMS-Symptomatik sollte nicht nur auf eine magnesiumreiche Ernährung (300 mg pro Tag) geachtet werden. Vielmehr kann hier auch eine zusätzliche Zufuhr sinnvoll sein. Magnesiumhaltige Lebensmittel sind Getreideprodukte, Nüsse, Hülsenfrüchte, Samen, grünes Gemüse und Kürbiskerne.

Omega-3-Fettsäuren

Omega-3 gehört zu den mehrfach ungesättigten Fettsäuren. Insgesamt gibt es drei davon: ALA (pflanzliche Omega-3-Fettsäuren, vor allem in Pflanzenölen wie Leinöl und Rapsöl, außerdem in Leinsamen und Walnüssen), EPA und DHA (tierische Omega-3-Fettsäuren, vor allem enthalten in Kaltwasserfischen wie Makrelen, Hering, Thunfisch und Lachs). Studien haben herausgefunden, dass Omega-3-Fettsäuren gegen verschiedene Symptome des prämenstruellen Syndroms helfen und auch bei Menstruationsschmerzen wirksam sind. Täglich sollten

250 mg EPA und 250 mg DHA zugeführt werden. Die Aufnahme von ALA sollte in etwa 0,5 Prozent der Gesamtenergiezufuhr entsprechen. Das entspricht einem Esslöffel Rapsöl.

Jod

Jod zählt zu den Spurenelementen und ist lebenswichtig. Wir nehmen es durch unsere Nahrung auf und benötigen es unter anderem für die Bildung der Schilddrüsenhormone. Besonders jodhaltiges Speisesalz ist ein wichtiger Lieferant, aber auch Seefisch und andere maritime Produkte. Die tägliche Zufuhrmenge liegt bei 200 µg. Da auch die Schilddrüse in Mitleidenschaft gezogen werden kann, spielt eine ausreichende Jodzufuhr für Frauen ab 35 eine wichtige Rolle.

Bioidentische Hormone

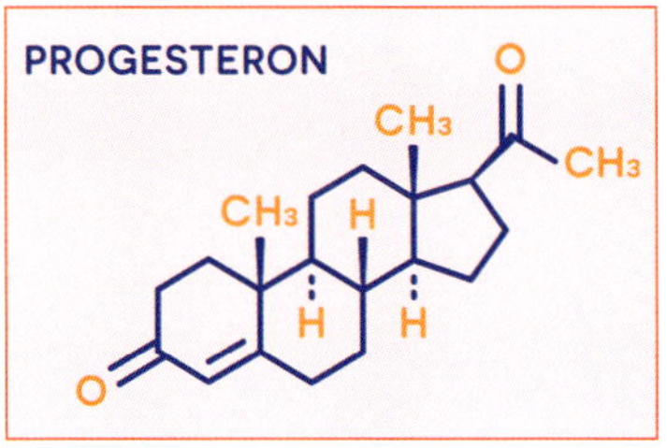

Der Begriff »bioidentische Hormone« ist umstritten, das weiß ich. Es wird beklagt, dass er quasi »ein Modewort« sei und den Frauen fälschlicherweise vermittele, dass die Präparate völlig natürlich und deshalb absolut nebenwirkungsfrei seien. Hinzu kommt, dass der Begriff auch medial hauptsächlich mit den in den Apotheken angemischten Individualrezepturen gleichgesetzt wird. Diese Rezepturen sind nicht als Arzneimittel zugelassen und deshalb nicht standardisiert.

Dazu möchte ich gerne meine Meinung äußern: Auch wenn der Begriff »bioidentische Hormone« tatsächlich sehr in Mode gekommen ist und auch nicht immer korrekt angewendet wird, bin ich ein großer Fan davon. Er besagt nämlich, dass es sich bei den angewendeten Präparaten um naturidentische Hormone handelt. Sie entsprechen in ihrer Struktur also der Natur, genauer gesagt, den menschlichen Hormonen. Das ist ein erheblicher Unterschied zu den synthetischen, die eben nicht körpereigen sind.

Einige von euch werden sich sicherlich an die umstrittene WHI-Studie aus dem Jahre 2002 erinnern. In dieser Studie wurde scheinbar herausgefunden, dass unter einer Hormonersatztherapie das Risiko für kardiovaskuläre Ereignisse und Brustkrebserkrankungen bei Frauen steigt. Als die Ergebnisse publik wurden, war das Entsetzen groß und fortan erhielten immer weniger Frauen eine Hormonersatztherapie, egal, wie stark und einschränkend ihre Wechseljahresbeschwerden waren. Zu groß war die Angst davor, den Patientinnen mit einer Therapie einen gesundheitlichen Schaden zuzufügen. Erst Jahre später wurden die Ergebnisse neu bewertet, da die Studie erhebliche Schwächen hatte. Zunächst einmal war das Kollektiv der in die Studie eingeschlossenen Frauen extrem ungünstig und nicht differenziert gewählt. Zum Beispiel wurden zu viele Frauen mit bereits vorhandenen Risikofaktoren, wie höherem Alter, starkem Übergewicht, Niktotinabusus, Bluthochdruck und sogar kardiovaskulären Ereignissen in der Vergangenheit, eingeschlossen. Des Weiteren konnten darauffolgende Studien zeigen, dass das in der WHI-Studie genannte erhöhte Brustkrebsrisiko vor allem für die kombinierten Hormonersatztherapien gilt, also für die Therapien, die sowohl Östrogen als auch Gestagen enthalten. **Wichtig:** Unter einer alleinigen Östrogengabe scheint das Brustkrebsrisiko sogar zu sinken! Das erhöhte Risiko durch die Kombinationstherapien ist vergleichbar mit dem von Frauen, die ein Glas Wein täglich trinken, unter Übergewicht leiden oder sich wenig körperlich bewegen. Es ist sogar niedriger als das der Frauen, die zwei Gläser Wein am Tag trinken. Vorneweg müssen die Studienergebnisse also erst einmal ins richtige Verhältnis gesetzt werden.

Ich möchte noch auf einen anderen, sehr wichtigen Punkt zu sprechen kommen. Die in der Studie untersuchten Hormone waren alle synthetisch. Die heute verwendeten bioidentischen Hormone sind mit den alten Therapien überhaupt nicht mehr vergleichbar! Es werden hierbei »nur« die Hormone ersetzt, die unser Körper vorher in ausreichendem Maß selbst hergestellt hat. Diese bioidentischen Hormone werden aus der Yamswurzel beziehungsweise aus dem darin enthaltenen Diosgenin gewonnen und in eine für den Menschen verfügbare Form gebracht. Die Yamsurzel wird oft auch als ein »natürliches Hormon« angepriesen. Das ist allerdings nicht ganz korrekt. Für die Herstellung der Hormone aus Diosgenin braucht unser Körper etwas Hilfe aus dem Labor (trotzdem sind es deshalb immer noch bioidentische

Hormone und keine synthetischen!). Diosgenin dient als Baustein von Estradiol und Progesteron, aber unser Körper ist nicht in der Lage, daraus selbst die körpereigenen Hormone herzustellen.

Bioidentische Hormone werden unterschiedlich appliziert. Estradiol in Form von Cremes oder Sprays, Estriol in Form von Cremes oder Zäpfchen und Progesteron in Form von Kapseln. Estradiol sollte bevorzugt über die Haut verabreicht werden, weil sich so das Risiko für Thrombosen und Embolien nicht erhöht. Bei Frauen in between steht allerdings die systemische Estradiolsubstitution nicht im Vordergrund. Wir erinnern uns: Stichwort Östrogendominanz. Viele Frauen haben eher zu viel als zu wenig Östrogen! Progesteron kann glücklicherweise problemlos allein gegeben werden und braucht seine Östrogenschwester nicht. Auch wenn vielerorts Progesteroncremes als Individualrezepturen hergestellt werden, muss ich aus gynäkologischer Sicht davon abraten. Frauen, die eine Estradiolcreme verwenden und noch eine Gebärmutter besitzen, brauchen zum Schutz der Gebärmutterschleimhaut unbedingt Progesteron.

Viele wissenschaftliche Untersuchungen haben deutlich gezeigt, dass Progesteron nicht zuverlässig über die Haut ins Blut aufgenommen wird, über die Schleimhäute hingegen schon. Deshalb sollte hier die orale, vaginale oder auch rektale Applikation bevorzugt werden. Progesteron als Creme sollte nur zur Behandlung von lokalen Beschwerden, zum Beispiel bei Brustspannen, verwendet werden. Ob man Progesteronkapseln oral oder vaginal anwendet, macht allerdings einen Unterschied. Die orale Einnahme wirkt schlaffördernd und wird besonders bei Schlafstörungen bevorzugt. Der Grund dafür ist, dass bei der oralen Aufnahme das Progesteron in der Leber verstoffwechselt wird und ein Abbauprodukt entsteht, das sogenannte Allopregnanolon, welches im Gehirn an die GABA-Rezeptoren andockt. Möchte man diesen Effekt umgehen, sollte man eine vaginale Anwendung bevorzugen.

Wichtig: Bioidentische Hormone wirken übrigens hervorragend zusammen mit Mikronährstoffen. Bitte allerdings nicht gemeinsam mit hormonellen Verhütungsmitteln anwenden (ausgenommen die vaginale Estriolgabe, die geht immer!).

Abschließend möchte ich noch mit einem anderen Gerücht bezüglich bioidentischer Hormone aufräumen: Sie gibt es nicht nur (aber auch) als Individualrezepturen aus der Apotheke, die in der Regel nicht von den Krankenkassen übernommen werden und eine Selbstzahlerinnenleistung sind. Es sind eine Reihe Präparate, die als Arzneimittel zugelassen sind, auch auf Kassenrezept erhältlich:

- **17-ß-Estradiol:** Gynokadin Gel, Estreva Gel, Lenzetto Spray
- **mikronisierte Progesteronkapseln:** Utrogest, Utrogestan, Famenita, Progestan
- **vaginales Estriol:** Ovestin Creme, OeKolp-Creme und -zäpfchen, Oestrogynaedron Creme

Hormonelle Verhütungsmittel

Kombinierte Hormonpräparate

Kombinierte Hormonpräparate bestehen sowohl aus einem synthetischen Östrogen (Ethinylestradiol) als auch aus einem synthetischen Gestagen (zum Beispiel Levonogestrel, Desogestrel, Dienogest und andere). Es gibt allerdings auch Verhütungspillen, die einen natürlichen Östrogenanteil (Estradiol und Estetrol) besitzen (dazu später mehr!). Die Einteilung der Kombinationspillen, kurz KOK genannt, erfolgt in Generationen, abhängig vom Zeitpunkt ihrer Zulassung und dem darin enthaltenen Gestagentyp. Aktuell sind insgesamt vier Generationen auf dem Markt erhältlich.

Zu den kombinierten Hormonpräparaten zählen außerdem das Hormonpflaster und der Vaginalring. Viele Frauen glauben, dass der Vaginalring eine lokale Verhütungsmethode sei. Das stimmt so nicht. Seine Östrogen-Gestagen-Kombination wirkt genauso im Körperkreislauf wie die Hormone der Pille. Der verhütende Mechanismus der kombinierten Hormonpräparate kommt durch verschiedene Mechanismen zustande:

- Unterdrückung des Eisprungs (Ovulation)
- Veränderung des Zervixschleims, sodass keine Spermien passieren können
- Verhinderung des Aufbaus der Gebärmutterschleimhaut

Dadurch, dass die Gebärmutterschleimhaut, übrigens Endometrium genannt, flach bleibt, schwächt sich die Menstruationsblutung ab. Ist die Blutung schwächer, ist sie meist auch weniger schmerzhaft. Eine Linderung der Periodenschmerzen kommt außerdem dadurch zustande, dass die enthaltenen Gestagene die Prostaglandinsynthese, also die Bildung von Schmerzbotenstoffen, im Endometrium vermindert. Kombinierte Verhütungsmittel erhöhen, je nach Dosierung und Hormonkombination, das Risiko für Thrombosen und Embolien.

Reine Gestagenpräparate

Die reinen Gestagenpräparate enthalten keinen Östrogenanteil. Da hauptsächlich die Östrogene der Pille das Risiko von Thrombosen und Embolien erhöhten, sind Gestagenpillen, auch Progestin-Only-Pill (POP) genannt, hervorragend für Frauen mit zusätzlichen Risikofaktoren geeignet. Der Verhütungsmechanismus beruht auf

- Unterdrückung des Eisprungs (je nach Dosierung)
- Verdickung des Zervixschleims
- Verminderter Aufbau der Gebärmutterschleimhaut

Weitere Gestagenpräparate, die nicht hauptsächlich »lokal« wirken, sind das Verhütungsstäbchen sowie die 3-Monats-Spritze. Da die 3-Monats-Spritze nachweislich die Knochendichte herabsetzt und das Osteoporoserisiko erhöht, rate ich Frauen ab 30 bis 35 und natürlich auch danach meist davon ab. Zu den lokalen Gestagenpräparaten zählen die hormonhaltigen Spiralen. Sie sorgen dafür, dass sich die Gebärmutterschleimhaut nicht aufbaut. Der Eisprung wird meist nicht unterdrückt. Ich habe den Begriff »lokal« ganz bewusst in Anführungszeichen gesetzt. Mittlerweile wissen wir, dass ein Teil des Gestagens sehr wohl in den Körperkreislauf gelangt und nicht nur in der Gebärmutter wirkt. Das ist nicht unbedingt etwas Schlechtes, erklärt aber, warum einige Frauen gestagenbedingte Nebenwirkungen wie unreine Haut und Stimmungsschwankungen haben können. Hormonhaltige Spiralen können je nach Typ mehrere Jahre in der Gebärmutter verbleiben. Die Blutung wird durch sie deutlich abgeschwächt; viele Frauen bluten gar nicht mehr.

PROGESTERONMANGEL, ÖSTROGENDOMINANZ UND IHRE WIRKUNG

Welche Funktionen Östrogen und Progesteron in unserem Körper innehaben, haben wir uns ja bereits angeschaut. Jetzt möchte ich auf die bunte Symptompalette eingehen, die uns das hormonelle Ungleichgewicht in between bescheren kann.

Zwischen- und Schmierblutungen

Viele Frauen suchen meinen Rat, weil ihnen plötzlich eine Veränderung ihres Zyklus auffällt. Darüber sind sie häufig sehr verwundert, da sie bislang nie irgendwelche Auffälligkeiten diesbezüglich hatten. »Eisprung und Periode haben immer wie ein Schweizer Uhrwerk funktioniert. Jetzt bin ich total irritiert, weil ich seit Kurzem häufig Zwischenblutungen habe und meine Menstruation auch immer wieder viel zu früh kommt.« Das erzählen mir viele Frauen in between. Ganz oft fürchten sie, eine Erkrankung zu haben, die diese Veränderungen plötzlich hervorruft.

Meine wichtigste Aufgabe als Ärztin besteht also erst mal darin, meine Patientinnen zu beruhigen: »Alles ganz normal!« Meistens male ich ihnen dann den Verlauf der beiden Hormone Progesteron und Östrogen über die Jahre auf. Gar nicht selten ernte ich deshalb erschrockene Blicke: »Ich bin doch noch nicht in den Wechseljahren, oder?« Nein, aber eben in between. Und für diese Lebensphase ist der abfallende Progesteronspiegel bezeichnend.

Progesteron sorgt dafür, dass sich die Gebärmutterschleimhaut so aufbaut, dass sich dort eine befruchtete Eizelle sicher einnisten kann. Gefäße, Drüsen und Zellen werden in der Lutealphase so stimuliert, dass sich ein weiches, aber auch stabiles »Bett« für sie bildet und sich die Schwangerschaft gesund weiterentwickeln kann. Fehlt das Progesteron oder ist es zu niedrig, mangelt es der Gebärmutterschleimhaut an genau dieser Stabilität. Es kommt immer wieder zu Zwischenblutungen, Schmierblutungen vor der Periode und einem insgesamt kürzeren Zyklus mit früherem Einsetzen der Menstruationsblutung. Liegt kein Kinderwunsch vor und treten keine anderen Progesteronmangelbeschwerden auf, so müssen Zwischenblutungen, Schmierblutungen oder ein kürzerer Zyklus nicht unbedingt behandelt werden. Können sie aber natürlich, wenn sie stören und eine Therapie gewünscht ist.

Behandlungsmöglichkeiten

Im Folgenden erkläre ich die verschiedenen Möglichkeiten zur Behandlung von Zyklusveränderungen. Egal, worauf die Entscheidung fällt, ich empfehle, den Therapieerfolg nach drei bis vier Monaten zu kontrollieren.

Mönchspfeffer

Einmal täglich 40 mg Mönchspfefferextrakt kontinuierlich für drei bis vier Monate. Kontrolle des Therapieerfolgs. Wenn der Zyklus regelmäßig ist: Pause einlegen. Wird der Zyklus wieder kürzer oder treten erneut Zwischenblutungen beziehungsweise Schmierblutungen auf: Beginn mit neuem Behandlungszyklus von drei bis vier Monaten.

Phytotherapeutika

- **Schafgarbe:** In der zweiten Zyklushälfte, am besten direkt nach dem Eisprung, täglich zwei Tassen Schafgarbentee trinken.
- **Frauenmantel:** Auch Frauenmanteltee sollte in der zweiten Zyklushälfte getrunken werden. Zwei Tassen täglich sind empfehlenswert.
- **Soja:** Die gute Nachricht ist: Soja können wir leicht mit der Nahrung aufnehmen. Da wir nun wissen, dass Soja Phytoöstrogene enthält und nicht nur in den Wechseljahren eine gute Unterstützung ist, sondern auch bereits zuvor, haben wir die Möglichkeit, jetzt aktiv mit unserer Ernährung die Östrogendominanz auszugleichen. Deshalb ist es sinnvoll, gerade in der zweiten Zyklushälfte auf eine Ernährung zu achten, die uns dabei unterstützt. Wir sollten deshalb unsere tägliche Nahrungsaufnahme um Sojamilch, Sojaöl und auch Tofu erweitern.

Bioidentische Hormone

Ab dem Eisprung, das heißt etwa ab dem 12. bis 14. Zyklustag, abends vaginal oder oral (Vorsicht: schlaffördernd!) zunächst 100 mg mikronisiertes Progesteron. Bei fehlender Besserung Steigerung auf 200 mg.

Hormonelle Verhütungsmittel

- Kombinierte Hormonpräparate
- Reine Gestagenpräparate

Sehr starke Menstruationsblutung

Relativ häufig erleben Frauen in between plötzlich auch sehr starke Menstruationsblutungen. Man spricht von einer sogenannten Hypermenorrhoe, wenn täglich mehr als 80 ml Blut verlorengehen. Zur besseren Einschätzung:

- Ein Tampon der Größe »normal« fasst etwa neun bis zwölf Milliliter Flüssigkeit.
- Eine Binde der Saugstärke »normal« nimmt etwa fünf Milliliter Blut auf.
- Bei Menstruationstassen lässt sich häufig ablesen, wie viel Blut genau verloren wurde, da sich Messstriche mit Milliliterangaben auf ihr befinden.

Diese können mit Zwischen- und Schmierblutungen und einem kürzeren Zyklus gepaart aber auch völlig unabhängig davon auftreten. Ursächlich dafür ist nicht nur der Progesteronmangel und die fehlende Stabilität der Gebärmutterschleimhaut, sondern auch der in der Relation zu hohe Östrogenspiegel. Wir sprechen hier also wieder von einer relativen Östrogendominanz. Die beiden Hormonschwestern Progesteron und Östrogen wirken nämlich beide auf die Gebärmutterschleimhaut.

Bevor das Progesteron quasi die Feinarbeit erledigt und alles schick für eine möglicherweise befruchtete Eizelle macht, sorgt das Östrogen dafür, dass sich die Schleimhaut überhaupt aufbaut. Bei einer relativen Östrogendominanz macht das Östrogen seine Arbeit sehr gut, sogar fast zu gut; die Schleimhaut schwillt ordentlich an. Das Progesteron schwächelt aber, wie wir ja wissen. Das Ergebnis ist eine hoch aufgebaute, aber nicht sehr stabile Gebärmutterschleimhaut, die durch eine starke und oft auch schmerzhafte Menstruation abblutet. Meine Patientinnen berichten mir davon, dass sie sich tageweise kaum aus dem Haus trauen, weil sie Sorge haben, »durchzubluten«, oder zeigen mir erschreckend niedrige Eisenwerte, weil sie mit der Nahrung gar nicht so viel aufnehmen können, wie sie durch das Bluten verlieren.

Es ist übrigens ganz wichtig, sich bei sehr starker Menstruation an die behandelnde Frauenärztin zu wenden, damit sie einen vaginalen Ultraschall durchführen kann. Durch diese Untersuchung können zum Beispiel gutartige Gebärmutterwucherungen, auch Myome genannt, ausgeschlossen werden, die typischerweise für eine starke Blutung sorgen können.

Behandlungsmöglichkeiten

Spätestens jetzt ist es (auch ohne Myome) an der Zeit, verschiedene Therapieoptionen zu besprechen. Ich empfehle immer eine Kontrolle des Therapieerfolges nach drei bis vier Monaten!

Mönchspfeffer

Einmal täglich 40 mg Mönchspfefferextrakt für drei Monate, dann Überprüfung des Therapieerfolgs. Bei Bedarf einen neuen Therapiezyklus beginnen. Vorzugsweise Einnahme ab dem Eisprung, das heißt in der zweiten Zyklushälfte, bis zum Ende der Menstruation beziehungsweise bis zum Abschwächen der Blutung.

Phytotherapeutika

Teemischung aus:

- Hirtentäschel 30 g
- Schafgarbe 30 g
- Gänsefingerkraut 20 g
- Frauenmantel 20 g

Zwei Monate lang täglich eine Tasse, danach nur noch während der Menstruation beziehungsweise bei starker Menstruationsblutung.

Ernährung

Bei starker Blutung besteht in puncto Ernährung das A und O darin, auf eine ausreichende Eisenaufnahme zu achten. Hier einige Beispiele, wie wir eisenhaltige Nahrungsmittel ganz einfach und superlecker in unseren täglichen Speiseplan einbauen können:

- **Frühstück:** Porridge mit Trockenfrüchten, Beeren und Nüssen (**Vorsicht:** Kaffee und schwarzer Tee hemmen die Eisenaufnahme, deshalb bitte zwei Stunden Abstand zwischen Frühstück und der ersten Tasse am Morgen)
- **Snack:** grüner Smoothie mit Spinat, Sellerie und Gurken, dazu den Saft einer halben Zitrone (wir erinnern uns: Vitamin C unterstützt die Eisenresorption!)
- **Mittagessen:** Vollkornreis mit Linsen und gemischtem Gemüse, zum Beispiel Brokkoli, Paprika und Karotten oder Hähnchen-Cashew-Pfanne mit Gemüse
- **Snack:** Studentenfutter mit Cashewkernen, Haselnüssen, Mandeln und Trockenobst
- **Abendessen:** Vollkornbrot mit Brotaufstrichen, dazu gemischter Salat

Mikronährstoffe

- **Eisen:** Um bei einer Hypermenorrhoe einem Eisenmangel vorzubeugen, ist es wichtig, täglich ausreichend Eisen aufzunehmen. Die empfohlene Menge liegt bei 15 mg pro Tag. Neben einer eisenreichen Ernährung ist es auch möglich, etwas mit Kräuterblut nachzuhelfen. Dabei handelt es sich um ein Präparat, meist in Form eines Saftes, das niedrig dosiert zweiwertiges Eisen enthält. Bei einem bereits diagnostizierten Mangel ist das jedoch meist nicht ausreichend und es muss auf höher dosierte Eisentabletten zurückgegriffen werden. Häufig dauert es recht lange, bis die Speicher wieder ausreichend gefüllt sind (erst recht, wenn die Menstruationsblutung weiter stark bleibt!). Deshalb sollte eine Substitution unbedingt zwischen drei bis sechs Monaten dauern.
- **Vitamin C:** Einige Kräuterblut- und Eisenpräparate sind bereits mit Vitamin C kombiniert. Wenn nicht, ist es ratsam, auf eine zeitglei-

che Zufuhr zu achten. Das kann zum Beispiel ein Glas Orangensaft sein oder auch ein anderer Fruchtsaft aus Zitrusfrüchten.
- **Vitamin E:** Zwei Tage vor der Menstruation mit der Einnahme von 200 mg Vitamin E morgens und 200 mg abends beginnen. Bis zum dritten Blutungstag fortfahren.
- **Bioidentische Hormone:** Ab dem Eisprung zunächst 100 mg mikronisiertes Progesteron. Soll neben der Blutungsskontrolle zudem der Schlaf verbessert werden, empfiehlt sich eine orale Substitution, ansonsten vaginal. Wenn sich der Zustand nicht bessert, kann die Dosierung auf 200 mg erhöht werden.

Hormonelle Verhütungsmittel

- Kombinierte Hormonpräparate
- Reine Gestagenpräparate
- **Achtung:** Die Kupferspirale verstärkt die Menstruationsblutung und ist bei Hypermenorrhoe deshalb nicht empfehlenswert!

Weitere Maßnahmen

- Ausschabung der Gebärmutter, gegebenenfalls mit Verödung der Gebärmutterschleimhaut (Endometriumablation)
- Tranexamsäure als blutstillendes Mittel

Dysmenorrhoe

Bei einer sehr schmerzhaften Periodenblutung, auch Dysmenorrhoe genannt, sollte ebenfalls zügig der Leidensdruck genommen werden. Viele Frauen erzählen, dass ihre Menstruation plötzlich, quasi nach Jahrzehnten, nicht nur deutlich stärker, sondern auch schmerzhafter geworden ist.

Behandlungsmöglichkeiten

Natürlich können bei starken Schmerzen bei Bedarf Schmerzmittel eingenommen werden. Diese bieten sich vor allem an:
- NSAR wie Ibuprofen, Naproxen und Diclofenac
- Paracetamol
- Spasmolytika wie Buscopan

Good to know

Auf Aspirin als Schmerzmittel sollte bei einer schmerzhaften Periode besser verzichtet werden, da es blutverdünnend wirkt und die Blutung somit verstärken kann!

Da eine dauerhafte Schmerztherapie bestenfalls vermieden werden sollte, empfehle ich meinen Patientinnen eine Reihe von weiteren Behandlungsmöglichkeiten, mit besonderem Augenmerk auf Phytotherapeutika und Mikronährstoffen. Es ist erstaunlich, wie viele Frauen von dieser Vorgehensweise profitieren und von einer Linderung ihrer Beschwerden berichten!

Natürlich, und auch das gehört zu meinem ärztlichen Alltag, reichen diese Maßnahmen nicht bei allen Frauen aus. Wenn die Lebensqualität stark eingeschränkt ist beziehungsweise die Frauen daran gehindert werden, ihr Leben so zu leben, wie sie es möchten, weil die Regelschmerzen sie immer wieder außer Gefecht setzen, bespreche ich mit ihnen die Möglichkeit einer hormonellen Therapie. Das können zum Beispiel kombinierte Hormonpräparate wie eine passende Kombinationspille sein, aber auch eine reine Gestagenpille oder eine Gestagenspirale. Ich empfehle aber grundsätzlich eine Kontrolle des Therapieerfolges nach drei bis vier Monaten, damit die Behandlung gegebenenfalls angepasst werden kann.

Mönchspfeffer

Ungefähr drei bis vier Tage vor Beginn der Periode mit 40 mg Mönchspfefferextrakt pro Tag beginnen. Die Einnahme empfiehlt sich bis zum Ende der Periode beziehungsweise bis die Schmerzen verschwunden sind.

Phytotherapeutika

Teemischung aus:

- 40 g Damiana
- 20 g Frauenmantel
- 20 g Schafgarbe
- 20 g Melisse, Kamille oder Pfefferminze

Zwei Monate täglich eine Tasse, danach nur noch bei Beschwerden.

Mikronährstoffe

- **Vitamin E:** Zwei Tage vor der Menstruation mit der Einnahme von 200 mg Vitamin E morgens und 200 mg abends beginnen. Bis zum dritten Blutungstag fortfahren.
- **Magnesium:** Ab dem 15. Zyklustag bis zum Nachlassen des Menstruationsschmerzes 300 mg Magnesium pro Tag.
- **Omega-3-Fettsäuren:** Tägliche Einnahme von 1800 mg Omega-3-Fettsäuren (1080 mg EPA und 720 mg DHA).

Bioidentische Hormone

Eine schmerzhafte Menstruationsblutung wird nicht grundsätzlich und in jedem Fall mit mikronisiertem Progesteron behandelt. Tritt sie aber im Rahmen einer Östrogendominanz beziehungsweise eines Progesteronmangels auf, sollte auch hier eine Substitution in der zweiten Zyklushälfte erfolgen.

Good to know

Die Kupferspirale kann die Menstruationsblutung nicht nur stärker, sondern auch schmerzhafter machen!

Hormonelle Verhütungspräparate:

- Kombinierte Hormonpräparate
- Reine Gestagenpräparate
- Gestagenspirale

Weitere Maßnahmen

- **Wärme:** Eine Wärmflasche oder ein warmes Kirschkernkissen sorgt dafür, dass sich die Gebärmuttermuskulatur entspannt und die Durchblutung gesteigert wird. Dadurch kommt es zu einer Schmerzlinderung.
- **Körperliche Bewegung:** Auch durch Sport wird die Durchblutung nachweislich verbessert, was dazu führt, das Schmerz-Botenstoffe schneller abtransportiert werden. Außerdem werden vermehrt Glückshormone, die sogenannten Endorphine, ausgeschüttet, die ebenfalls schmerzlindernd wirken. Es muss ja kein Marathon sein, langsames Walken reicht völlig!

Brustspannen

Brustspannen oder Mastodynie: Das sind Bezeichnungen für Beschwerden, die das Wohlbefinden meiner Patientinnen besonders beeinträchtigen, wie sie mir häufig mit einem vielsagenden Augenrollen berichten. »So empfindlich und schmerzhaft waren meine Brüste nicht einmal in der Schwangerschaft«, stöhnte neulich eine etwa gleichaltrige Patientin, die mich aufgesucht hatte, um eine ebensolche ausschließen zu lassen. »Ich habe es wirklich für möglich gehalten, schwanger zu sein. Also, so vom Gefühl her. Ganz praktisch gesehen, ist es eigentlich vollkommen unmöglich, wir hatten in den letzten Monaten kaum Sex. Außerdem ist meine Periode ziemlich regelmäßig. Aber ich fühle mich wirklich wie damals während meiner Schwangerschaft: Mein Busen spannt, tut weh und ist superberührungsempfindlich!«, führte sie aus. Sie fasste sich dabei demonstrativ an ihren Busen. »Vor allem in den Tagen vor meiner Menstruation kann ich nicht einmal mehr auf dem Bauch schlafen. Und meine Brustwarzen sind superempfindlich! Sobald ich meine Tage bekomme, ist es dann besser, kommt aber leider schnell wieder.«

Endlich – Friedenspakt mit unserem Busen!

Ich kenne wenige Frauen, die mit der Größe und der Form ihrer Brust zufrieden sind. Mit der Entwicklung und dem Wachstum fängt es an, dass sie wahlweise gepusht oder kleiner gepresst wird. Die Kleiderauswahl wird maßgeblich davon beeinflusst, wie der Busen darin wirkt. Und vermutlich jede Frau hat schon einmal interessiert einen Artikel über die Möglichkeiten einer Brust-OP aufmerksam gelesen. Mit steigendem Alter erlebe ich jedoch häufig eine Art, sagen wir liebevolle Akzeptanz dem Busen gegenüber. Möglicherweise deshalb, weil wir ihn mit den Jahren nicht mehr nur auf solche banalen Dinge wie Körbchengröße reduzieren. Wir durften erfahren, wie wunderbar empfindsam die Brustwarze ist und welche Gefühle ihr Berühren in uns auslösen kann. Vielleicht hat unsere Brust auch die Erfahrung gemacht, ein Kind ernähren zu können. Egal, was es ist, das uns darin unterstützt, sie nicht ständig als nicht gut genug oder verbesserungswürdig anzusehen, es hilft uns dabei, Frieden zu schließen.

Umso störender ist es für viele Frauen, wenn der Busen sich dann auf recht unangenehme Weise meldet. Frauen, die noch nie unter einer Mastodynie gelitten haben, können vielleicht nicht ganz nachvollziehen, wie unangenehm sie ist. Aber das ist sie! Sie kann nicht nur schmerzen, sondern auch stechen, brennen und spannen. Eine Patientin sagte einmal zu mir: »Ich habe das Gefühl, ich bestehe nur noch aus Busen!« Monatelang war sie darauf angewiesen, kurz vor der Periode ein Schmerzmittel einzunehmen. An Sport war in diesen Tagen gar nicht zu denken (jede Erschütterung löste einen Schmerzreiz aus) und auch die Nächte waren aufgrund der eingeschränkten Schlafposition (die Patientin war Bauchschläferin) unruhig.

Plötzlich schmerzt und spannt die Brust

Tatsächlich ist es häufig so, dass die Frauen mich aufsuchen, weil sie wissen möchten, ob sie schwanger sind. Das Gefühl einer gespannten und geschwollenen Brust kennen sie nämlich noch aus genau dieser Zeit. Einige Frauen haben allerdings auch Angst, dass hinter diesem Schmerz etwas Bösartiges stecken könnte. Beschreiben sie mir ihre Symptome, ist die Verdachtsdiagnose relativ schnell gestellt, weil das klinische Bild so eindeutig ist. Ich schließe dann noch eine Ultraschalluntersuchung der Brust an, um zum Beispiel Zysten oder eine Mastopathie auszuschließen. Eins kann ich ihnen dann schnell sagen: Eine Mastodynie kann zwar extrem unangenehm sein, sie ist aber völlig harmlos.

Aber wieso leiden nun besonders Frauen zwischen Pi mal Daumen 35 und 45 Jahren unter diesem Brustspannen? Auch hier spielt vor allem der sinkende oder bereits erniedrigte Progesteronspiegel die Hauptrolle. Durch das im Verhältnis relativ erhöhte Östrogen schwillt das Brustdrüsengewebe an und lagert vermehrt Wasser ein. Die Folge: Spannungsgefühl, Schmerzen und andere störende Symptome wie Berührungsempfindlichkeit.

Bei einigen Frauen treten die Beschwerden nur ein paar Tage lang auf. Und mit dem Eintreten der Menstruation, also wenn der Östrogenspiegel sinkt, ist der Spuk auch ziemlich schnell wieder vorbei. Andere wiederum leiden deutlich länger darunter und geben sogar an, dass sie irgendwann nicht mal mehr nur auf die zweite Zyklushälfte beschränkt sind. Spätestens dann sollte natürlich eine passende Therapie gefunden werden! Aber es lohnt sich auch schon vorher, recht einfache Maßnahmen zu ergreifen, die studienbasiert die Beschwerden lindern können.

Behandlungsmöglichkeiten

Ich empfehle immer eine Kontrolle des Therapieerfolges nach drei bis vier Monaten!

Mönchspfeffer

Einmal täglich eine Dosis von 3,2 bis 4,8 mg für drei Monate, dann Therapiekontrolle. Bei Bedarf weitere Zyklen für jeweils drei Monate.

Phytotherapeutika

- **Schwarzkümmelöl:** Bei Schmerzen zweimal täglich auf die Brust auftragen.
- **Soja:** Neben einer sojareichen Ernährung (siehe Seite 50) können auch täglich 20 bis 40 mg Sojaisoflavone supplementiert werden.

Ernährung

Die in Soja enthaltenen Isoflavone sorgen nachweislich für die Besserung von Brustspannen und -schmerzen. Deshalb sollte die Ernährung täglich, aber vor allem in der zweiten Zyklushälfte, sojahaltige Lebensmittel enthalten. Nachweislich reduziert auch eine fettarme Ernährung die Beschwerden.

Besonders in der zweiten Zyklushälfte sollte jetzt auf Kaffee, Schokolade und koffeeinhaltige Tees verzichtet werden. Sie enthalten nämlich Methylxanthine, die Brustspannen zusätzlich verstärken können.

Mikronährstoffe

- **Omega-3-Fettsäuren:** Täglich 300 mg Omega-3-Fettsäure (bevorzugt in diesem Verhätlnis: 180 mg EPA und 120 mg DHA)

Bioidentische Hormone

- **1-prozentiges Progesterongel** (10 mg Progesteron/g Gel): In der zweiten Zyklushälfte einmal täglich auf die Brust auftragen. Die aufgetragene Menge entspricht 2,5 mg bioidentischem Progesteron.
- **Mikronisierte Progesteronkapseln:** Nicht unbedingt die erste Wahl bei isoliertem Spannungsgefühl und Schmerzen in der Brust. Kommen aber weitere Symptome eines Progesteronmangels hinzu, kann eine systemische Progesterongabe, oral oder vaginal, durchaus sinnvoll sein. Hier empfiehlt sich die Substitution von 100 bis 200 mg pro Tag in der zweiten Zyklushälfte.

Hormonelle Verhütungspräparate

- Reine Gestagenpille

Weitere Maßnahmen

- **Kühlen:** Kühlpads und kühlende Quarkwickel können die Beschwerden akut lindern.
- **Gut sitzender BH:** Untersuchungen haben gezeigt, dass deutlich mehr als die Hälfte aller Frauen einen nicht optimal sitzenden BH trägt. Basierend auf dieser Erkenntnis hat eine Studie untersucht, was passiert, wenn ein individuell angepasster BH getragen wird.

Das eindrückliche Ergebnis: 85 Prozent aller unter Mastodynie leidenden Frauen hatten nach drei Monaten eine Schmerzreduktion.

- **Schmerzmittel:** Statt oraler sollte versucht werden, auf lokale Schmerzmittel umzusteigen. Hier bietet sich vor allem das Diclofenac-Gel an, das bei Beschwerden täglich auf die Brust aufgetragen werden kann.
- **Entspannungsübungen:** Progressive Muskelentspannung, autogenes Training und Meditation sind nachweislich Tools, die bei Mastodynie hilfreich sein können
- Studien zeigen, dass sich **Bewegung** lindernd auf Brustschmerzen auswirkt. Ganz wichtig: Besonders hier sollte auf einen sehr gut sitzenden BH, am besten Sport-BH, geachtet werden!

Schlafstörungen

Ich erinnere mich gut daran, wie quälend Schlafstörungen sein können. Sie haben mich vor gar nicht allzu langer Zeit sehr viel Lebensqualität gekostet. Einige Wochen bevor sie auftraten wurde ich von einer Patientin gefragt, wie ich es schaffe, so energiegeladen zu sein. Eine meiner Antworten war: »Ich brauche viel Schlaf. Wenn ich es schaffe, ihn zu bekommen, ist meine Batterie schon sehr voll.« Vielleicht hätte ich auf Holz klopfen sollen, um die Fähigkeit des Ein- und Durchschlafens niemals zu verlieren. Habe ich aber nicht. Und so begann es gar nicht so viel später, nachdem ich meine Weisheit zum Besten gegeben hatte, dass ich nachts Löcher in die Wand starrte.

Leider blieb es nicht nur bei dem Nicht-Einschlafen- und -Durchschlafen-Können. Vielmehr ergriff mich jedes Mal, wenn ich merkte, dass es mir wieder nicht gelingen würde, eine regelrechte Panik. Sofort ging mein Kopfkino los: Was, wenn du gar nicht schläfst? Wie sollst du dann den Tag morgen schaffen? Zu diesen Gedanken gesellte sich schnell der Zwang, ständig auf die Uhr zu schauen und fix auszurechnen, wie viele Stunden noch bleiben, bis der Wecker klingelt.

Meist schlief ich natürlich irgendwann doch ein bisschen, trotzdem fühlte ich mich jeden Tag gerädert. Dachte ich an die bevorstehende Nacht, stieg mein Puls. Manchmal legte ich mich extra früh ins Bett, in der Hoffnung, weniger gestresst zu sein und so leichter in den

Schlaf zu finden. Das gelang nur selten. Im Nachhinein, als ich beschlossen hatte, meinen Kopf einzuschalten und der Sache einmal in Ruhe auf den Grund zu gehen, wurde mir schnell klar, dass ich quasi alle Fehler gemacht habe, vor denen Schlafmedizinier warnen.

Ihr seht, auch als Ärztin ist man, wenn man selbst betroffen ist, absolut nicht davor gefeit, medizinische Fehler zu machen!

Auch hier reden die Hormone ein Wörtchen mit

Der erste Schritt, der mir die ersehnte Erleichterung verschaffte, war der, zu verstehen, wann das ganze Schlamassel angefangen hatte. Ich konnte mich tatsächlich daran erinnern, dass es eigentlich kein ganz neues Phänomen war, sondern bereits in den letzten Jahren immer mal wieder vorgekommen war, dass ich schlecht schlief. Im Nachgang wurde mir klar, dass es meist kurz vor meiner Periode war, dass meine Nächte insgesamt unruhiger wurden. Ich gehe davon aus, dass auch die ersten Schwierigkeiten des Einschlafens in meiner zweiten Zyklushälfte auftauchten. Statt aber meine Aufmerksamkeit auf die auslösenden Faktoren zu richten, in diesem Fall mein Eintritt in die In-between-Zeit, steigerte ich mich in meine nun aufgetretenen Symptome rein. Ich machte meinen Schlaf zu einem großen, ja, fast alltagsbestimmenden Thema. Ganz falsch.

Wenn nun also eine Patientin zu mir kommt und mir genau von diesem Problem berichtet, möchte ich sie am liebsten erst einmal fest in den Arm nehmen. Schlaflosigkeit und Schlafmangel sind ganz üble Gesellen! Schrecklich. I feel you! Aber es bringt ihnen natürlich nichts, wenn ich einfach nur mitleide. Meine Aufgabe ist es, eine Lösung zu finden. Und auch hier ist meiner Meinung nach das Erklären und Verstehen ein erster Schritt dazu. Denn keine Frau ist der Schlaflosigkeit hilflos ausgeliefert.

Ruhiger Schlaf – der Nachteil der Frauen

Zunächst einmal haben wir, was den tiefen Schlaf betrifft, einen evolutionsbedingten Nachteil: Frauenschlaf ist nämlich grundsätzlich leichter. Schließlich müssen wir schnell aufwachen, wenn unsere Nachkommen versorgt werden müssen oder in Not sind. Somit reagieren wir auch sensibler auf Umgebungsgeräusche. Sind wir also einmal eingeschlafen und plötzlich fährt ein Müllauto vorbei oder unsere Nachbarn knallen einmal laut die Tür zu, ist es nicht ungewöhnlich, sondern eher normal, dass wir wieder wach sind. Untersuchungen haben außerdem gezeigt, dass Frauen dazu neigen, nachts häufiger in die Kopf-Kino-Spirale zu gleiten. Nach dem Motto »nachts sind alle Katzen grau« malen wir uns viel zu oft aus, was am nächsten Tag alles schiefgehen könnte, oder kommen nicht darüber hinweg, dass wir am vorherigen vergessen haben, das Geburtstagsgeschenk für die Kollegin zu kaufen. Die Kombination leichter Schlaf plus Gedankenkarussell lässt uns, was erholsame Nächte angeht, also schon einmal deutlich im Nachteil sein. Zum Glück ist es so, dass die meisten Frauen nicht ihr ganzes Leben lang schlaflos sind. Sicherlich sind wir oft auch einfach so müde und erschöpft, dass wir über die Evolution erhaben sind und abends nach einem langen Tag einfach ins Koma fallen. Kommen dann aber weitere Faktoren dazu, kann es schnell rum sein mit der Nachtruhe.

Bei Müttern können die jahrelang unruhigen Nächte zur Folge haben, dass der Schlafrhythmus nachhaltig gestört ist. Viele Frauen, die im Schichtdienst arbeiten, kennen das nur zu gut und leiden ebenso darunter. Ja, und dann kommt die Zeit in between und damit wieder ein klassisches Beispiel, dass sie, auch medizinisch gesehen, völlig vernachlässigt wird. Die Verbindung zwischen Schlafstörungen und Hormonen wird, wenn überhaupt, erst in den Wechseljahren gezogen. Vorher muss es quasi andere Ursachen dafür geben. Deshalb hören auch so viele Frauen, dass sie sich doch einfach mal ein bisschen entspannen oder nachts schlicht nicht so viel nachdenken sollen.

Ich möchte keinesfalls infrage stellen, dass Schlafprobleme meistens multifaktoriell bedingt sind, das heißt, nicht eine einzige Sache allein daran schuld ist. Trotzdem ist es so, dass wir oft viele Störfaktoren gut ausblenden können, und wenn dann ein entscheidender dazukommt, entsteht ein mitunter großes Problem. In diesem Fall ein Schlafproblem. Jahrelang stecken wir also den natürlicherweise leichteren weiblichen Schlaf weg, wachen bei Umgebungsgeräuschen kurz auf, schlafen dann aber direkt wieder ein und erinnern uns am nächsten Morgen nicht einmal daran. Oder unsere Gedanken kreisen, besonders gerne übrigens sonntagabends, halten uns aber nicht davon ab, irgendwann friedlich einzuschlafen und am Montagmorgen frisch und erholt aufzuwachen.

In between kommen dann aber weitere entscheidende Störfaktoren dazu, nämlich hormonelle. Welche genau das sind, ist bislang nicht ganz klar. Vermutet wird aber auch hier eine unausgeglichene Hormonbalance, vor allem in der zweiten Zyklushälfte, häufig auch in Kombination mit einem PMS (prämestruelles Syndrom). Da Schlafstörungen sich aber sehr oft selbstständig machen, kann es sein, dass sie uns bald nicht mehr nur nach dem Eisprung die Nächte schwer machen. Umso wichtiger ist es, frühzeitig etwas dagegen zu unternehmen. Mir hat letztendlich eine Mischung aus mehreren einzelnen Therapiebausteinen geholfen, in erster Linie das Anerkennen und der sinnvolle Umgang mit meiner In-between-Zeit.

Behandlungsmöglichkeiten

Treten die Schlafstörungen nur oder vor allem in der zweiten Zyklushälfte beziehungsweise im Rahmen eines PMS auf, können folgende Therapien erfolgen, die dem Progesteronmangel entgegenwirken. Auch hier gilt, dass nach drei bis vier Monaten der Therapieerfolg überprüft werden sollte.

Mönchspfeffer

Drei Monate lang täglich 40 mg Mönchspfefferextrakt, dann Therapiekontrolle. Bei Bedarf Beginn eines neuen Therapiezyklus, wahlweise nur in der zweiten Zyklushälfte, Beginn sieben Tage vor Menstruationsbeginn oder nur bei Beschwerden.

Phytotherapeutika

- **Schafgarbentee:** In der zweiten Zyklushälfte zweimal täglich eine Tasse
- **Frauenmanteltee:** Zwei Tassen pro Tag, vor allem in der zweiten Zyklushälfte
- **Sojaisoflavone:** 40 bis 80 mg pro Tag

Ernährung

Vor allem in der zweiten Zyklushälfte empfiehlt es sich, auf eine sojareiche und fettarme Ernährung zu achten.

Mikronährstoffe

- **Vitamin B6:** Kontinuierliche Gabe von 40 bis 100 mg pro Tag
- **Zink:** Kontinuierliche Zufuhr von 30 mg pro Tag
- **Vitamin D:** Vermeidung eines Vitamin-D-Mangels, 5 bis 25 Minuten Sonnenlicht pro Tag, gegebenenfalls Substitution
- **Omega-3-Fettsäuren:** Täglich 1 bis 2 g EPA sowie DHA

Bioidentische Hormone

- **Mikronisierte Progesteronkapseln:** Ab dem 12. bis 14. Zyklustag abends eine halbe Stunde vor dem Schlafengehen zunächst Beginn mit 100 mg oral (!), bei fehlender Besserung der Symptome jederzeit Erhöhung auf 200 mg

Die folgenden Therapiemaßnahmen fördern grundsätzlich einen guten Schlaf, auch wenn Schlafstörungen nicht hormonell bedingt sind:

Phytopharmaka

Die Therapie unbedingt mindestens zwei Wochen durchführen, Besserung der Beschwerden sind erst nach 14 Tagen zu erwarten. Die folgenden Phytopharmaka wirken nachweislich an den GABA-Rezeptoren im Gehirn, dadurch haben sie einen beruhigenden und schlaffördernden Effekt.

- **Baldrian:** 400 bis 600 mg Baldriantrockenextrakt 30 Minuten vor dem Schlafengehen
- **Melisse:** 300 mg Zitronenmelissenextrakt 30 Minuten vor dem Schlafengehen
- **Passionsblumenkraut**: 500 mg Passionsblumenkrautextrakt 30 Minuten vor dem Schlafengehen. Die Passionsblume ist besonders zu empfehlen für Frauen in between, weil sie nicht nur beruhigend und schlaffördernd auf Gehirnebene wirkt, sondern auch Isoflavone beinhaltet, die regulierend auf den Hormonhaushalt wirken!

Mikronährstoffe

- **Magnesium:** 200 bis 400 mg vor dem Schlafengehen

Bioidentische Hormone

- **Melatonin**: Das Hormon wird in der Hypophyse gebildet und reguliert unseren Schlaf-Wach-Rhythmus. Es sorgt dafür, dass wir müde werden und einschlafen. Licht hemmt seine Ausschüttung. Melatonin wird seit Jahren als freiverkäufliches Schlafmittel gehypt. Diesem Hype wird es allerdings nicht ganz gerecht und ich persönlich finde es wichtig, meine Patientinnen darüber aufzuklären. Es ist kein Wundermittel! Aber es kann die Einschlafzeit bis zu 20 Minuten verkürzen. Gerade bei älteren Menschen, deren natürliche Melatoninproduktion nachlässt, kann es eine gute Unterstützung sein. In-between-Frauen rate ich oft, es einfach mal auszuprobieren. Gerade bei Frauen, die im Schichtdienst arbeiten, sehe ich häufig einen Behandlungserfolg. Bitte eine Stunde vor dem Schlafengehen 1 bis 2 mg einnehmen.

Weitere Maßnahmen

- **Abendritual:** Damit Körper und Geist auf das Zubettgehen und Einschlafen vorbereitet werden, ist es sinnvoll, eine Abendroutine einzuführen. Wir Menschen sind bis zu einem gewissen Grad Gewohnheitstiere und mögen keine Aufregung – zumindest nicht dann, wenn wir zur Ruhe kommen wollen. Deshalb: Handy weg, Computer aus, stattdessen eine Tasse Tee und ein Buch. Es kann außerdem helfen, vor dem Ins-Bett-Gehen wichtige Gedanken in ein Tagebuch zu schreiben. Klappen wir es dann zu, bedeutet das: Der Tag ist nun abgeschlossen. Das Schlafzimmer vor dem Hinlegen noch einmal gut durchlüften; die ideale Raumtemperatur liegt zwischen 16 und 19 Grad.
- **Schlafplan einhalten:** Auch wenn schlechter Schlaf dazu führt, dass uns tagsüber fast die Augen zufallen: Bitte keinen ausgeprägten Mittagsschlaf machen! Allenfalls ein kurzes Nickerchen ist okay, denn wir wollen nicht unseren kompletten Tag-Nacht-Rhythmus stören. Bitte auch keine unnötige Zeit im Bett verbringen, denn das

ist wirklich nur zum Schlafen da. Stichwort Gewohnheitstier: Es empfiehlt sich, eine Zeit lang immer zur gleichen Zeit ins Bett zu gehen und aufzustehen.

- **Körperliche Aktivität:** Die bleierne Müdigkeit nimmt uns oft die Lust an körperlicher Bewegung oder gar Sport. Trotzdem sollten wir uns unbedingt dazu aufraffen! Untersuchungen haben nämlich gezeigt, dass Bewegungsmangel Schlafprobleme verstärken kann. Deshalb sollten wir uns vorzugsweise tagsüber (nicht zu spät am Tag!) einmal ordentlich auspowern!
- **Entspannungsübungen:** Leichte körperliche Aktivität, wie entspannendes Yoga oder Pilates vor dem Zubettgehen, können dem Körper allerdings signalisieren: Jetzt ist es Zeit, runterzufahren. Auch Meditation oder andere Entspannungsverfahren lassen Körper und Geist zur Ruhe kommen und erleichtern so das Einschlafen.
- **Verzicht auf Genussmittel:** Unsere letzte Tasse Kaffee sollten wir nicht nach 16 Uhr trinken. Andernfalls kann uns das darin enthaltene Koffein noch länger begleiten – und um den Schlaf bringen. Außerdem sollten wir sehr bewusst auf Alkohol am Abend verzichten. Zwar kann es sein, dass wir durch ein oder zwei Gläser schneller einschlafen, die Schlafphasen werden dadurch aber erheblich gestört; wir schlafen unruhiger und sind morgens weniger erholt.

Schilddrüsenerkrankungen

Immer wieder erlebe ich, dass Frauen in meine Sprechstunde kommen und mir erzählen, dass sie in der Zwischenzeit eine Schilddrüsenproblematik entwickelt haben. Sie leiden nun unter einer Schilddrüsenunterfunktion, auch Hypothyreose genannt. Manchmal ist es ein Zufallsbefund, weil die Hausärztin Blut abgenommen und den TSH-Wert mitbestimmt hat. Manchmal wenden sich die Frauen aber auch ganz bewusst an ihre Ärztin, weil sie sich stets müde und ausgelaugt fühlen, weswegen dann eine Blutentnahme erfolgt. Leider ist es nach wie vor so, dass, wenn es um Hormone geht, meistens nur die Schilddrüse kontrolliert wird. Ich wünsche mir sehr, dass sich der Blick dahingehend erweitert. Sie ist zwar ein ganz wichtiges, hormonaktives Organ, gar keine Frage! Aber erstens gehört sie, wie alle hormonaktiven Organe, zu einem Regelkreis und zweitens hängen die Schilddrüsenhormone eng mit den weiblichen Sexualhormonen zusammen. Eine Veränderung der Schilddrüsenaktivität ist also bei Frauen in between in der Regel kein isoliert auftretendes Problem, sondern gehört zu einer ganzen Palette an Veränderungen.

Deswegen berichten mir viele Patientinnen, deren Schilddrüsen zwar »eingestellt« wurden, dass sie sich nicht sehr viel besser fühlen. Wenn ich ihnen dann erkläre, wie die Schilddrüse und ihre hormonelle Situation zusammenhängen, sind sie meist sehr überrascht. Es war ihnen einfach nicht bekannt.

Schilddrüse und Östrogendominanz – ein wenig bekanntes Zusammenspiel

Schauen wir uns daher zunächst gemeinsam an, wie der Schilddrüsenregelkreis funktioniert: Die Hypophyse schüttet das Hormon TSH aus.

Der Schilddrüsenregelkreis

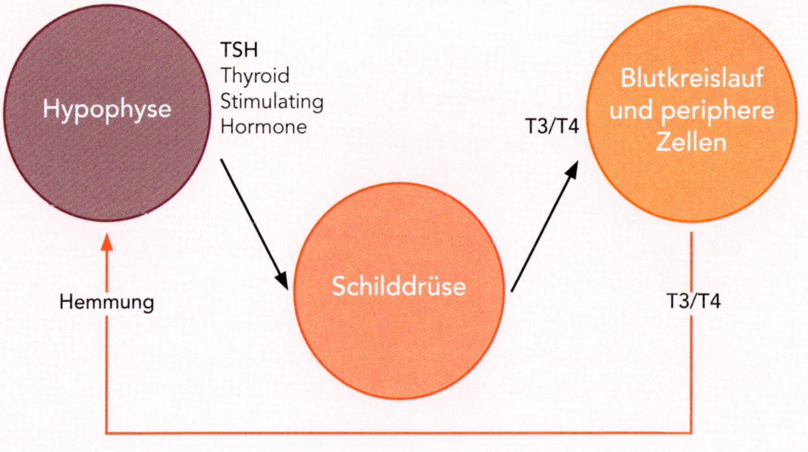

Dieses wiederum stimuliert die Schilddrüse dazu, die Hormone fT3 und fT4 zu bilden. Die beiden Hormone sind für viele wichtige Prozesse in unserem Körper verantwortlich. Bei einer Schilddrüsenunterfunktion sind die Schilddrüsenhormone erniedrigt. Dafür kann es viele Ursachen geben, zum Beispiel einen Jodmangel oder eine Entzündung. Der Hormonmangel wird der Hypophyse gemeldet. Das TSH steigt, um die Hormonbildung zu stimulieren. Da es ein Problem bei der Synthese gibt, bleibt dies ohne Erfolg. Der klassische Hormonbefund ist: TSH hoch, fT3 und fT4 niedrig. Bei einer Überfunktion, die auch ganz verschiedene Gründe haben kann, ist es genau andersrum: TSH niedrig, fT3 und fT4 hoch.

Jetzt wird es noch ein kleines bisschen komplizierter: Eigentlich funktioniert die Schilddrüse meiner Patientinnen sogar einwandfrei! Doch wie kann das sein, bei ihnen wurde doch durch eine Blutuntersuchung eine Schilddrüsenunterfunktion festgestellt?

Schuld daran sind wieder unsere Hormonschwestern Progesteron und Östrogen beziehungsweise ihr Ungleichgewicht. Wir erinnern uns: Progesteronmangel und relativ erhöhtes Östrogen (Östrogendominanz). Ein ganz typischer Befund ist hier: Das aus der Hypophyse ausgeschüttete TSH ist erhöht. Passt also sehr gut zu dem, was die Frauen berichten (Müdigkeit, Abgeschlagenheit etc.) und einer Unterfunktion. Leider wird in der alltäglichen Praxis häufig nur genau dieser eine Wert abgenommen. Die beiden Schilddrüsenhormone fT3 und fT4 sind nämlich meist im Normbereich oder nur ganz leicht erniedrigt. Es liegt also eigentlich nur eine relative oder indirekte Schilddrüsenunterfunktion vor.

Das relativ erhöhte Östrogen sorgt dafür, dass sich in unserem Blut die sogenannten Bindungseiweiße erhöhen. Die im Blut zirkulierenden Schilddrüsenhormone werden an sie gebunden und können so nicht an ihre Rezeptoren an den verschiedenen Organen andocken. Die Hypophyse bekommt also zurückgemeldet: Zu wenig Schilddrüsenhormone vorhanden! Deshalb steigert sie die TSH-Ausschüttung. Das bringt aber nicht wirklich etwas, denn erneut werden die gebildeten Hormone an die Eiweiße gebunden und landen nicht dort, wo sie eigentlich landen sollten.

Und plötzlich auch noch Hashimoto

Werden jetzt Schilddrüsenhormone in Form von Tabletten gegeben, wird das eigentliche Problem nicht gelöst und im Grunde bessern sich auch die Beschwerden der Frauen nicht. Die Therapie sollte sich also auf den Progesteronmangel konzentrieren.

Nun ist es allerdings auch so, dass verschiedene Untersuchungen zeigen konnten, dass eine Östrogendominanz das Risiko für eine Hashimoto-Thyreoiditis erhöht. Das passt auch sehr gut in die Altersspanne, in der eine solche Erkrankung meistens auftritt: Bei Frauen zwischen 30 und 50 Jahren. Sie fällt unter die Kategorie »Autoimmunkrankheit«, da der Körper Antikörper TPO-AK und TG-AK bildet, die sich gegen die Schilddrüsenzellen richten und eine chronische Entzündung verursachen. Patientinnen, die darunter leiden, zeigen in den meisten Fällen ganz klassische Symptome einer Schilddrüsenunterfunktion (Müdigkeit, Blässe, häufiges Frieren, Gewichtszunahme) und ganz selten die einer Überfunktion (Herzstolpern und -rasen, innere Unruhe, Gewichtsabnahme).

Bei Frauen ab 30 bis 35 ist es deshalb ganz wichtig, auch an eine komplette Schilddrüsendiagnostik zu denken. Dazu gehört:

- Bestimmung der Parameter TSH, fT3 und fT4 im Blut
- Bestimmung der Schilddrüsen-Antikörper im Blut: TPO-Antikörper, TG-Antikörper, eventuell auch TRAK-Antikörper
- Ultraschall der Schilddrüse

Behandlungsmöglichkeiten

Bei indirekter Schilddrüsenunterfunktion bedingt durch relative Östrogendominanz und Progesteronmangel sollte zunächst das Grundproblem behandelt werden. Bei erfolgreicher Behandlung ist häufig keine Gabe von Schilddrüsenhormonen mehr nötig (bitte hier unbedingt Rücksprache mit behandelndem Arzt halten!). Den Therapieerfolg nach drei bis vier Monaten überprüfen.

Mönchspfeffer

Drei Monate lang täglich 40 mg Mönchspfefferextrakt, dann nur noch in der zweiten Zyklushälfte.

Phytotherapeutika

- **Schafgarbentee:** In der zweiten Zyklushälfte zweimal täglich eine Tasse
- **Frauenmanteltee:** Zwei Tassen pro Tag, vor allem nach dem Eisprung, also in der zweiten Zyklushälfte
- **Soja:** 40 bis 80 mg Sojaisoflavone pro Tag

Ernährung

- Vor allem in der zweiten Zyklushälfte empfiehlt es sich, auf eine sojareiche und fettarme Ernährung zu achten.

Good to know

Bei einer nachgewiesenen Hashimoto-Thyreoiditis sollten wir unbedingt Folgendes beachten:

- Lange Zeit hieß es, dass bei Hashimoto komplett auf Sojaprodukte verzichtet werden sollte, da sich diese negativ auf die Erkrankung auswirken könnten. Die Studienlage dazu ist allerdings recht dünn. Ich empfehle meinen Patientinnen deshalb, nicht zwingend auf eine sojaarme Ernährung zu achten, allerdings die erhöhte Zufuhr als Therapie der Östrogendominanz zu vermeiden.
- **Jod:** Es ist längst überholt, dass bei Hashimoto komplett auf Jod verzichtet werden muss. Ob die Einnahme von Schilddrüsenhormonen sinnvoll ist, sollte mit der behandelnden Ärztin abgesprochen werden! Hashimoto-Patientinnen sollten außerdem unbedingt auf ausreichende Spiegel von Selen, Eisen, Zink und Vitamin D achten.

Weitere Mikronährstoffe

- **Vitamin B6:** Kontinuierliche Gabe von 40 bis 100 mg pro Tag
- **Zink:** Kontinuierliche Zufuhr von 30 mg pro Tag.
- **Vitamin D:** Vermeidung eines Vitamin-D-Mangels, 5 bis 25 Minuten Sonnenlicht pro Tag, gegebenenfalls Substitution.
- **Omega-3-Fettsäuren:** Täglich 1 bis 2 g EPA sowie DHA
- **Jod:** Eine Schilddrüsenunterfunktion kann jodmangelbedingt sein. Auch wenn das nicht der Fall ist, ist eine ausreichende Jodzufuhr wichtig für eine gute Schilddrüsenfunktion. Diese kann durch eine jodreiche Ernährung (Seefisch, jodiertes Speisesalz) erfolgen. Bei einem nachgewiesenen Mangel kann die Substitution mit 200 µg pro Tag sinnvoll sein.

Bioidentische Hormone

- **Mikronisierte Progesteronkapseln:** Ab dem 12. bis 14. Zyklustag bis zum Einsetzen der Menstruationsblutung abends eine halbe Stunde vor dem Schlafengehen einnehmen. Die Therapie zunächst mit 100 mg Progesteron oral oder vaginal beginnen, bei Bedarf ist eine Steigerung auf 200 mg möglich.

Plötzlich PMS

Ich weiß, dass es in vielen Köpfen, vor allem in männlichen, noch nicht angekommen ist, dass das Prämenstruelle Syndrom (PMS) ein anerkanntes Krankheitsbild ist. Viel zu oft höre ich noch von meinen betroffenen Frauen, dass sie sich nicht ernst genommen fühlen, wenn es ihnen in den Tagen vor ihrer Menstruation richtig schlecht geht. Beim PMS handelt es sich nämlich nicht um eine einfache Befindlichkeitsstörung, sondern um eine echte Einbuße an Lebensqualität verbunden mit einem großen Leidensdruck. Körperlich und psychisch sind die Frauen häufig so belastet, dass sie ängstlich die Tage zählen, die ihnen noch bleiben, bis »es« wieder losgeht.

Wir haben uns ja schon gemeinsam einige Symptome angeschaut, mit denen wir in between so in Berührung kommen können. Ich denke, wir sind uns einig, dass allein diese schon höchst unangenehm sind. Das PMS ist quasi eine Sammlung von all den genannten – und noch mehr. Natürlich leidet nicht jede Betroffene unter allen Symptomen und natürlich ist die Ausprägung und auch der Leidensdruck bei jeder Frau ganz individuell. Was ich mir aber sehr wünsche, ist, dass ein grundsätzliches Verständnis für die betroffenen Patientinnen entsteht und diese nie wieder hören müssen: »Sei doch nicht so zickig! Oder kriegst du deine Tage?« Das ist nämlich ungefähr das Letzte, was ihnen in dieser Situation hilft.

Eine meiner Frauen saß einmal schier verzweifelt bei mir in der Praxis: »Es ist wie eine höhere Macht und ich kann absolut nichts dagegen tun. Erst war es nur unmittelbar vor meinen Tagen, jetzt merke ich die Veränderung schon kurz nach dem Eisprung. Zunächst ist es nur eine innere Unruhe, als ob ich ein bisschen zu viel Kaffee getrunken hätte. Dann bricht plötzlich ein Orkan los. Ich fühle mich getrieben, ruhelos, nervös, ängstlich und dünnhäutig. Ich schlafe nicht, habe keinen Appetit, fahre sofort aus der Haut. Manchmal habe ich Angst, dass meine Kinder denken, ich sei verrückt geworden, oder dass mein Mann mich verlässt. Ich würde es sogar verstehen. Ich habe das Gefühl, es wird immer schlimmer und ich bin total machtlos dagegen. Setzt dann meine Regel ein, ist es, als ob ich aus einem bösen Traum aufwache. Ich kann endlich wieder klar denken und fühlen und bin wieder ich selbst.«

Good to know

Ganz wichtig: Es sind mehr Frauen betroffen, als wir gemeinhin denken! Schätzungsweise 20 bis 30 Prozent der fertilen Frauen leiden unter PMS. Meist sind die Patientinnen über 30 Jahre alt. Ich denke, wir können also mit Fug und Recht behaupten, dass es sich beim PMS um ein typisches Krankheitsbild in between handelt!

Prämenstruelles dysphorisches Syndrom

Im auf Seite 63 geschilderten Fall überwiegt die psychische Komponente. Folgende Symptome sind hier unter anderem typisch:

- Innere Unruhe
- Angst und Panikgefühl
- Stimmungsschwankungen
- Traurigkeit bis hin zu tiefer Verzweiflung
- Reizbarkeit
- Aggression
- Konzentrationsstörungen und Gedächtnisprobleme
- Schlafstörungen
- Energieverlust
- Gefühl des Kontrollverlusts
- Interessensverlust

Liegen mindestens fünf dieser Symptome während der Mehrzahl der Zyklen der letzten zwölf Monate vor, spricht man von einem PMDS (prämenstruelles dysphorisches Syndrom). Das ist eine Art Sonderform des PMS. Man geht davon aus, dass etwa zwei bis acht Prozent aller fertilen Frauen davon betroffen sind.

Prämenstruelles Syndrom

Körperliche Symptome des PMS sind vor allem:

- Kopfschmerzen beziehungsweise Migräne
- Schwindel
- Wassereinlagerungen (Ödeme)
- Gewichtszunahme
- Bauchziehen und -schmerzen
- Blähungen
- Mastodynie

Das Verrückte ist: Obwohl so viele Frauen darunter leiden, wissen wir bislang nicht genau, was die Ursache der Erkrankung ist. Es gibt verschiedene Erklärungsansätze; sehr wahrscheinlich ist es eine Kombination aus verschiedenen Faktoren. Eine genetische Disposition scheint außerdem vorhanden zu sein.

Erklärungsansätze für PMS und PMDS

Betroffene scheinen besonders sensibel auf die zyklischen Hormonschwankungen zu reagieren. Vor allem die Abbauprodukte des Progesterons in der zweiten Zyklushälfte scheinen hier eine besondere Rolle zu spielen. Kurz vor der Menstruation sinkt zudem der Serotoninspiegel. Das erklärt psychische Symptome wie Traurigkeit, Energielosigkeit, Angst, Panik etc. Auch Umweltfaktoren wie Stress, Alkoholkonsum und fettreiche Nahrung können Auslöser sein.

Behandlungsmöglichkeiten

Wir wissen, dass Frauen, die eine Östrogendominanz haben, häufig unter einer verstärkten PMS-Symptomatik leiden. Deshalb sollte die Behandlung dieses Hormonungleichgewichts bei der Therapie der PMS-Symptome unbedingt mitbedacht werden. Bitte den Therapieerfolg nach drei bis vier Monaten kontrollieren!

Mönchspfeffer

Drei Monate lang täglich 40 mg Mönchspfefferextrakt, dann Therapiekontrolle. Bei Bedarf Beginn eines neuen Therapiezyklus, wahlweise nur in der zweiten Zyklushälfte. Beginn sieben Tage vor Einsetzen der Menstruation oder nur bei Beschwerden.

Phytotherapeutika

- **Schafgarbentee:** In der zweiten Zyklushälfte zweimal täglich eine Tasse
- **Frauenmanteltee:** Zwei Tassen pro Tag, vor allem in der zweiten Zyklushälfte
- **Johanniskraut:** 300 mg pro Tag empfehlenswert, besonders bei psychischen Symptomen (Vorsicht: Johanniskraut kann den Verhütungsschutz der Pille herabsetzen!)
- **Sojaisoflavone:** 40 bis 80 mg pro Tag

Ernährung

- **Sojareiche Ernährung:** Vor allem in der zweiten Zyklushälfte empfiehlt sich eine sojareiche und fettarme Ernährung zu
- **Tryptophanhaltige Lebensmittel:** Tryptophan ist die Vorläufersubstanz von Serotonin. Um dem Serotoninmangel vor der Menstruation entgegenzuwirken, empfiehlt es sich, auf tryptophanhaltige Lebensmittel wie Käse, Geflügel, Soja (zwei Fliegen mit einer Klappe!) und dunkle Schokolade zurückzugreifen.

Weitere Mikronährstoffe

- **Vitamin B6:** Kontinuierliche Gabe von 40 bis 100 mg pro Tag
- **Zink:** Kontinuierliche Zufuhr von 30 mg pro Tag
- **Vitamin C:** Täglich 150 mg Vitamin C
- **Magnesium:** Einnahme von 250 mg Magnesium pro Tag
- **Vitamin D:** Vitamin-D-Mangel vermeiden! 5 bis 25 Minuten Sonnenlicht pro Tag, gegebenenfalls Substitution.
- **Kalzium:** Tägliche Substitution von 500 mg Kalzium
- **Omega-3-Fettsäuren:** Täglich 1 bis 2 g EPA sowie DHA

Bioidentische Hormone

- **Mikronisierte Progesteronkapseln:** Ab dem 12. bis 14. Zyklustag abends eine halbe Stunde vor dem Schlafengehen 100 mg oral oder vaginal. Wenn die Beschwerden sich nicht bessern, ist eine Steigerung auf 200 mg möglich.

Hormonelle Verhütungspräparate

- Kombinierte Hormonpräparate
- Reine Gestagenpille

Weitere Maßnahmen

- **Körperliche Aktivität:** Sport fördert die Durchblutung, wirkt schmerzlindernd, ausschwemmend und sorgt dafür, dass Glückshormone ausgeschüttet werden. Auch wenn es vermutlich Überwindung kostet, sich aufzuraffen, so ist Bewegung ein wichtiges Therapietool gegen PMS und PMDS.

- **Entspannungsübungen:** Entspannung sorgt nachweislich für eine Linderung der Symptome. Dabei ist es wichtig, dass jede Betroffene die passende Entspannungsmethode für sich findet. Alles ist erlaubt – ob Schlaf, Yoga, Meditation oder autogenes Training, Hauptsache, der Stresspegel sinkt.
- **Verzicht auf »Genussmittel«:** Kaffee, Alkohol und Nikotin
- **Entwässerung:** Bei ausgeprägten Ödemen, die sich nicht durch Bewegung bessern, kann eine medikamentöse Therapie mit einem ausschwemmenden Medikament (Diuretikum) erfolgen.
- **Antidepressiva:** Eine effektive Therapie, um dem Serotoninmangel entgegenzusteuern, können Antidepressiva, genauer gesagt Selektive-Serotonin-Wiederaufnahmehemmer (SSRI), sein. Auch eine Therapie beschränkt auf die zweite Zyklushälfte beziehungsweise kurz vor der Menstruation ist hier möglich.

KINDERWUNSCH UND ABNEHMENDE FRUCHTBARKEIT

»Kinderwunsch« ist ein Thema, das Frauen im Grunde seit ihrem Eintritt in die Pubertät begleitet – und beschäftigt. Fragen sie sich gerade selbst nicht, ob sie überhaupt einmal Kinder haben möchten und wann der richtige Zeitpunkt dafür sein könnte, tun es andere. »Na, hörst du deine biologische Uhr schon ticken?«, ist da noch eine recht nett formulierte Frage, die Frauen ab einem gewissen Alter immer wieder gestellt bekommen. Dieses Interesse an einem sehr persönlichen Thema bringt viele immer wieder in die Bredouille. Denn: Vielleicht sind sie sehr besorgt darüber, dass ihre Fruchtbarkeit, rein statistisch gesehen, langsam abnimmt, sie aber keinen passenden Partner oder keine passende Partnerin für ein Kind haben und sich ein Leben als Single-Mum überhaupt nicht vorstellen können. Vielleicht sind sie gerade in einer Kinderwunschbehandlung und haben kürzlich zum wiederholten Mal gehört, dass die durchgeführte Therapie nicht zu einer Schwangerschaft geführt hat. Vielleicht möchten sie aber auch überhaupt keine Kinder und haben weder Lust noch Kraft, sich wieder und wieder dafür erklären zu müssen.

In meiner Praxis spreche ich mit meinen Patientinnen natürlich viel über dieses Thema. Und ich kann euch versichern, dass es kaum eine Frau gibt, die diesbezüglich nicht schon unangenehme Fragen gestellt bekommen hat oder unangenehme Gespräche führen musste. Immer wieder berichten sie mir, dass sie in eine Rechtfertigungsposition gedrängt wurden, obwohl es doch eigentlich keinen Grund dafür gibt, sich überhaupt rechtfertigen zu müssen. Meine nun jahrelange berufliche Erfahrung hat auch dazu geführt, dass ich das Thema »Kinderwunsch« sehr behutsam bei meinen Patientinnen angehe und die Frage »Haben Sie einen Kinderwunsch?« definitiv nicht eine der ersten ist, die ich stelle.

Der richtige Zeitpunkt – gibt's den überhaupt?

Und trotzdem ist es wichtig, dass ich während meiner frauenärztlichen Begleitung meine Patientinnen auch diesbezüglich aufkläre und berate. Meine Erfahrung ist nämlich, dass es nach wie vor recht wenig Wissen über die weibliche Fertilität und deren Verlauf gibt. Wissen wiederum schafft Sicherheit und hilft den Frauen, eine für sie richtige Entscheidung treffen zu können. Ich erinnere mich gut an eine Patientin, Mitte 40, die sehr traurig darüber war, dass es nun scheinbar nicht mehr klappte mit dem Schwangerwerden auf ganz natürliche Weise und ohne jegliche medizinische Unterstützung. Ihr vorheriger Frauenarzt hatte ihr Anfang 40 nach jeder Ultraschalluntersuchung stets versichert, dass »alles wie bei einer 20-Jährigen aussähe«. Deshalb war sie immer der festen Überzeugung gewesen, recht schnell schwanger werden zu können – eben wie eine 20-Jährige. Sie hatte deswegen lange ihren Fokus auf ihren Beruf gelegt und eine Schwangerschaft nach hinten geschoben. Dass sie einmal Kinder haben würde, hatte sie nie infrage gestellt. Doch nun, als für sie der richtige Zeitpunkt gekommen war, passierte … nichts.

Eine andere Patientin, 48 Jahre alt, deren Menstruation bereits einigermaßen unregelmäßig war, saß völlig fassungslos vor mir, als ich ihr sagte, dass sie schwanger sei. Und dass das Ziehen im Unterleib das Wachstum ihrer Gebärmutter war. Sie hatte sich in absoluter Sicherheit gewogen, dass frau in diesem Alter nicht mehr schwanger werden könnte. Spoiler: Sie brachte einige Monate später ein gesundes Mädchen auf die Welt und die Überraschung entpuppte sich für sie als ein sehr glücklicher Umstand.

Deswegen möchte ich mir auch hier, gemeinsam mit euch, die sich verändernde Fertilität im Laufe eines weiblichen Lebens anschauen. Fertilität beziehungsweise Fruchtbarkeit ist übrigens ein Begriff, der nicht nur die weibliche Fortpflanzungsfähigkeit beschreibt, sondern auch die männliche.

Wir haben ja schon vor einigen Seiten eine für viele Frauen überraschende Tatsache festgestellt: Bereits mit unserer Geburt ist die Anzahl der Follikel, die rein theoretisch einmal einen Eisprung durchlaufen können, festgelegt. Davon gehen mit den Jahren jedoch ziemlich viele »zugrunde«. Schon in der Pubertät haben wir deutlich weniger davon. Und diese Zahl reduziert sich stetig, ab einem gewissen Alter sogar deutlich schneller. Und dieses Alter fällt – ta-ta-tataa – in die In-between-Jahre.

Es gibt übrigens eine Möglichkeit, unsere Eizellreserve bestimmen zu lassen. Diese Bestimmung dient leider nicht dazu, eine absolut sichere Aussage darüber zu treffen, ob eine Frau noch schwanger werden kann oder nicht. Sehr schade, denn das würde vielen das Leben deutlich einfacher machen. Zum Beispiel bei der Frage: »Muss ich noch verhüten oder nicht?« Dafür ist der Wert des AMH (Anti-Müller-Hormon) leider nicht verlässlich geeignet. Er kann aber einen Hinweis darauf geben, wie gut oder schlecht die Chancen für das Zustandekommen einer natürlichen Schwangerschaft sind. Deshalb wird er zum Beispiel auch regelmäßig in Kinderwunschzentren bestimmt.

Anzahl funktionsfähiger Follikel mit fortschreitendem Altern der Frau

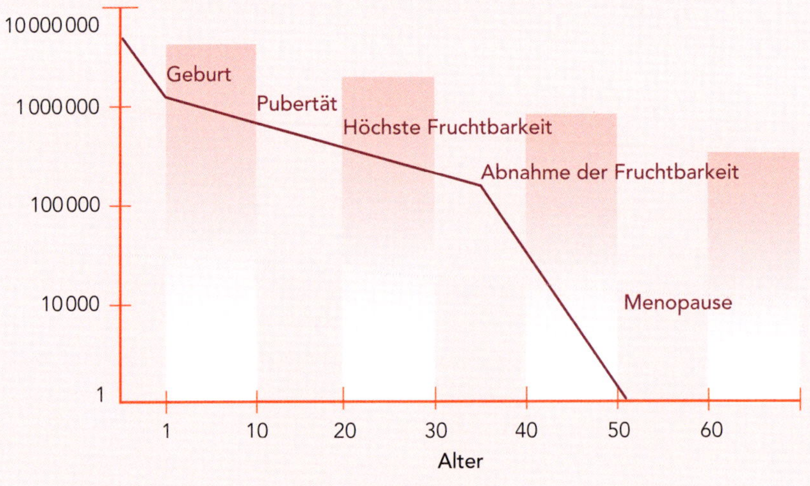

Quelle: te Velde, E.R. et. al., The variability of female reproduktive aging. Human Reproduktion Update 8.2 (2002): 141-154, ©2017 SPD Swiss Precision Diagnostics GmbH. Alle Rechte vorbehalten.

Good to know

Weil es so spannend ist, möchte ich gerne mit euch einen kleinen Exkurs in die Embryologie machen, also in die Zeit, in der sich der Embryo im Mutterleib entwickelt. Im ersten Schwangerschaftsdrittel entstehen bei weiblichen Embryonen aus den Müller'schen Gängen Gebärmutter, Eileiter und das Scheidengewölbe. Sie bilden (noch) kein Anti-Müller-Hormon (kurz AMH). Männliche Embryonen produzieren bereits AMH, das der Weiterentwicklung der Müller'schen Gänge entgegenwirkt. Die Gänge verkümmern und die Hoden bleiben zurück. Treten die Frauen in ihre fertile Phase ein, beginnen die Eierstöcke AMH zu produzieren. Der Wert lässt nun Rückschlüsse auf ihre Eizellreserven zu.

Wert	Bedeutung
1 bis 5 µg/ml	Erwartbare normale Fertilität
5,0 bis 15,0 ng/ml	ungewöhnlich viele Eizellen; möglicher Hinweis auf PCO *
0,8 bis 1,0 ng/ml	ungewöhnlich wenige Eizellen; möglicher Hinweis auf eingeschränkte ovarielle Funktion
< 0,1 ng/ml	Menopause

* PCO (Syndrom der polyzystischen Ovarien)

Kinderwusch ab 35

Werde ich von meinen Patientinnen gefragt, wie wahrscheinlich es in ihrem Alter ist, noch schwanger zu werden, kann ich ihnen natürlich nur statistische Zahlen vorlegen. Ich kann beim besten Willen nicht beantworten, wie hoch ihre ganz individuelle Möglichkeit ist. Denn das weiß ich nicht. Es hängt einfach von vielen, zum Teil sehr individuellen, Faktoren ab. Nicht zuletzt auch von Faktoren, die den männlichen Teil beziehungsweise seine Spermien betreffen.
Wenn wir aber über Zahlen sprechen, lege ich ihnen immer gern folgende vor: Die statistische Wahrscheinlichkeit, innerhalb eines Zyklus schwanger zu werden.

25 Jahre: ca. 25 Prozent
35 Jahre: ca. 16 Prozent
40 Jahre: ca. 8 Prozent
45 Jahre: ca. 1 Prozent

Grafik: Monatliche Schwangerschaftswahrscheinlichkeit

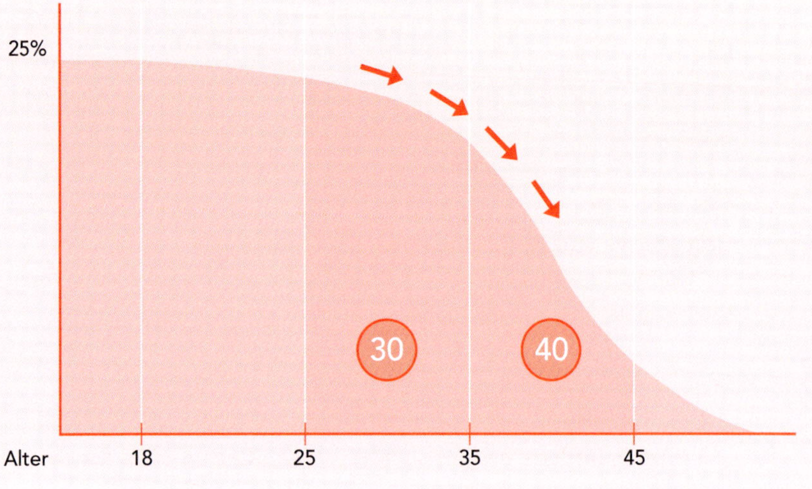

Fairerweise, obwohl ich ganz weit entfernt von einer Panikmache bin, muss ich meinen Patientinnen auch sagen, dass die eine Seite das Schwangerwerden ist – die andere das Schwangerbleiben. Mit dem Alter steigen nämlich auch die Fehlgeburts- und Fehlbildungsraten.

Fehlgeburtsrate nach Alter
25 bis 29 Jahre: ca. 9 Prozent
35 Jahre: ca. 20 Prozent
40 Jahre: ca. 40 Prozent
45 Jahre: ca. 80 Prozent

Aufgrund des höheren Risikos von Erkrankungen und Fehlbildungen des Kindes bespreche ich bereits bei Kinderwunsch die verschiedenen Möglichkeiten der Pränatalmedizin und -diagnostik. Denn auch hier halte ich es für ausgesprochen wichtig, dass die Frauen (und natürlich Paare) so gut es geht aufgeklärt sind und dadurch entscheiden können, was für sie wichtig ist und welche Untersuchungen sie – im Fall einer Schwangerschaft – durchführen lassen möchten.

Behandlungsmöglichkeiten

Diese Therapien wirken unterstützend bei bestehendem Kinderwunsch. Ich rate allen Frauen, folgende Therapieansätze etwa drei bis sechs Monate durchzuführen. Tritt bis dahin keine Schwangerschaft ein, sollten sie sich erneut an ihre Frauenärztin wenden, um weitere diagnostische und therapeutische Maßnahmen einzuleiten.

Mönchspfeffer

Drei Monate lang täglich 40 mg Mönchspfefferextrakt, dann Pause. Tritt keine Schwangerschaft ein: Erneuter Beginn der Einnahme für drei Monate.

Phytotherapeutika

- **Engelwurztee:** Engelwurz, auch Angelikawurzel genannt, kann den Eisprung fördern, deshalb sollte er bei Kinderwunsch in der ersten Zyklushälfte getrunken werden, am besten zwei Tassen pro Tag:

1 TL getrocknete Engelwurzwurzel mit kochendem Wasser übergießen und 10 bis 15 Minuten ziehen lassen. Bei Bedarf zum Beispiel mit Honig süßen.

- **Schafgarbentee:** Täglich zwei Tassen in der zweiten Zyklushälfte.
- **Frauenmanteltee**: Täglich zwei Tassen in der zweiten Zyklushälfte.

Ernährung

Sowohl Über- als auch Untergewicht können die Fruchtbarkeit negativ beeinflussen. Deshalb ist ein gesundes Körpergewicht schon einmal eine wichtige Grundlage dafür, dass sich der Kinderwunsch erfüllt. Ernährungsberater empfehlen die ausgewogene Ernährung im Sinne der Mittelmeerküche (dazu später mehr!). Hier liegt der Fokus auf wenig Fleisch und viel Fisch, frischem Gemüse, Salat und Obst, außerdem gesunden Ölen. Auf Kohlenhydrate muss keinesfalls verzichtet werden, allerdings sollte das Augenmerk auf den sogenannten komplexen Kohlenhydraten liegen, die lange sättigen. Zu ihnen zählen unter anderem Linsen, Bohnen, Erbsen, Quinoa, Kartoffeln, Reis und Vollkornprodukte. Unser Körper benötigt länger, um sie zu zerlegen. Sie haben einen niedrigen glykämischen Index, das heißt, der Blutzucker steigt nur langsam an. Frauen mit Kinderwunsch sollten außerdem unbedingt auf eine ausreichende Flüssigkeitszufuhr achten. Empfohlen werden etwas 1,5 bis 2,5 Liter am Tag, am besten Wasser, ungesüßter Tee oder Fruchtschorlen.

Weitere Mikronährstoffe

Verschiedene Untersuchungen haben gezeigt, dass ein Mangel an verschiedenen Mikronährstoffen die Fruchtbarkeit insgesamt herabsetzt! Deshalb ist eine ausgewogene und gesunde Ernährung in der Kinderwunschzeit ganz besonders wichtig. Gerade Vegetarierinnen und Veganerinnen sollten gegebenenfalls ausgewählte Mikronährstoffe zusätzlich supplementieren.

- **Vitamin B6:** Tägliche Aufnahme von 1,4 mg vor allem durch eine Vitamin-B6-reiche Ernährung, die zum Beispiel Vollkorngetreide, Walnüsse, Haselnüsse, rote Paprika enthält; gegebenenfalls zusätzliche Supplementierung.

- **Vitamin B9 (Folate/Folsäure):** Bereits vier Wochen vor der Konzeption, also der Befruchtung, sollten Frauen mit Kinderwunsch 400 µg Folsäure pro Tag einnehmen.
- **Vitamin B12:** Tägliche Aufnahme von 4 µg vor allem durch eine Vitamin-B12-reiche Ernährung, die zum Beispiel Fleisch, Fisch, Meeresfrüchte, Eier und Milchprodukte enthält; gegebenenfalls zusätzliche Supplementierung.
- **Zink:** Tägliche Aufnahme von 7 bis 10 mg, vor allem durch zinkreiche Ernährung, die zum Beispiel Rind- und Schweinefleisch sowie Nüsse enthält; gegebenenfalls zusätzliche Zufuhr.
- **Vitamin C:** Tägliche Aufnahme von 95 mg, Raucherinnen sogar 135 mg, vor allem durch eine Vitamin-C-reiche Ernährung, die Zitrusfrüchte, Paprika, Brokkoli, Grünkohl und Kartoffeln enthält; gegebenenfalls zusätzliche Einnahme.
- **Vitamin E:** Täglich 12 mg, vor allem durch eine Vitamin-E-reiche Ernährung, die zum Beispiel Spinat, Brokkoli, Nüsse sowie pflanzliche Öle enthält; gegebenenfalls zusätzliche Supplementierung.
- **Vitamin D:** Vermeidung eines Vitamin-D-Mangels, 5 bis 25 Minuten Sonnenlicht pro Tag; gegebenenfalls zusätzliche Substitution.
- **Kalzium:** Tägliche Aufnahme von 1000 mg, vor allem durch kalziumreiche Ernährung, die Milchprodukte, Rucola, Brokkoli sowie Mineralwasser enthält; gegebenenfalls zusätzliche Einnahme.
- **Selen:** Tägliche Aufnahme von 60 µg , vor allem durch selenreiche Ernährung, die Linsen, Pilze, Spargel, Kohl- und Zwiebelgemüse enthält; gegebenenfalls zusätzliche Zufuhr.
- **Omega-3-Fettsäuren:** Täglich 250 mg EPA und DHA , vor allem durch eine Omega-3-reiche Ernährung, die Fisch, Leinöl, Rapsöl, Brokkoli, Salat und Spinat enthält, zusätzlich 1 Esslöffel Rapsöl (ALA); gegebenenfalls außerdem Supplementierung.
- **Jod:** Tägliche Aufnahme von 200 µg, vor allem durch jodhaltige Ernährung, die Speisesalz, Seefische und Meeresfrüchte enthält; gegebenenfalls zusätzliche Einnahme.
- **Myo-Inositol:** Zahlreiche Studien haben mittlerweile zeigen können, dass Myo-Inositol nicht nur die Fertilität, sondern auch die Eizellqualität verbessert. Davon scheinen insbesondere Frauen mit

PCO-Syndrom zu profitieren. Empfohlen wird eine tägliche Zufuhr von zweimal 2000 g pro Tag.

Bioidentische Hormone

- **Mikronisierte Progesteronkapseln:** Ab dem 12. bis 14. Zyklustag bis zur Blutung 100 bis 200 mg mikronisiertes Progesteron vaginal.

Weitere Maßnahmen

- **Körperliche Aktivität:** Regelmäßige Bewegung, vor allem im Freien, fördert die Durchblutung, stärkt unser Herz-Kreislauf-System, stabilisiert unser Gewicht und entspannt.
- **Entspannungsübungen:** Für viele Frauen ist die Kinderwunschzeit mit enormem Stress verbunden. Gerade, wenn der Schwanger-

Good to know

Verständlicherweise gibt es immer wieder Verwirrungen bei den Begriffen »Folat« und »Folsäure«. Ist das nun das Gleiche? Nein. Folat ist der Überbegriff für Vitamin B9. Es ist in vielen pflanzlichen und tierischen Lebensmitteln enthalten und lebenswichtig für uns Menschen. Folsäure dagegen ist die synthetisch hergestellte Form des Folats, die von unserem Körper allerdings erst in eine aktive Form des Folats »umgewandelt« werden muss. Was viele nicht wissen: Nicht wenige Menschen haben einen Enzymdefekt, der genau diese Umwandlung verhindert. Sie haben also trotz Folsäuresubstitution einen Vitamin-B9-Mangel. Es macht deswegen durchaus Sinn, mittels Blutuntersuchung zu schauen, ob unter einer Therapie der Spiegel wirklich steigt, oder ob direkt auf die Gabe des aktiven Folats umgestellt werden sollte.

schaftstest nicht so schnell positiv wird wie erhofft, kann das die Seele enorm belasten. Deshalb ist es wichtig, sich ganz bewusst Auszeiten zu nehmen, in denen der Kinderwunsch einmal in den Hintergrund rückt. Vielen Frauen tut hier Yoga, Pilates oder eine Meditation gut. Für mich persönlich ist auch ein Treffen mit Freunden und Freundinnen oder ein Wellnesstag so etwas wie eine Art Entspannungsübung. Im Grunde ist es fast egal, was es ist, Hauptsache, es tut gut und zeigt den Frauen: »Hey, es gibt Dinge, die ich liebe, die nichts mit einem Baby zu tun haben. Ich bin nicht nur mein Kinderwunsch.«

- **Verzicht auf »Genussmittel«:** Kaffee, Alkohol und Nikotin meiden.

Social Freezing

Ich habe in der letzten Zeit in verschiedenen Zeitschriften immer wieder Headlines zum Thema »Social Freezing« gelesen. Spannend, denn es hat gefühlsmäßig lange gedauert, bis wir auch in Deutschland angefangen haben, darüber zu sprechen! In den Vereinigten Staaten ist es deutlich populärer, was auch daran liegt, dass große Unternehmen ihren Mitarbeiterinnen anbieten, ihre Eizellen »auf Eis« legen zu können. Die Firmen übernehmen in diesem Fall sämtliche Kosten. Ein kluger Schachzug, um gut ausgebildete Frauen zu gewinnen und sie nicht gleich wieder an eine Schwangerschaft »zu verlieren« und damit ein eventuelles Ausscheiden der Mitarbeiterin einkalkulieren zu müssen? Oder eine perfide Strategie? Nun, vermutlich muss das jeder für sich selbst einordnen. Zumindest aber kann das »Social Freezing« so manch einer Frau den Druck nehmen, in einer bestimmten Lebensphase schwanger werden zu müssen, wenn die Umstände in dieser nicht passend sind.

In Deutschland scheint es aktuell immer mehr Aufklärungskampagnen zu diesem Thema zu geben und auch Unternehmen informieren sich darüber. Dass »Social Freezing« in naher Zukunft eine Unternehmensleistung für viele Mitarbeiterinnen sein wird, sehe ich allerdings nicht. Natürlich kann sich aber jede Frau darüber Gedanken machen, ob sie diesen Weg selbstständig gehen möchte. Dazu muss sie jedoch die finanziellen Mittel haben. Denn ein solches Vorgehen wird in der

Regel nicht von den Krankenkassen bezahlt. Ausnahmen sind hierbei medizinische Indikationen, wie zum Beispiel eine Krebserkrankung mit bevorstehender Chemotherapie.

Und was kostet das alles?

Die Kosten bestehen aus verschiedenen Faktoren. Zunächst müssen sich die Frauen einer hormonellen Stimulationstherapie unterziehen, durch die eine gewisse Anzahl an reifen Eizellen entsteht. Es folgt eine Punktion, bei der die Eizellen entnommen werden. Danach werden sie in flüssigem Stickstoff bei etwa -197 Grad schockgefroren. Mit der Frau sollte unbedingt im Vorhinein besprochen werden, wie hoch die Wahrscheinlichkeit sein soll, mit den entnommenen Eizellen einmal ein Kind gebären zu können. Denn danach entscheidet sich die benötigte Menge an Eizellen. Ein Beispiel: Sagt eine 30-Jährige, dass sie eine Wahrscheinlichkeit von 80 Prozent wünscht, werden in etwa 20 Eizellen benötigt. Dazu werden schätzungsweise zwei Stimulationszyklen gebraucht. Ein Zyklus kostet in etwa zwischen 3000 und 4000 Euro. Eine ältere Frau benötigt voraussichtlich mehr Zyklen. Bei der später durchgeführten künstlichen Befruchtung mit den Spermien fallen noch einmal Kosten an. Aktuell liegen diese bei circa 2000 Euro. Hinzu kommen dann noch die jährlichen Lagerungskosten zwischen 200 und 300 Euro. Empfehlenswert ist es, bereits vor dem Eintritt in die In-Between-Lebensphase ein solches Vorgehen abgeschlossen zu haben, wenn möglich bis etwa Mitte 30. Denn mit steigendem Alter nimmt nun einmal die Eizellqualität ab.

Ihr seht, »Social Freezing« ist in der heutigen Zeit, wenn es keinen medizinischen Grund gibt, nur eine Möglichkeit für Frauen, die den finanziellen Background haben.Natürlich müssen auch die medizinischen Risiken beachtet werden, die eine Stimulationstherapie mit anschließender Eizellpunktion beinhaltet. Wenn sich meine Patientinnen aber gut aufgeklärt fühlen und die finanziellen Kapazitäten haben, unterstütze ich jede einzelne in ihrer Entscheidung.

»Ich möchte in all meinen Lebensbereichen selbstbestimmt sein«, sagte einmal eine meiner Patientinnen zu mir. »Ich weiß noch nicht, ob ich sicher Kinder haben möchte. Was ich aber weiß, dass ich es nie von einem Mann oder einem notwendigen Partner dafür abhängig machen möchte. Ich möchte entscheiden, ob, wann und wie. Deshalb habe ich meine Eizellen einfrieren lassen. Das war mein Geburtstagsgeschenk an mich zu meinem 32. Geburtstag.« Ich habe sie mehrere Jahre begleitet. Währenddessen hatte sie (noch) nicht auf »ihre Versicherung«, wie sie es selbst nannte, zurückgegriffen. »Ich denke aber immer öfter daran«, sagte sie mir, als wir uns das letzte Mal sahen.

Die passende Verhütung

Ein mindestens ebenso wichtiges Thema wie Kinderwunsch ist natürlich die ewige Suche nach einem passenden Verhütungsmittel. Regelmäßig bestätige ich meine Patientinnen in ihrem Gefühl, dass die Verantwortung der Verhütung meist noch immer bei den Frauen liegt und es im Grunde nach wie vor keine wirklich zufriedenstellende Möglichkeit gibt.

In den letzten Jahren hat sich eine regelrechte Anti-Pillen-Bewegung formiert. So sehr ich der Meinung bin, dass die Verschreibung von hormonellen Verhütungsmitteln in den letzten Jahrzehnten recht leichtfertig erfolgt ist, so kritisch sehe ich deren komplette Ablehnung. Die in Pillen, Vaginalringen und Co. enthaltenden Hormone sind synthetisch. Es sind Medikamente, keine Lifestyle-Produkte, die nach Abwägung und ausreichender Aufklärung verschrieben werden sollten. Aber sie haben bereits Millionen Frauen auf dieser Welt große Dienste geleistet – angefangen von dem Ausleben einer selbstbestimmten Sexualität bis hin zur erfolgreichen Behandlung von Menstruationsschmerzen, starker Periodenblutung und auch der Endometriose. Jedes Mädchen, jede Frau hat deshalb das Recht auf eine ausführliche Verhütungsberatung, damit eine individuell passende Lösung gefunden werden kann. Das kann eine Pille sein, muss es aber nicht.

Eine der häufigsten Fragen, die ich in der Praxis gestellt bekomme, ist die, wie lange frau eigentlich verhüten muss. Gerade Frauen in den Wechseljahren sind diesbezüglich häufig sehr verunsichert. Die Blutung ist oft schon sehr unregelmäßig, manchmal bleibt sie gar Monate aus. Ist das Risiko einer ungewollten Schwangerschaft hier nicht bereits sehr gering? Ist es. Dennoch ist es, wenn auch extrem niedrig, vorhanden. Ein guter Anhalt ist dieser: Eine Verhütung ist sicher nicht mehr nötig, wenn eine Frau unter 50 Jahren zwei Jahre nicht mehr geblutet hat, über 50 Jahren bereits nach einem blutungsfreien Jahr. Auch wenn das jetzt die meisten In-between-Frauen noch nicht betrifft, gebe ich es hier als Zukunftsaussicht mit an die Hand.

Die Pille für den Mann – wo ist sie?

Ich stimme natürlich auch allen Frauen zu, die beklagen, dass es nach wie vor kein Verhütungsmittel für Männer gibt – außer dem Kondom oder der Sterilisation. Hier sehen wir wieder ein klassisches Beispiel dafür, dass Frauen jahrzehntelang in der Medizin benachteiligt wurden und nach wie vor werden. Wer mich schon länger kennt, weiß, dass das Thema Gendermedizin ein ganz großes Herzensthema von mir ist. Es gibt noch sehr viel zu tun, bis Frauen in der Medizin genauso sicher behandelt werden wie Männer. Lange wurde behauptet, dass eine hormonelle Verhütungsmethode für Männer schwieriger zu entwickeln sei, weil nicht nur einmal im Monat ein Eisprung verhindert werden muss, sondern die kontinuierliche Spermienproduktion. Dabei gibt es längst vielversprechende Ansätze.

Eine Zulassungsstudie für ein hormonelles Verhütungsmittel für Männer wurde jedoch vorzeitig abgebrochen, obwohl die Zuverlässigkeit der Methode mit 96 Prozent sehr gut zu sein schien. Die Begründung: Zu viele Nebenwirkungen wie Akne, Stimmungsschwankungen und Libidoverlust – alles mögliche Nebenwirkungen, die Frauen durch die Pilleneinnahme seit Jahrzehnten bekannt sind. Ab 2011 wurden deshalb keine weiteren Probanden eingeschlossen. 1961, als die Pille für die Frau in Deutschland auf den Markt kam, galten noch weniger strenge Zulassungsregeln.

Wie lange darf die Pille eingenommen werden?

Jetzt aber zu dem eigentlichen Thema: der passenden Verhütung. Immer wieder werde ich gefragt, wie lange frau eigentlich die Pille einnehmen darf. Dazu zwei Sachen: Erstens gibt es nicht »die eine« Pille. Mittlerweile gibt es sehr viele unterschiedliche, nicht nur, was die Dosierungen betrifft, sondern auch die Hormone, aus denen sie zusammengesetzt sind. Zweitens gilt auch hier, dass es ganz wichtig ist, eine individuelle Entscheidung gemeinsam mit der Patientin zu treffen. Grundsätzlich gibt es kein vorgeschriebenes Alter, in dem eine Frau die Pille absetzen, das Pflaster oder den Vaginalring entfernen MUSS. Dennoch ist es so, dass Kombinationspräparate, die sowohl Östrogen als auch Gestagen enthalten, das Thromboserisiko leicht erhöhen (dazu später mehr). Höheres Alter, Übergewicht, Rauchen und Bluthochdruck sind weitere Faktoren, die ein vaskuläres Geschehen begünstigen. Deshalb sollte einer 43-jährigen Frau, die starke Raucherin und übergewichtig ist, mit Sicherheit davon abgeraten werden, ein klassisches KOK (kombiniertes orales Kontrazeptivum), also eine kombinierte Pille, einzunehmen oder ein Pflaster beziehungsweise Verhütungsring zu verwenden. Hier kommen jetzt andere Methoden in Betracht. Bei einer 43-jährigen schlanken, gesunden und sportlichen Patientin bin ich dagegen deutlich entspannter. Hier sehe ich keinen zwingenden Grund, ihr von einem kombinierten Verhütungsmittel abzuraten. Ich möchte mir nun gemeinsam mit euch die verschiedenen Verhütungsmethoden anschauen. Ein Begriff ist hier sehr wichtig: Der Pearl-Index.

Was ist eigentlich der Pearl-Index?

Der Pearl-Index, kurz PI, beschreibt die Sicherheit eines Verhütungsmittels. Er gibt an, wie viele Frauen in einem Jahr unter der Verwendung einer Methode schwanger werden. Ein PI von 2 besagt, dass 2 von 100 Frauen innerhalb von zwölf Monaten schwanger werden. Ein PI von 0,2 dagegen, dass 2 von 1000 Frauen trotz Verhütung einen positiven Test in der Hand halten.

Hormonelle Verhütungsmittel

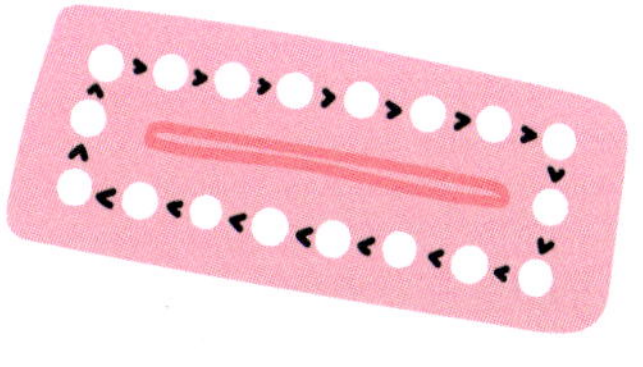

Kombinierte Hormonpräparate

Kombinierte Verhütungsmittel bestehen aus einem Östrogen- und einem Gestagenanteil. Klassische Beispiele dafür sind die KOK (kombinierte orale Kontrazeptiva).

Generation	Inhaltsstoffe
1. Generation	Ethinylestradiol in Kombination mit Norethisteron
2. Generation	Ethinylestradiol in Kombination mit Levonorgestrel
3. Generation	Ethinylestradiol in Kombination mit Desogestrel, Norgestimat, Gestoden oder Etonogestrel
4. Generation	Ethinylestradiol in Kombination mit Cyproteronacetat, Chlormadionacetat, Drospirenon, Dienogest oder Nomegestrolacetat

Die Pillen werden, je nach Entwicklungszeitraum und auch Zusammensetzung, in insgesamt vier Generationen eingeteilt.

Untersuchungen der letzten Jahre haben gezeigt, dass die Gefahr der Entwicklung einer Thrombose für einige Generationen größer ist. Zwar ist das Risiko vor allem vom Östrogenanteil, also hier dem Ethinylestradiol, abhängig, aber einige Gestagen können es zusätzlich erhöhen. Das ist eine sehr wichtige Information! Selbst bei einer gesunden und sportlichen Frau über 40 rate ich deshalb zu einem KOK mit einem niedrigeren Risiko. Pillen aus der ersten und zweiten Generation haben ein niedrigeres Thrombose- und Embolierisiko als Pillen aus der dritten und vierten Generation!

Der Pearl-Index für die Kombinationspille liegt bei 0,1 bis 0,9. Das bedeutet, sie ist ein sehr sicheres Verhütungsmittel.

Mittlerweile gibt es Kombinationspillen, die statt des synthetischen Ethinylestradiols ein natürliches Östrogen besitzen, Estradiol oder Estetrol. Hier scheint das Risiko für kardiovaskuläre Ereignisse deutlich niedriger zu sein als bei den »klassischen« KOK. In between können sie deshalb eine sehr gute Alternative sein.

Auch Pflaster (PI = 0,9) und Vaginalring (PI = 0,65) sind sehr sicher und deshalb eine gute Verhütungsmöglichkeit. Ich habe es bereits

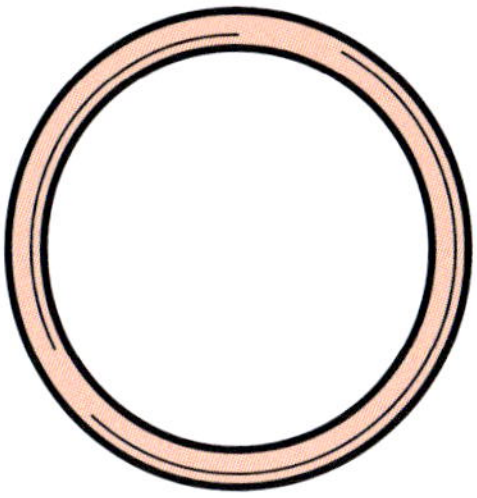

einmal geschrieben, möchte es aber noch einmal wiederholen, weil es mir wirklich wichtig erscheint: Immer wieder denken Frauen, dass sie mit dem Verhütungsring quasi nur lokal verhüten und es deshalb kaum Nebenwirkungen oder Risiken gibt. Obwohl ich ein großer Fan des Rings bin, weil super einfach zu handeln und zudem sehr sicher, muss ich ihnen diesen Zahn schnell ziehen. Die enthaltenen Hormone werden von der Scheidenschleimhaut resorbiert und wirken dann, ebenso wie bei der Pille, im ganzen Körper. Das gleiche gilt natürlich auch für das Pflaster. Die Hormonkombination wird hier von der Haut aufgenommen und geht dann in den Blutkreislauf über.

Reine Gestagenpräparate

Für Frauen ab einem gewissen Alter und mit bestimmten Risikofaktoren könnte eine **reine Gestagenpille** eine gute Alternative sein. Sie läuft häufig noch unter dem Namen »Minipille«, was allerdings nicht ganz korrekt ist. Die früheren Minipillen wirken über das Gestagen Levonogestrel. Hierbei ist ganz wichtig zu beachten, dass die Pille immer genau zur gleichen Uhrzeit eingenommen werden muss. Höchstens drei Stunden Verschiebung darf es geben, ansonsten ist die Verhütung nicht mehr gewährleistet.

Habe ich, als ich selbst noch nicht so erfahren war, bei meinen Frauen den Begriff »Minipille« verwendet, haben diese oft schnell abgewunken. Viel zu groß war die Angst, dass ihnen in ihrem vollen Alltag ein Missgeschick passieren könnte und sie deshalb keinen sicheren Schutz mehr hätten. Absolut verständlich! Deshalb spreche ich jetzt ganz bewusst von »reinen Gestagenpillen«. Diese beinhalten meist das Hormon Desogestrel (es gibt auch noch andere, aber auch diese sind nicht mehr mit den früheren Minipillen vergleichbar). Hier gilt, wie bei den KOK, ein Zeitfenster von zwölf Stunden. Der Pearl-Index liegt bei 0,14. Dadurch, dass diesen Pillen das Östrogen fehlt, ist das Thrombose- und Embolierisiko vernachlässigbar. Auch Frauen ab 35 können also beruhigt darauf zurückgreifen. Der Vorteil für viele liegt außerdem darin, dass die Pille durchgenommen wird, das heißt, keine

Menstruationsblutung einsetzt. Das kann eine große Erleichterung bei Menstruationsschmerzen und starker Blutung sein.
Eine weitere gestagenhaltige Möglichkeit ist die **Spirale**. Viele, viele Jahre hieß es, dass sie ein rein lokales Verhütungsmittel sei und ihre Wirkung nur in der Gebärmutter entfalte. Wir wissen mittlerweile, dass dem nicht so ist. Ein geringer Teil des Gestagens Levonogestrel geht auch in den Blutkreislauf über und wirkt deshalb im ganzen Körper. Aktuell sind drei Spiralen dieser Art auf dem Markt. Alle drei schützen sehr sicher vor einer möglichen Schwangerschaft (PI = 0,16)

- **Jaydess:** Levonogestrelhaltige Spirale, die drei Jahre intrauterin verbleiben kann.
- **Mirena:** Früher galt, dass sie fünf Jahre lang in der Gebärmutter verbleiben kann und dann entfernt werden sollte. Mittlerweile gilt, dass sie acht Jahre lang als Verhütungsmittel verwendet werden kann und fünf Jahre zur Stillung einer starken Menstruationsblutung geeignet ist. Da sie im ersten Jahr etwa 20 µg Levonogestrel pro Tag freisetzt und in den darauffolgenden Jahren deutlich weniger, treten mögliche Nebenwirkungen vor allem in den ersten zwölf Monaten auf.
- **Kyleena:** Diese levonogestrelhaltige Spirale kann insgesamt fünf Jahre in der Gebärmutter liegen. Sie gibt deutlich weniger Gestagen ab als die Mirena. Sie ist deshalb besonders für Frauen geeignet, die sehr sensibel auf das Hormon reagieren. Allerdings dient sie nicht im gleichen Maße zur Behandlung einer starken Regelblutung.

Zu den weiteren gestagenhaltigen Verhütungsmitteln gehören das **Hormonimplantat** und die **Drei-Monats-Spritze**. Das Implantat wird für drei Jahre unter die Haut gelegt und kann eine hervorragende Möglichkeit der Verhütung sein (PI = 0,05). Da die Menstruation damit deutlich schwächer und weniger schmerzhaft wird (einige Frauen bluten auch gar nicht mehr!), kann es außerdem zur Zyklusregulation genutzt werden. Die Drei-Monats-Spritze ist ein wenig mit Vorsicht zu betrachten, da sie nachweislich die Knochendichte reduziert. Da wir aber unbedingt in unsere Knochengesundheit investieren sollten, ist diese Art der Verhütung nicht optimal.

Good to know

Hormonelle Verhütungsmittel können echte Nährstoffräuber sein. Das heißt nicht, dass man auf sie verzichten muss, wohl aber, dass eine ausreichende Mikronährstoffzufuhr wichtig ist! Ein Nährstoffmangel kann das Wohlbefinden erheblich beeinträchtigen. Oft kann es sinnvoll sein, die folgenden Mikronährstoffe zusätzlich zu supplementieren.

- **Vitamin B2:** Täglich 1,1 mg durch Vitamin-B2-reiche Ernährung, die Camembert, Bergkäse, Emmentaler, Fisch und Milcherzeugnisse enthält.
- **Vitamin B6:** Täglich 1,4 mg, vor allem durch eine Vitamin-B6-reiche Ernährung, die zum Beispiel Vollkorngetreide, Walnüsse, Haselnüsse und rote Paprika enthält.
- **Vitamin B9 (Folate/Folsäure):** Täglich 300 µg Folatäquivalent, vor allem durch eine Vitamin-B9-reiche Ernährung, die zum Beispiel Spinat, Salat, Tomaten, Hülsenfrüchte, Vollkornprodukte, Kartoffeln und Eier enthält.
- **Vitamin B12:** Tägliche Aufnahme von 4 µg, vor allem durch eine Vitamin-B12-reiche Ernährung, die zum Beispiel Fleisch, Fisch, Eier und Milchprodukte enthält.
- **Vitamin C:** Täglich 95 mg, Raucherinnen 135 mg, durch eine Vitamin-C-reiche Ernährung, die Zitrusfrüchte, Paprika, Brokkoli, Grünkohl und Kartoffeln enthält.
- **Magnesium:** Täglich 300 mg durch eine magnesiumreiche Ernährung mit Mandeln, Sonnenblumen- und Kürbiskernen, Sesam, Leinsamen, Vollkornprodukten, Kakaopulver und Zartbitterschokolade.
- **Zink:** Täglich 7 bis 10 mg vor allem durch eine zinkreiche Ernährung mit Rind- und Schweinefleisch sowie Nüssen.

MACHEN HORMONELLE VERHÜTUNGSMITTEL WIRKLICH KRANK?

In den Medien wurden in den letzten Jahren in puncto Frauengesundheit immer wieder zwei große Fragestellungen besprochen: Erhöht die Einnahme von hormonellen Verhütungsmitteln das Risiko, einmal im Leben an Brustkrebs zu erkranken? Und: Kann die Pille depressiv machen? Lasst uns diese beiden wichtigen Fragen zusammen einmal genauer anschauen.

Pille und Brustkrebs

Vermutlich alle Frauen, die hormonelle Kontrazeptiva einnehmen, kriegen einen wahnsinnig großen Schreck, wenn es in Zeitungen und Zeitschriften wieder einmal in großen Lettern zu lesen ist: Die Pille verursacht Krebs! Allen voran wird meist ein steigendes Brustkrebsrisiko genannt. Aber stimmt das überhaupt? Die Antwort lautet: Jein. Studien konnten tatsächlich zeigen, dass das Brustkrebsrisiko bei der Einnahme von Kombinationspillen um etwa 20 Prozent steigt. Ich stimme euch zu: Diese Zahl hört sich tatsächlich zunächst einmal wahnsinnig viel an.

Die Laienpresse interpretiert die Studienergebnisse zuweilen sogar so, dass 20 Prozent mehr Frauen Brustkrebs bekommen – was natürlich völliger Quatsch ist! Bei der Beurteilung dieser Studienergebnisse ist Folgendes wichtig: Frauen, die eine Kombinationspille einnehmen, sind in der Regel jung. Eine dänische Studie untersuchte deshalb das Risiko, unter Pilleneinnahme an Brustkrebs zu erkranken, bei insgesamt 1,8 Millionen Frauen zwischen 15 und 49 Jahren. Der Beobachtungszeitraum lag bei 10,9 Jahren. Das Ergebnis: Tatsächlich stieg das relative Risiko, an Brustkrebs zu erkranken, um stattliche 20 Prozent an. Eine ähnliche auffällige Risikoerhöhung wurde übrigens auch bei jenen Frauen festgestellt, die eine Gestagenpille einnahmen oder eine Gestagenspirale verwendeten.

Aber: Nach dem Absetzen der Pille sank das Risiko schnell wieder. Bei Frauen, die mehr als fünf Jahre hormonell verhütet hatten, dauerte es etwas länger und das Brustkrebsrisiko blieb bis fünf Jahre nach dem Absetzen erhöht. Wichtig ist aber vor allem, die angegebenen 20 Prozent richtig zu interpretieren. Denn auch eine Risikoerhöhung in dieser Größenordnung bleibt bei einem in diesem Lebensalter per se niedrigen Risiko für Brustkrebs zunächst einmal niedrig. In Zahlen bedeutet das: Von 7.690 Frauen, die hormonell verhüteten, erkrankte eine Frau zusätzlich an Brustkrebs.

Und zu guter Letzt möchte ich auch dieses Studienergebnis noch mit euch teilen: Mehrere Untersuchungen konnten bereits zeigen, dass die Einnahme einer Kombinationspille das Risiko, später an Eierstockkrebs, Gebärmutterschleimhautkrebs oder Darmkrebs zu erkranken, signifikant senkt – und das sogar noch Jahrzehnte nach dem Absetzen der Pille.

Pille und Depression

Der Verdacht stand schon länger im Raum, nun wurde er in einer jüngst erschienenen Studie noch einmal untermauert: Die Einnahme hormoneller Verhütungsmittel ist mit dem Auftreten einer Depression assoziiert. Das hört sich erst einmal sehr abschreckend an. Doch wie immer lohnt es sich auch hier, einmal genauer hinzuschauen. Die Daten zeigen, dass das Risiko, an einer Depression zu erkranken, vor allem in den ersten zwei Einnahmejahren erhöht ist, danach fällt es wieder. Und, auch das ist interessant: Vor allem junge Frauen unter 20 scheinen hiervon besonders betroffen zu sein.

Welche Konsequenzen sollten nun aus diesen neuen Studienergebnissen gezogen werden? Ich denke, es zeigt einmal mehr, wie wichtig eine intensive Verhütungsberatung in der frauenärztlichen Praxis ist. Mädchen und Frauen, die bereits depressive Episoden hatten, sollten bevorzugt andere Verhütungsmöglichkeiten angeboten werden (von denen es leider nicht allzu viele gibt, ich weiß). Auch während der Einnahme, insbesondere in den ersten beiden Jahren, sollte immer wieder ein besonderes Augenmerk auf die psychische Stabilität der Frauen gelegt werden.

Nicht-hormonelle Verhütungsmittel

Kupferspirale

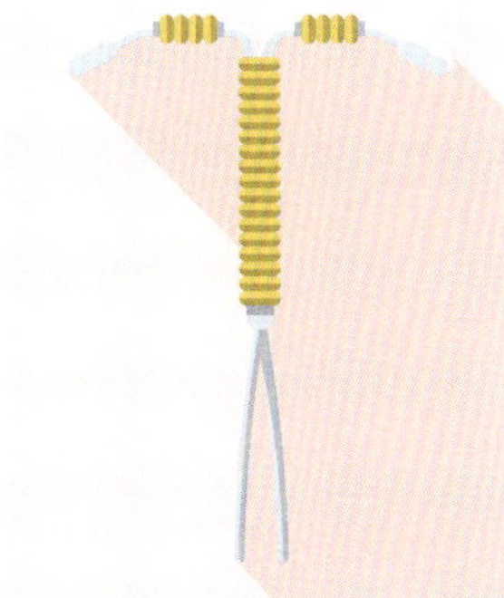

Viele Frauen würden, was die Verhütung angeht, gerne komplett auf Hormone verzichten. Besonders, weil diese synthetisch sind und sich somit von den bioidentischen unterscheiden. Ich kann das natürlich absolut nachvollziehen. Dennoch ist es gar nicht so einfach für mich, ihnen eine sinnvolle nicht-hormonelle Lösung anzubieten.
Lasst uns zunächst einmal gemeinsam die Kupferspirale anschauen. Im Grunde gilt alles, was ich darüber schreibe, für alle kupferhaltigen Möglichkeiten, also auch für die Kupferkette und den Kupferball. Sie sind eine sichere Verhütungsmethode, ihr PI beträgt 0,3 bis 0,8. Das Problem ist allerdings ein anderes: Sie verursachen ganz, ganz häufig eine stärkere Menstruationsblutung, die zudem auch schmerzhafter sein kann. Es ist wichtig, dass die Frauen das vor der Einlage wissen. Ansonsten könnten sie überrascht sein oder gar enttäuscht. Leidet eine meiner In-Between-Patientinnen weder unter einer starken noch schmerzhaften Blutung, kann es für sie eine gute Verhütungsmöglichkeit sein. Ist dem nicht so, rate ich ihnen von der Verwendung einer kupferhaltigen Methode ab.

NFP (natürliche Familienplanung)

Die Natürliche Familienplanung fasst mehrere Mechanismen der Schwangerschaftsverhütung zusammen. In der Regel werden dazu die Körpertemperatur und die Veränderung des Zervixschleims zur Hilfe genommen. Aber wieso eigentlich? Nun, weil die hormonellen Veränderungen während eines Zyklus gewisse Körperzeichen hervorrufen. Durch das Fehlen von Progesteron in der ersten Zyklushälfte ist die basale Körpertemperatur niedriger als in der zweiten Hälfte. Durch einen besonders hohen Östrogenwert vor dem Eisprung fällt die Temperatur kurz davor weiter um mindestens 0,2 Grad ab. Durch die Bildung des Progesterons steigt sie danach wieder um etwa 0,5 Grad an.

Es empfiehlt sich, für den Temperaturverlauf eine sogenannte schriftliche Basaltemperaturkurve anzulegen. Dafür gibt es natürlich heutzutage auch schon verschiedene Apps.

Die fruchtbaren Tage beginnen also kurz vor dem Temperaturabfall vor der Ovulation und dauern bis kurz nach dem Temperaturanstieg. Um sie weiter eingrenzen zu können, wird außerdem der Zervixschleim genauer begutachtet. Während der unfruchtbaren Tage stellt sich der Schleim als eher zäh und fest dar. Kurz vor dem Eisprung verändert er sich dann in eine eher klare, flüssige Masse. Spinnt man ihn zwischen den Fingern, zieht er jetzt Fäden. Ein Anzeichen für die Ovulation. In dieser Zeit sollten die Frauen nun verhüten. Erweitert werden können diese zwei Methoden mit einem kleinen Computer, der verschiedene Hormone im Urin messen kann. Richtig angewendet ist NFP eine relativ sichere Verhütungsmethode. Ihr PI beträgt 0,4 bis 1,8. Ein ganz klares Argument für diese Verhütungsmethode in between ist, dass die Frauen ihren Körper mittlerweile sehr gut kennen und ein gutes Gefühl für ihn und seine Veränderungen haben. Zwei Hinweise gebe ich ihnen aber immer mit auf den Weg: Erstens kann es sein, dass der Zyklus mit der Zeit unregelmäßiger wird und es immer häufiger zu anovulatorischen Zyklen kommt. Das macht die ganze Sache natürlich etwas komplizierter. Zweitens verändert sich durch eine Östrogendominanz die Beschaffenheit des Zervixschleims, sodass er nicht mehr so leicht zu beurteilen sein kann.

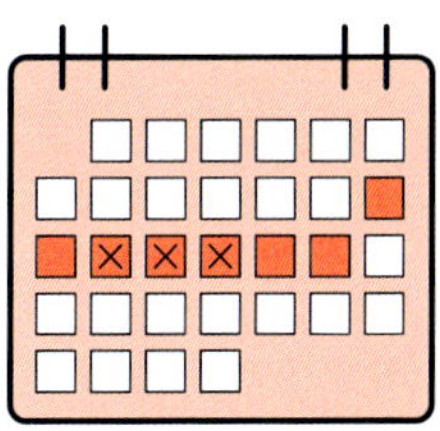

Sterilisation

Frauen, die definitiv mit ihrem Kinderwunsch abgeschlossen haben, können eine sogenannte Sterilisation durchführen lassen. Das ist ein operativer Eingriff in Vollnarkose, bei der die Verbindung zwischen den Eierstöcken und der Gebärmutter durchtrennt wird. Dafür gibt es verschiedene Möglichkeiten. Die Eileiter können durchtrennt, elektrisch verödet oder mit einem Clip verschlossen werden. Die Sterilisation ist eine sehr sichere Verhütungsmethode. Ihr Pearl-Index liegt bei 0,1, ist also verschwindend gering.

Habe ich vor einigen Jahren steif und fest behauptet, dass eine Sterilisation keinen Einfluss auf die hormonelle Situation meiner Patientinnen haben kann, muss ich mich heute revidieren. Eigentlich haben die Eileiter tatsächlich keine hormonelle Funktion. Dennoch habe auch ich nun schon mehrfach erlebt, dass Frauen nach dem Eingriff in die Perimenopause eingetreten sind. Eine Erklärung dafür ist, dass durch die Durchtrennung der Eileiter die Durchblutung der Eierstöcke gedrosselt werden kann. Dadurch treten sie quasi früher in den Ruhestand. Das ist eine ganz hervorragende Überleitung zum nächsten Thema: vorzeitige Wechseljahre!

Vorzeitige Wechseljahre

Rein statistisch treten Frauen mit etwa 45 Jahren in die Perimenopause, also die Wechseljahre, ein. Das ist natürlich individuell und von vielen verschiedenen Faktoren abhängig. Unsere Gene spielen hier eine große Rolle! Deshalb empfehle ich meinen Patientinnen, ihre Mütter und Großmütter zu fragen, wann sie in die Wechseljahre gekommen sind. Aber auch Umwelt- und Lebensstilfaktoren, Medikamente und vorangegangene Operation haben einen Einfluss. Raucherinnen sind zum Beispiel nachweislich früher perimenopausal.

Bei etwa einem Prozent aller Frauen treten die Wechseljahre so früh auf, dass wir von »vorzeitig« sprechen. Bereits vor dem 40. Lebensjahr erlischt die Funktion der Eierstöcke. Etwa 0,3 Prozent sind unter 35 Jahre. Eigentlich alle Frauen, denen ich ihre Diagnose mitteile, sind regelrecht schockiert darüber. Auch wenn meist eine Portion Erleichterung dabei mitschwingt, denn endlich haben sie eine Erklärung für all ihre quälenden Beschwerden. Ihr müsst euch vorstellen, dass sie ja bereits vor Jahren alle typischen Veränderungen hatten. In letzter Zeit kamen dazu außerdem zusätzlich noch die Östrogenmangel-Symptome. Viele Frauen haben bereits einen wahren Ärztinnenmarathon hinter sich – ohne Erfolg. Erst, wenn die Menstruation aussetzt, wird klar, dass ein hormonelles Geschehen die Erklärung für den Leidensdruck ist. Eine Hormonanalyse gibt Gewissheit. Im Blut oder im Speichel zeigen sich ein erhöhtes FSH und nicht mehr nachweisbare (oder sehr niedrige) Spiegel von Estradiol und Progesteron.

Symptome für vorzeitige Wechseljahre

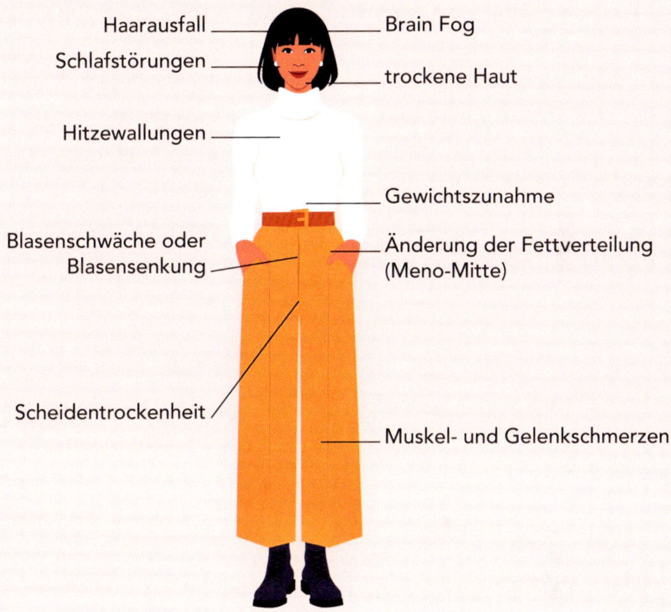

Bei so jungen Frauen sieht eine Hormonersatztherapie, die auch bioidentisch erfolgen sollte, etwas anders aus als bei Frauen, die zeitgerecht in die Wechseljahre eintreten. Obwohl wir immer mehr dahin kommen, dass die Gabe von natürlichen Hormonen bei einem Großteil der Frauen positive Effekte bei der Prävention hat, wird aktuell nicht empfohlen, eine Therapie zu beginnen, wenn keine Beschwerden vorliegen.

Bei Frauen, die für einen Hormonmangel viel zu jung sind, ist das anders. Frauen, die vorzeitig in die Wechseljahre kommen, sollten ihren Hormonmangel mit bioidentischen Hormonen ausgleichen, da sie ansonsten ein deutlich erhöhtes Risiko für Osteoporose, Herz-Kreislauf-Erkrankungen und urogenitale Beschwerden haben. Die Therapie sollte Estradiol als Gel, Spray oder Pflaster, Progesteron als (Vaginal-)Kapseln und Estriol als Scheidencreme oder -zäpfchen enthalten.

LET'S TALK ABOUT SEX

KEINE LUST MEHR AUF SCHLECHTEN SEX

Erst neulich habe ich einen sehr interessanten Artikel gelesen. Vor allem die Überschrift hat es mir angetan: Warum Frauen in ihren 20ern mehr sexuelle Fantasien, aber weniger Orgasmen haben. So viel Wahrheit in nur einem Satz. Schon zu Beginn des Buches habe ich euch ja eine Umfrage genannt, die zeigt, dass Frauen ab etwa Mitte 30 nicht nur häufigere, sondern auch intensivere Orgasmen haben. Und das, obwohl es bereits erste hormonelle Veränderungen gibt, die das sexuelle Glück trüben könnten. In unseren 20ern sind wir, aus hormoneller Sicht, auf unserem Höhepunkt. Östrogen, Progesteron und Testosteron schwirren in kosmischen Höhen; also ist die Vorstellung naheliegend, dass auch unser Sexleben irgendwo on the top sein müsste. Tut es aber nicht – es ist erst auf dem Weg dorthin.

Erfüllter Sex hat also nicht zwangsläufig etwas mit unserem Hormonlevel zu tun, sondern viel mehr mit einem guten Gefühl für uns selbst und unseren Körper. Und dieses Wohlgefühl ist mitnichten an ein junges Alter, eine straffe Haut und einen fehlenden Bauchansatz gebunden – im Gegenteil. Das zeigen einige Studien sehr eindeutig. Die Zeiten, in denen wir uns über eine Delle am Po aufgeregt haben, sind vorbei. Das heißt nicht, dass wir sie jetzt mögen, sie ist uns aber schlicht und einfach nicht mehr so wichtig. In between (und darüber hinaus) wissen wir, dass unser Körper mehr ist als Cellulite, Schlupflider und eine Zornesfalte auf der Stirn, die man im Zweifel auch korrigieren lassen kann.

Als Frau, als Mutter von einer Handvoll Mädchen und als Gynäkologin ist es eine sehr schöne Erfahrung für mich, zu sehen, wie meine weiblichen Mitstreiterinnen immer selbstbewusster werden. Neulich sagte eine Patientin zu mir, Mitte 40 und unglaublich präsent: »Ich habe lieber gar keinen Sex als schlechten.« Sie kostete zu diesem Zeitpunkt ihr Singleleben voll aus, nachdem sie sich von einer nicht unglücklichen, aber recht emotionslosen Ehe verabschiedet hatte. Keine faulen Kompromisse mehr, dass war nun nicht mehr nur ihr Motto im echten Leben, sondern auch im Bett.

Während meiner Recherche für dieses Buch bin ich dann allerdings auf etwas gestoßen, was mich zunächst einmal sehr verwundert hat: In between ist die Lebenszeit, in der die meisten Frauen einen Orgasmus vortäuschen. Halt, wie kann das sein? Haben wir nicht gerade festgestellt, dass wir uns gerade jetzt in der Blüte unseres sexuellen Seins befinden? Tun wir ja auch. Aber häufig befinden wir uns auch in langjährigen Beziehungen.

Fast jede Frau hat schon mal einen Orgasmus vorgetäuscht

Man geht davon aus, dass etwa drei von vier Frauen bereits einen Orgasmus vorgetäuscht haben. Die Gründe dafür sind vielfältig. Einer davon ist sicherlich die chronische Müdigkeit, die Frauen begleitet. Kleinkinder, Job und Familie zehren an den Kräften und wenn ein Bett in greifbare Nähe rückt, dann ist der Wunsch nach Schlaf oft größer als der nach einem aufregenden Liebesspiel. Ich erinnere mich an eine Patientin, die einst zu mir sagte, dass sie solche Angst davor hätte, beim Sex einzuschlafen, dass sie an einem gewissen Punkt einfach so täte, als ob sie komme. Sie hatte zu diesem Zeitpunkt ein fünfjähriges Zwillingspärchen zu Hause und war völlig übermüdet.

Auch Schmerzen im Intimbereich, häufig nach Schwangerschaften und Geburten, können ein Grund dafür sein, dass sexuelle Nähe als unangenehm empfunden wird. Leider ist die Hemmschwelle, darüber zu sprechen, nach wie vor sehr hoch. Viele Frauen fürchten, als »dysfunktional« und nicht mehr begehrenswert angesehen zu werden.

Eine recht neue Studie liefert weitere interessante Ergebnisse, die in diesem Zusammenhang also nicht wirklich überraschen. Frauen, die sich in einer langjährigen Partnerschaft befinden, faken häufiger einen Höhepunkt als Single-Frauen, die One-Night-Stands haben. Diese legten nämlich mehr Wert auf ihre eigene sexuelle Befriedigung und hätten insgesamt diesbezüglich auch mehr Selbstbewusstsein, so die Forscher. Dennoch bedeute dies mitnichten, dass die Beziehungen der Frauen, die einen Orgasmus vortäuschen, unglücklich seien. Vielmehr ist es so, dass Frauen in Langzeitbeziehungen öfter »darauf« zurückgriffen, weil sie die Enttäuschung des Partners oder der Partnerin vermeiden und keine Kränkung herbeiführen wollten. Zudem hätten sie den inneren Wunsch, weiter sexuell attraktiv für sie oder ihn zu bleiben. Gar nicht so selten ginge es aber auch darum, Konflikte und Diskussionen zu vermeiden. Ein Sammelsurium aus verschiedenen Gründen also. Frauen, die sich dagegen in einer unglücklichen Partnerschaft befänden, hätten meist gar keinen Anreiz mehr so zu tun, als ob das Sexleben sie erfülle.

Wir halten also fest: Wir Frauen in between fühlen uns verdammt wohl in unserem Körper und mit unserer Sexualität. Unsere Orgasmen können nun der absolute Hammer sein – yes! Müdigkeit, Schmerzen und innerpartnerschaftliche Faktoren haben allerdings einen großen Einfluss auf unser Sexleben. Ein Glück, dass es sich dabei um Stellschrauben handelt, an denen wir drehen können!

Ich möchte dieses Buch dafür nutzen, mit Mythen rund um das Thema »Frauengesundheit« aufzuräumen. Davon gibt es noch mehr als genug. Da diesbezüglich immer noch wenig Aufklärung herrscht und gerade bei dem Thema »Sex und weibliche Lust« die Hemmschwelle nach wie vor hoch ist, glauben immer noch viele an die alten Märchen. Zeit, das zu ändern!

Mythos Nr.1: Es gibt einen klitoralen und eine vaginalen Orgasmus!

FALSCH! Ich gebe zu: Das war auch mir lange nicht klar! Zu meiner Verteidigung muss ich sagen, dass auch ich in meinem Medizinstudium mit einem Anatomieatlas gelernt habe, aus dem die Klitoris »ver-

Die Anatomie der Vulva

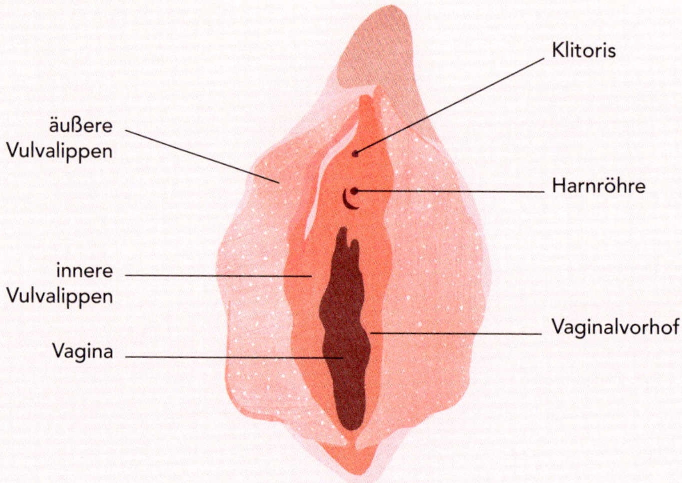

schwunden« war. Verschwunden in dem Sinne, dass sie nur auf den Abbildungen der Vulva als kleiner Punkt zu sehen war.

Die Abbildung oben ist völlig korrekt, bestärkt allerdings den Glauben, dass es bei äußerer Stimulation der Klitoris (auch Kitzler genannt) zu einem klitoralen und bei einer Penetration zu einem vaginalen Orgasmus kommt. Was nämlich in den Anatomieatlanten stets fehlte (und zum Teil immer noch fehlt!), war (und ist) eine Abbildung der Klitoris im Ganzen, wie sie die Abbildung auf Seite 97 zeigt. Wie unschwer zu erkennen ist, ragt die Klitoris nämlich ein ganzes Stück Richtung Vagina hinein und umschließt sie sogar etwas mit ihrem Schwellkörper und ihren Schenkeln. Kommt es nun zu einer vaginalen Penetration, wird die Klitoris von innen stimuliert. Der vaginale Orgasmus ist also AUCH ein klitoraler – weil er ebenso durch die Klitoris ausgelöst wird.

Damit erübrigt sich im Grunde auch jeglicher Kommentar über Sigmund Freuds These, dass Frauen, die eine klitorale Stimulation

Die Anatomie der Klitoris

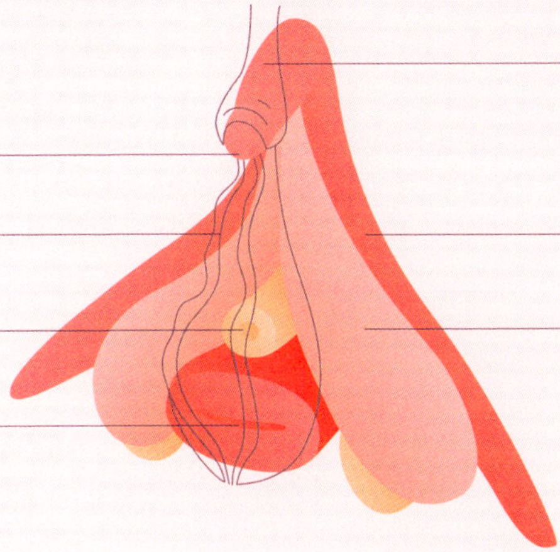

bräuchten, um zum Orgasmus zu kommen, unreif seien. Da hat der alte Herr wohl seine Rechnung gemacht, ohne die weibliche Anatomie wirklich studiert zu haben.

Mythos Nr.2: Nur sexuell unbefriedigte Frauen masturbieren in einer Partnerschaft!

FALSCH! Ebenfalls ein Mythos, der mir sehr oft begegnet. Ich bin der Meinung, dass es höchste Zeit wird, ihn zu entzaubern. Er ist nämlich nicht nur schlicht falsch, sondern er macht auch ein schlechtes Gewissen! Ich bin grundsätzlich der Meinung, dass wir – geschlechtsunabhängig – gut daran tun, wenn wir in der Lage sind, Zeit allein mit uns zu verbringen. Eine Abhängigkeit in jeglicher Form schränkt uns nämlich sehr ein.

Es kann sehr entspannend sein, allein einen Abend mit einer Tasse Tee und einem guten Buch im Bett zu verbringen oder allein Abendessen zu gehen und sich nur auf sich selbst konzentrieren zu können.

Das heißt noch lange nicht, dass die Zweisamkeit weniger geschätzt wird. Aber sie ist dann gewählt und nicht aus einer Bedürftigkeit heraus »erzwungen«. Das gleiche gilt beim Sex. Gemeinsamer Sex ist großartig – Solo-Sex aber auch! Und es gibt überhaupt keinen Grund, sie miteinander zu vergleichen. Warum auch?

In einer Umfrage eines Sextoys-Herstellers wurden 4.500 Personen zum Thema »Selbstbefriedigung« befragt. Ein Großteil der Frauen, die sich in einer Partnerschaft befanden, gab an, auch zu masturbieren. Und das nicht, weil ihnen der Sex mit ihrem Partner oder ihrer Partnerin nicht gefiele und deshalb ein Ersatz hermüsse. Vielmehr ginge es darum, eine schöne Zeit mit sich selbst zu haben. Mehr als die Hälfte der masturbierenden Frauen bezog ihren Partner sogar mit in die sexuellen Fantasien ein. Es ist also wissenschaftlich nachgewiesener Unsinn, dass sich nur Frauen, die unglücklich in ihrer Partnerschaft und nicht sexuell erregt von ihrem partner in crime sind, selbstbefriedigen. Also Schluss mit der Scham!

Mythos Nr.3: Männer gehen häufiger fremd als Frauen!

FALSCH! Lange Zeit wurde davon ausgegangen, dass es hauptsächlich Männer sind, die in einer Partnerschaft fremdgehen. Studien der letzten Jahre besagen allerdings: Das ist nicht (mehr) so! Die Umfrage einer Partnervermittlungsagentur liefert dazu recht aktuelle Zahlen. Insgesamt wurden mehr als 5.000 Personen befragt. 31 Prozent der Frauen gab an, bereits untreu gewesen zu sein, bei den Männern waren es 27 Prozent.

Die Gründe dafür unterschieden sich zudem bei beiden Geschlechtern. Die Männer gaben an, dass ihnen der Seitensprung eher aus einem Impuls heraus »passiert« sei, also situationsbedingt. Bei den Frauen dagegen gab es hauptsächlich partnerschaftliche Gründe für ihre Untreue. 52 Prozent gaben an, dass sie unglücklich in ihrer Beziehung waren, 33 Prozent, dass sie zu wenig Zuwendung erhielten. Weitere Untersuchungen haben gezeigt, dass vor allem Frauen in ihren In-between-Jahren fremdgehen. Der Peak soll bei einem Alter von 39 Jahren liegen. Ist das verwunderlich? Wohl eher nicht.

KONFLIKTE IN LANGJÄHRIGEN PARTNERSCHAFTEN

Das durchschnittliche Alter von Frauen bei der Scheidung liegt bei 44,7 Jahren. Der Zeitpunkt, an dem sie beginnen, ihre Ehe infrage zu stellen, oder an dem tiefgreifende Probleme auftauchen, ist also mit einer relativ hohen Wahrscheinlichkeit in ihren In-betweeen-Jahren angesiedelt. Nun sind Trennungen und Scheidungen heutzutage per se keine Katastrophen mehr, obwohl sie natürlich in den meisten Fällen verdammt wehtun. Selten trennen sich Menschen jedoch völlig emotionslos voneinander und entscheiden, ab sofort getrennte Wege zu gehen. Gerade, wenn Kinder involviert sind, verhärten sich oft die Fronten und es entstehen tiefe Wunden.

Häufige Ursachen und Probleme

Wenn ich mit Frauen und auch Freundinnen in meinem Alter spreche, sind es immer wieder die gleichen Gründe, warum sich Paare trennen und Eheleute sich scheiden lassen: Der Verlust der Liebe, die fehlende Kommunikation und der schwindende Respekt voreinander. Kurzum: Das Sich-gegenseitig-Verlieren. Ist die Distanz irgendwann einmal so groß geworden, ist sie meist ohne fachliche Hilfe nicht mehr aufzulösen. Und selbst dann ist es häufig schon zu spät. Meist sind es Frauen, die einen Missstand in der Beziehung benennen und darum bitten, sich gemeinsam Hilfe zu holen. Die In-between-Jahre sind deshalb für Paare eine fragile Zeit, weil viele Faktoren, die zu diesem Sich-gegenseitig-Verlieren führen können, genau hier sehr präsent sind und meistens zudem bereits seit Jahren eine Rolle spielen.

Oft ist die mangelnde Zeit füreinander der Beginn der Entfernung. Kinder, Job, Hausbau, Sozialleben – all das fordert nicht nur enorme Kraft von uns, sondern auch einen wahnsinnigen Zeitaufwand. Nach wie vor sind es vor allem Frauen, die neben der Organisation auch die gesamte gedankliche Verantwortung für die Familie tragen. Dafür gibt es mittlerweile einen Begriff: Mental Load (»Gedankenlast«). Zwar ist es heutzutage nahezu selbstverständlich, dass Männer zum Beispiel den Familieneinkauf erledigen, allerdings sind es meist nach wie vor die Frauen, die den Einkaufszettel schreiben. Vorausschauend, weil sie wissen, dass nächste Woche der Schulausflug der großen Tochter ansteht und ein Lunchpaket mitgegeben werden muss. Genauso wie sie den Überblick über sämtliche Weihnachtsgeschenke und anstehende Geburtstagsfeiern haben. Mit einer Selbstverständlichkeit nehmen Mütter den großen Teil der Elternzeit und bleiben bei Krankheit mit dem Kind zu Hause. Und selbst wenn es keinen Nachwuchs gibt, sind sie es, die einen großen Teil der Beziehung »organisieren« oder später die Eltern pflegen.

In between kann für viele Paare aber nicht nur eine echte Härteprobe sein, weil sie bereits einige gemeinsame Jahre auf dem Buckel haben und sich viele Verhaltensmuster mit der Zeit verfestigt haben. Es ist auch eine Phase, in der besonders Frauen ihre Lebenssituation auf den Prüfstand stellen. Die Lust auf ewig faule Kompromisse schwindet im gleichen Maße, wie das Wissen um die eigenen Wünsche und Stärken wächst. Das bietet natürlich noch einmal mehr Konfliktpotenzial. Es ist also tatsächlich nicht verwunderlich, dass Frauen gerade in diesem Zeitraum eine Affäre haben, fremdgehen und sich emotional neu orientieren. Die Zahlen zeigen eindeutig: Frauen trennen sich häufiger und reichen auch häufiger die Scheidung ein. Haben sie einmal den Entschluss gefasst, sind sie sich ihrer Sache sicher. Meist ist ein jahrelanges Gefühl des Nicht-Gesehenwerdens und der emotionalen Einsamkeit vorausgegangen. Und obwohl es oftmals eine große Liebe gewesen ist, schwindet diese schlussendlich.

Was Beziehungen gelingen lässt

Doch was kann uns in unserer Partnerschaft dabei helfen, uns nicht gegenseitig zu verlieren und selbst Lebensphasen, in denen wir viel infrage stellen, als Paar zu überstehen? Seit jeher beschäftigen sich Wissenschaftler und Wissenschaftlerinnen mit der Suche nach Faktoren, die eine lange und glückliche Beziehung möglich machen. Bei meiner

Recherche hat mir persönlich besonders eine Umfrage dabei geholfen, diese Frage im Ansatz beantworten zu können.

Insgesamt wurden 234 Mitglieder (121 Frauen, 108 Männer und 5 nicht-binäre Personen) zwischen 26 und 77 Jahren befragt, welche Faktoren zu einer langen und glücklichen Beziehung beitragen. Hier sind besonders vier Hauptfaktoren und ein Superfaktor zu nennen:

Gemeinsamkeiten und Unterschieden

Gemeinsame Moralvorstellungen, Lebensentwürfe und gleiche Entwicklungsbereitschaft bieten ein sehr gutes Fundament für eine glückliche Beziehung. Individuelle Unterschiede können zudem dabei helfen, sich zu ergänzen und gemeinsam zu wachsen.

Bereitschaft zu Veränderung

Gemeinsam Lebenswege zu ändern und offen für Neues sein, schweißt zusammen. Gemeinsam Hürden und Veränderungen zu meistern, schafft eine zusätzliche Verbindung.

Reden und Konflikte lösen

Eine offene Kommunikation hilft dabei, die gegenseitigen Gefühle und Bedürfnisse besser verstehen zu können. Ein offener Umgang mit Konflikten sorgt dafür, dass sich kein Frust aufbaut und keine Verbitterung entsteht, die sich irgendwann einmal entlädt.

Freiräume und Vertrauen

Das Anerkennen von unterschiedlichen Bedürfnissen und das gegenseitige Einräumen von Freiheiten stärkt nicht nur die Zufriedenheit der einzelnen Personen, sondern letztendlich auch des Paares. Sich gegenseitig zu vertrauen, ist dabei fundamental.

Superfaktor: Wechselseitigkeit

Beide Partner sind letztendlich erst zufrieden, wenn sie ihre Bedürfnisse wechselseitig und gleichberechtigt ausleben dürfen und diese auf natürliche, liebevolle und aufeinander eingespielte Art und Weise zur Geltung kommen können.

VULVOVAGINALE BESCHWERDEN UND HÄUFIGE BLASENENTZÜNDUNGEN

Schmerzen beim Sex verhageln jegliches Gefühl von sexueller Erregung. Mir berichten viele Frauen davon, dass sie eigentlich Lust darauf haben, (mehr) Sex mit ihrem Partner oder ihrer Partnerin zu haben, dass sie dabei aber unter Schmerzen leiden. Meist berichten sie dabei von Beschwerden im Bereich der Vulva und der Vagina. Noch häufiger sind Frauen in der Peri- und Postmenopause betroffen. Das ist nicht überraschend, denn ein Teil dieser Symptome hat einen hormonellen Hintergrund und mit zunehmenden Veränderungen verstärken sich auch die Beschwerden.

Nach wie vor fühlen sich viele Frauen damit allein gelassen. »Dann müssen Sie eben ein bisschen Gleitgel benutzen!«, ist ein ärztlicher Ratschlag, der zwar den Sex weniger schmerzhaft machen kann, letztendlich das Problem aber nicht löst. Oft kommt das große Brennen dann danach. Oder die nächste Blasenentzündung. Bei Frauen ab 35 spielen hauptsächlich zwei Faktoren eine Rolle: Erstens schmerzhafte und/oder nicht gut verheilte Geburtsverletzungen und zweitens der beginnende vaginale Östrogenmangel. Schauen wir uns zunächst die Problematik an, die aufgrund von Dammrissen oder -schnitten entstehen kann.

Alte Geburtsverletzungen

Gerade wenn Frauen zu einer starken Narbenbildung neigen, können sie noch Jahre nach der Geburt Schmerzen im Bereich der Dammnaht haben. Es kann sogar so weit gehen, dass sich Keloid bildet. Das ist eine gutartige, aber sehr unangenehme Wucherung der Narbe. Viele Frauen, die darunter leiden, berichten davon, dass sie Schmerzen haben, wenn sie den ganzen Tag gesessen sind, Fahrrad gefahren sind oder eben Sex hatten. In diesem Fall macht es absolut Sinn, sich der alten Verletzung noch einmal zuzuwenden.

Behandlungsmöglichkeiten

Bioidentische Hormone

- Regelmäßiges Einmassieren der Narbe mit **Estriolcreme:** Dafür eine haselnussgroße Menge auf den Finger geben und sie leicht in die Narbe einmassieren. Estriol verbessert die Durchblutung und fördert die Regeneration der Schleimhaut.

Weitere Maßnahmen

- **Co2-Vaginallaser:** Die Lasertherapie sorgt dafür, dass sich die Scheidenschleimhaut regeneriert, neue Gefäße und neues Kollagen gebildet wird. Studien haben nachgewiesen, dass die Lasertherapie effektiv bei der Behandlung von Narben ist. Meist werden etwa drei Sitzungen benötigt.
- **Narbenkorrektur:** Manchmal hilft alles nichts und die Narbe sollte in einem kleinen operativen Eingriff noch einmal korrigiert werden. Danach empfehle ich eine sehr intensive Wundpflege und später eine prophylaktische Behandlung mit Estriolcreme für einige Wochen.

Lokaler Östrogenmangel

Obwohl Frauen in between ja eher dazu neigen, systemisch unter einer Östrogendominanz zu leiden, macht sich bei vielen von ihnen bereits ein lokaler, also vaginaler, Östrogenmangel bemerkbar. Dieser sorgt dafür, dass die Vaginalschleimhaut nicht mehr gut durchblutet ist und immer dünner wird. Außerdem funktioniert die lokale Abwehrfunktion immer schlechter. Übrigens können auch verschiedene Pillen dafür sorgen, dass der Vagina Östrogen fehlt. Die Symptome sind sehr unschön: Scheidentrockenheit, Schmerzen bei Sex, immer wiederkehrende vaginale Infektionen und Blasenentzündungen. Viele Frauen berichten mir, dass sie zunächst dachten, ihr ewiges Jucken, Brennen und vaginales Unwohlsein hätte hygienische Gründe, weswegen sie zu einer recht exzessiven Intimhygiene übergegangen seien. Das gibt der östrogenmangelgeplagten Vagina allerdings meist den letzten Rest. Sie wird trocken, schmerzt beim Sex und bei gynäkologischen Untersuchungen. Manche Frauen können keine engen Hosen mehr tragen und nach einem Tag auf dem Fahrrad fühlt sich der gesamte Intimbereich gereizt an.

Das hilft bei trockener Vagina

Bioidentische Hormone

- **Estriol:** Einer trockenen Vagina liegt meist ein lokaler Östrogenmangel zugrunde, weswegen die Reöstrogenisierung das A und O der Behandlung ist. Die meisten Frauen bemerken ziemlich schnell eine Besserung der Situation, wenn sie regelmäßig eine Estriolcreme verwenden. Da die Trockenheit in der Regel im äußeren Bereich beginnt, vor allem im Bereich des Sechs-Uhr-Areals (siehe Abbildung unten), empfehle ich meinen Patientinnen jeden Abend eine haselnussgroße Menge der Creme genau dort zu applizieren. Den Applikator, der der Cremepackung beiliegt, benötigen sie dabei nicht.

6-Uhr-Areal Vulva

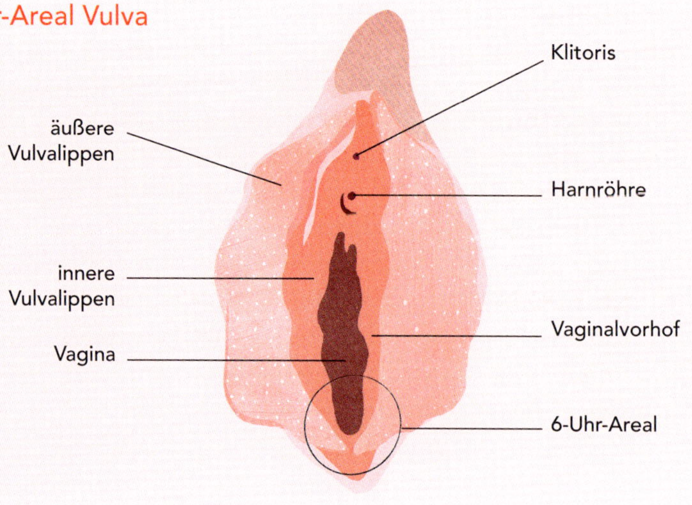

- **DHEA:** Immer mehr Studien kommen zu dem Ergebnis, dass auch vaginales DHEA eine sehr gute und sichere Option ist, der immer trockener und dünner werdenden Vaginalschleimhaut zu Leibe zu rücken. DHEA ist ein »Vorläuferhormon« vieler anderer Hormone. Auch hier gilt, dass die Behandlung regelmäßig durchgeführt werden sollte. Zur Verfügung stehen Zäpfchen und Cremes.
- **CO_2-Vaginallaser:** Auch bei Scheidentrockenheit und beginnender vulvovaginaler Atrophie, also Gewebeschwund, kann eine Lasertherapie sinnvoll sein. Es werden mehrere Sitzungen benötigt. Um zu verhindern, dass es nach der lasergestützten Behandlung erneut zur Ausdünnung und Trockenheit der Vagina kommt, ist es ganz wichtig, eine weitere vaginale Therapie, zum Beispiel mit einer Estriolcreme, anzuschließen.

Weitere Maßnahmen

- **Sanfte Reinigung:** Es ist ganz wichtig, die gereizte Vaginalschleimhaut nicht noch zusätzlich durch intensive Hygienemaßnahmen zu reizen. PH-neutrale Seifen und Duschgels reinigen schonend und sind deswegen bevorzugt anzuwenden. Die Intimhygiene sollte keinesfalls zu häufig und zu intensiv erfolgen. Gerade intravaginal reicht warmes Wasser völlig aus.
- **Vaginale Befeuchtung:** Ich empfehle meinen Patientinnen Estriol- und DHEA-Präparate abends aufzutragen, damit sie über Nacht schön einwirken können. Viele Frauen leiden aber am Anfang der Therapie vor allem tagsüber unter vaginalem Trockenheitsgefühl, Jucken und Brennen. Abhilfe schafft hier die stetige vaginale Befeuchtung. Ich höre immer wieder, welche Mittel aus der Hausapotheke dazu verwendet werden. Davon möchte ich unbedingt abraten. Kokosöl und andere Speiseöle sind dafür nicht gemacht. Bitte auf speziell für die Vagina zugeschnittene Präparate zurückgreifen. Diese enthalten meist Hyaluronsäure und Milchsäurebakterien. Bitte auch bei Gleitmitteln keine Experimente!

Wiederkehrende Vaginalinfektionen

Jetzt lasst uns noch einmal gemeinsam schauen, warum Östrogen so wichtig für die vaginale Flora, also das vaginale Schutzschild ist und warum ein Mangel so oft für wiederkehrende Infektionen sorgt.

Die Epithelzellen der Vagina benötigen Östrogen, genauer gesagt Estriol, um daraus Glykogen herzustellen. Das Glykogen wird in Glucose umgewandelt, was wiederum ein wichtiger »Nährstoff« für die Laktobazillen ist, die sich in der Vagina befinden. Laktobazillen werden übrigens häufig auch als Milchsäurebakterien bezeichnet. Sie verstoffwechseln Glucose in Laktat. Laktat ist für unseren Intimbereich deshalb unglaublich wichtig, weil es dafür sorgt, dass ein saures Milieu entsteht. Der »gesunde« pH-Wert liegt vaginal unter 4,5. Diese saure Umgebung erschwert es Bakterien, Viren und Pilzen zu wachsen und sich zu vermehren.

Infektionen

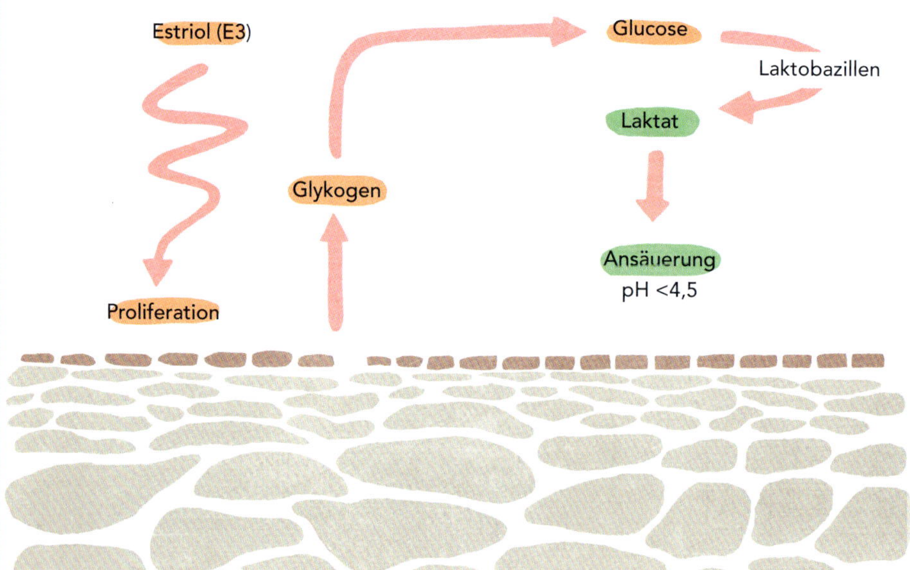

Die Ursache ist der lokale Östrogenmangel

Jetzt ist eigentlich ganz klar, was passiert, wenn das lokale Östrogen fehlt: Der pH steigt, geht über in den basischen Bereich, und die Vagina ist ab sofort ein Paradies für sämtliche Arten von Keimen. Frauen, die unter einem lokalen Östrogenmangel leiden, haben deshalb häufig auch vaginale Infektionen. Werden jetzt außerdem zusätzlich parfümierte Duschgels und Seifen in der Intimregion verwendet, geht der pH-Wert immer weiter nach oben und die ungebetenen Gäste jauchzen vor Freude.

Und noch etwas: Durch die kurze Harnröhre (etwa drei bis vier cm), die Frauen nun einmal haben, ist der Weg in die Blase schnell zurückgelegt. Außerdem bekommen es Bakterien und Co. zusätzlich leicht gemacht. Auf Grund des fehlenden Östrogens lässt die Verschlussfähigkeit der Harnröhre nach. Übersetzt bedeutet das: Den Übeltätern stehen auch noch Tür und Tor offen, um es sich in der Blase so richtig gemütlich zu machen.

Das erklärt also sehr gut, warum Frauen ab Mitte 30 (also vor, während und nach den Wechseljahren) so häufig unter rezidivierenden Vaginalinfektionen und Blasenentzündungen leiden. Leider werden diese oft antibiotisch behandelt, was den Laktobazillen zusätzlich schadet. Ein Teufelskreis also.

Behandlungsmöglichkeiten

Bioidentische Hormone

- Fällt auf, dass die vaginalen Infektionen immer wieder zu einem bestimmten Zeitpunkt im Zyklus auftreten (zum Beispiel kurz vor der Menstruation) oder vermehrt, seitdem ein hormonelles Verhütungsmittel verwendet wird, dann ist ein **lokaler Östrogenmangel** sehr wahrscheinlich. Auch Frauen, die seit ihrem Eintritt in die Inbetween-Zeit rezidivierende Infektionen haben, sollten unbedingt an einen vaginalen Hormonmangel denken. Hier ist die richtige Therapie eine lokale Estriol-Substitution, weil sie das Grundproblem löst! Es gibt sowohl Estriolcremes als auch -zäpfchen und jede Frau darf selbst entscheiden, womit sie sich wohlfühlt! Wichtig ist, dass die Therapie sehr regelmäßig durchgeführt wird. Sie kann vor allem in der Anfangszeit gut mit einer zusätzlichen Milchsäurebehandlung kombiniert werden. Auch eine Therapie mit vaginalem DHEA kann sehr hilfreich sein.

Weitere Maßnahmen

- Für die Vulva bitte ausschließlich **pH-neutrale Seifen** benutzen, die speziell für den Intimbereich gemacht sind. Das Innere der Scheide am besten nur mit warmem Wasser ausspülen!
- Bei rezidivierenden Infektionen kann es sinnvoll sein, einen **mikrobiologischen Abstrich** durchführen zu lassen, um die Keime gezielt behandeln zu können, anstatt immer wieder blind irgendwelche Therapien zu machen. Wichtig ist auch, dass der Geschlechtspartner oder die Geschlechtspartnerin mitbehandelt wird, ansonsten entsteht ein Ping-Pong-Spiel.
- Nach einer antibiotischen Therapie ist es ratsam, direkt eine **Milchsäurekur** anzuschließen. Diese kann oral in Form von Kapseln oder Pulver oder vaginal als Zäpfchen oder Gels erfolgen. Ich empfehle meinen Patientinnen, die Kur mindestens sieben Tage durchzuführen. Manchmal kann es sogar sinnvoll sein, sie relativ regelmäßig zu wiederholen oder immer wieder gezielt anzuwenden, zum Beispiel nach einem Schwimmbadbesuch.
- Wenn ein Antibiotikum aufgrund einer bakteriellen Erkrankung, wie zum Beispiel einer Halsentzündung, eingenommen werden muss, ist es ratsam, gleichzeitig prophylaktisch Milchsäure zu verwenden. Antibiotika greifen nämlich nicht nur die »bösen« Bakterien an, sondern auch die »guten« Laktobazillen. Die Folge ist ein steigender pH-Wert und, ihr wisst schon, eine regelrechte Einladung für alles, was kreucht und fleucht.

»Impfung«

- Da viele Frauen über diese Behandlungsmöglichkeit nicht Bescheid wissen, möchte ich sie hier unbedingt erwähnen: Es gibt eine Art **Impfstoff** gegen immer wiederkehrende Scheideninfektionen. Dieser dient hauptsächlich dazu, die gesunde Vaginalflora wieder aufzubauen und so einen besseren Schutz vor krank machenden Keimen zu erreichen.

Ich weiß, die Behandlung von immer wiederkehrenden Vaginalinfektionen kann wirklich mühsam sein. Ich bitte meine Patientinnen daher regelmäßig darum, dranzubleiben, die Therapie weiter durchzuführen und nicht die Hoffnung zu verlieren, dass es einmal besser wird. Es wird besser, versprochen! Aber es erfordert leider Dranbleiben und meist etwas Geduld.

Häufige Blasenentzündungen

Das Gleiche gilt für rezidivierende Blasenentzündungen. Viele Frauen berichten mir, dass sie nie darunter gelitten haben und nun plötzlich ständig einen neuen Infekt haben. Gar nicht so selten sind sie regelrecht verzweifelt, weil eine Blasenentzündung, auch Zystitis genannt, wirklich sehr schmerzhaft sein kann. Aber auch hier kann Abhilfe geschaffen werden!

Behandlungsmöglichkeiten

Phytopharmaka

- **Bärentraubenblätter:** Es gibt sie unter anderem als geprüfte Phytopharmaka in Apotheken. Sie helfen nachweislich bei akuten Infektionen und auch bei der Rezidivprophylaxe. Sie sollten allerdings nicht länger als einen Monat genommen werden, da sie einen negativen Effekt auf die Leber haben können.
- **Cranberry:** Ob und wie weit Cranberrys wirklich zur Prophylaxe von Harnwegsinfektionen beitragen, war lange Zeit eher umstritten. Neuste Daten sprechen allerdings für eine Effektivität. Studien haben unter anderem gezeigt, dass 300 ml Cranberrysaft pro Tag die Anzahl der Bakterien im Urin signifikant reduzieren. Ich habe meinen Patientinnen auch ohne wissenschaftlichen Beleg eine Therapie mit Cranberrys empfohlen. Die Beeren enthalten reichlich Vitamin C, Antioxidantien und sekundäre Pflanzenstoffe – ein wahres »Superfood« also!

Ernährung

Wissenschaftliche Untersuchungen haben gezeigt, dass die regelmäßige Aufnahme von probiotischen, fermentierten Milchprodukten (dazu gehören zum Beispiel Joghurt, Buttermilch, Kefir) und das Trinken von beerenhaltigen Fruchtsäften die Rezidivrate von Blasenentzündungen senken.

Bioidentische Hormone

- **Estriol:** Auch hier löst die vaginale Östrogenisierung das Problem eines lokalen Östrogenmangels. Es ist ganz wichtig, dass Frauen, die unter rezidivierenden Harnwegsinfektionen leiden, die Estriolcreme nicht nur im Scheideneingang und auf dem Sechs-Uhr-Areal, sondern auch um die Harnröhre verteilen. Dadurch können auch hier die Laktobazillen den pH-Wert sauer machen. Außerdem (ganz wichtig!) setzt das Estriol an den glatten Muskelzellen der Harnröhre an und bewirkt, dass sie wieder gut schließt.
- **DHEA:** Nicht nur bei der Behandlung von vaginaler Trockenheit und wiederholten Scheideninfektionen ist DHEA eine hervorragende Möglichkeit der Behandlung. Auch bei Frauen, die unter ständigen Blasenentzündungen leiden, ist es eine gute und sichere Therapiemöglichkeit.

Weitere Maßnahmen

- **Keine übertriebene Intimhygiene:** Auch hier ist es wichtig, dass die vaginale Flora geschützt und gestärkt wird. Also bitte immer auf eine pH-neutrale Reinigung achten!
- **Nach dem Sex auf die Toilette gehen:** Keime, die sich durch den Geschlechtsverkehr in Scheide und um die Harnröhre breit gemacht haben, werden so »weggespült«.
- **Milchsäurekur:** Ein zusätzlicher Aufbau der gesunden Vaginalflora mit Milchsäurebakterien kann sinnvoll sein. Hierfür stehen verschiedene Präparate zur Verfügung.
- **D-Mannose:** Untersuchungen haben gezeigt, dass eine Behandlung mit 2 g Mannose über mehrere Monate das Rezidivrisiko von Harnwegsinfektionen senkt.

- **Viel trinken:** Unbedingt ausreichend trinken! Mindestens 1,5 Liter pro Tag sind ein guter Richtwert.
- **Unterkühlung vermeiden:** An dem Rat unserer Großmütter ist tatsächlich etwas dran! Setzen wir uns auf einen kalten Untergrund oder lassen unseren nassen Badeanzug an, wird die Durchblutung in unserem Becken gedrosselt und Keime können sich schneller vermehren.
- **Langzeit-Antibiotikum**: Bei sehr hartnäckigen und immer wiederkehrenden Blasenentzündungen kann es sinnvoll sein, eine Langzeit-Antibiotikatherapie durchzuführen. Diese erfolgt in der Regel in urologischer Absprache.

Impfung

- Viele Frauen wissen es nicht, aber es gibt auch hier die Möglichkeit einer Art Impfung, genauer gesagt einer Immunstimulation, gegen rezidivierende Blasenentzündungen. Zurzeit stehen dafür Kapseln und Spritzen zur Verfügung.

Good to know

Viele von uns haben immer noch den allseits beliebten Ratschlag »Einfach einen Tampon in Joghurt eintauchen und in die Vagina einführen!« im Hinterkopf, da die darin enthaltenen Milchsäurebakterien angeblich die natürliche Vaginalflora auf natürliche Art und Weise aufbauen sollen. Das ist leider Quatsch! Die im Joghurt enthaltenenMilchsäurebakterien sind nicht identisch mit denen der Vagina. Bestenfalls verbessert eine solche Therapie also die Beschwerden nicht, im schlimmsten Fall können sie durch die unnötige Reizung sogar verstärkt werden!

KÖRPERLICHE VER-ÄNDERUNGEN

GEWICHTSZUNAHME – UNGEWOLLT, ABER UNAUFHALTSAM?

Ich kenne im Grunde keine Frau, die wirklich zufrieden ist mit ihrem Gewicht. Oder sagen wir lieber: Ich kenne keine Frau, die ihr Gewicht nicht kritisch beäugt. Ich möchte hier ausdrücklich nicht nur von Frauen sprechen, die etwas mehr auf die Waage bringen. Ich habe einige Patientinnen, die eine sehr zierliche Figur haben. Sobald weitere Faktoren, wie zum Beispiel Stress oder eine Erkrankung, hinzukommen, verlieren sie weitere Kilos. Auch sie hadern oft mit ihrem Körper. Zusätzlich müssen sie, wie auch Mehrgewichtige, immer wieder verletzende Kommentare aushalten.

Ich möchte mich nun dennoch auf die ungewollte Gewichtszunahme konzentrieren. Wie viele körperliche Veränderungen zählt auch diese zu den Erscheinungen, mit denen wir uns jetzt auseinandersetzen müssen. Es ist natürlich keinesfalls so, dass plötzlich alle Frauen übergewichtig werden! Aber die meisten merken, dass es schwieriger wird, das gewohnte Gewicht zu halten und außerdem störende Pfunde wieder loszuwerden. Es soll hier nicht darum gehen, wie wir alle möglichst in Kleidergröße 36 passen, sondern darum, die Weichen für ein gesundes Körpergewicht zu stellen. Wir wissen, dass das Körpergewicht und vor allem der Körperfettanteil in einem erheblichen Ausmaß mit unserer Gesundheit zusammenhängen. Deshalb ist es ein großer Hebel, dem natürlicherweise altersbedingt steigenden Risiko für Herz-Kreislauf-Erkrankungen etwas entgegenzusetzen.

Ein gesundes Körpergewicht – was ist das eigentlich?

Das eigene Gewicht richtig einzuschätzen ist gar nicht so einfach. Jede von uns ist anders gebaut, unterschiedlich groß, bewegt sich mehr oder weniger und hat auch ganz eigene Ansprüche an sich und ihren Körper. Als Ärztin interessiert mich vor allem, ob das aktuelle Körpergewicht das individuelle Risiko für Herz-Kreislauf-Erkrankungen erhöht. Dazu gibt es verschiedene Berechnungsmethoden.

Der Body-Mass-Index

Die meisten von uns kennen wahrscheinlich den Begriff BMI (Body-Mass-Index). Dieser wurde lange Zeit dafür verwendet, unsere Körper in unter-, norm- und übergewichtig einzuteilen. Hierbei wird unser Körpergewicht mit unserer Körpergröße ins Verhältnis gesetzt.

BMI = Körpergewicht (in kg)/ Körpergröße (in m²)	
Normalgewicht	18,5 bis 24,9
Untergewicht	< 18,5
Übergewicht	25 bis 29,9
Adipositas	> 30

Die Creff-Formel

Das Problem beim BMI ist, dass er weder Alter noch Körperbau miteinbezieht. Deswegen sollte man ihn mit Vorsicht genießen und ihn bestenfalls als Orientierungswert ansehen. Deshalb kann es sinnvoll sein, zusätzlich andere Formeln zu verwenden, die weitere Einflussfaktoren mit einrechnen. Eine davon ist die Creff-Formel, die nicht nur das Alter, sondern auch die Körperstatur miteinbezieht und so das Idealgewicht ermittelt.

Und so lässt sich das eigenen Körpergewicht anhand der Creff-Formel einschätzen:

[(Körpergröße in Zentimeter - 100) + (Alter/10)] x 0,9

Für ein aussagekräftiges Ergebnis sollten zierliche, schmale Frauen das Ergebnis noch einmal mit dem Faktor 0,9 multiplizieren. Hier ein Beispiel: Eine 25-jährige, 162 cm große Frau hat gemäß der Creff-Formel ein Idealgewicht von etwa 52 kg.

[162 - 100) + (25/10)] x 0,9 x 0,9 = 52,25

Eine kräftig gebaute Frau multipliziert das Ganze dagegen mit dem Faktor 1,1. Hier ein Beispiel: Eine 37-jährige, 175 cm große Frau mit breitem Körperbau hat ein Idealgewicht von etwa 78 kg.

[(175 - 100) + (37/10)] x 0,9 x 1,1 = 77,91 kg

Waist-to-Hight-Ratio

Und zu guter Letzt möchte ich die Berechnung des Idealgewichts anhand der Waist-to-Hight-Ratio vorstellen. Der ermittelte Wert soll Rückschlüsse auf den Anteil des »bösen« Bauchfetts zulassen.

WtHR: Taillenumfang in Zentimeter/
Körpergröße in Zentimeter

Frauen bis 40 Jahre sollten einen Wert von 0,50 nicht überschreiten. Im Verlauf darf dann pro Jahr 0,01 dazu kommen. Eine 45-jährige Frau sollte also keine höhere WHtR haben als 0,55.

Berechnetes Idealgewicht hin oder her, am Allerwichtigsten ist dennoch, dass jeder Mensch sich wohl in seinem Körper fühlt, wünschenswerterweise in einem aus medizinischer Sicht gesunden Rahmen. Dazu möchte ich euch eine Geschichte erzählen.

Ich habe eine Patientin, die sehr unglücklich mit ihrem Gewicht ist. Bei jeder der oben genannten Formel erhält sie das Ergebnis: Normalgewicht, Bauchfett an der oberen Grenze, aber in Ordnung. Ich als Ärztin bin damit zufrieden. Aber: Sie fühlt sich unwohl. Nicht, weil sie ein gestörtes Körperbild hat, sondern weil sie im letzten Jahr insgesamt sechs kg zugenommen hat. Obwohl sie, wie sie sagt, eigentlich nichts verändert hat. Sie hat sich neulich dafür bedankt, dass ich sie ernst nehme. Denn sie stößt vielerorts auf Unverständnis. »Du siehst doch super aus!« oder »Was sollen denn da erst andere sagen!« waren Sätze, die sie zu hören bekommt, wenn sie es wagt, zu sagen, dass sie sich gerade nicht wohl in ihrem Körper fühlt. Genau aus diesem Grund mögen Formeln zum Berechnen des Idealgewichts zwar medizinisch sinnvoll sein, sie dienen aber eben nicht dazu, das eigene Gefühl zu kategorisieren.

Meine Patientin, 43 Jahre alt, ist ein sehr gutes Beispiel für die Veränderung des Körpergewichts. Die Veränderung fängt nämlich ganz oft nicht erst mit den Wechseljahren an, sondern bereits früher. Dafür gibt es vor allem drei Gründe, die wir uns jetzt genauer anschauen.

Unsere Muskelmasse nimmt ab

Und das schon seitdem wir um die 30 sind! Wir verlieren nun jährlich etwa ein Prozent unserer Muskelmasse. Unser körperlicher Fettanteil steigt und unser Grundumsatz sinkt. Zusammengefasst: Weil wir weniger Muskeln haben, verbrennen wir weniger Kalorien.

So arbeitet Insulin

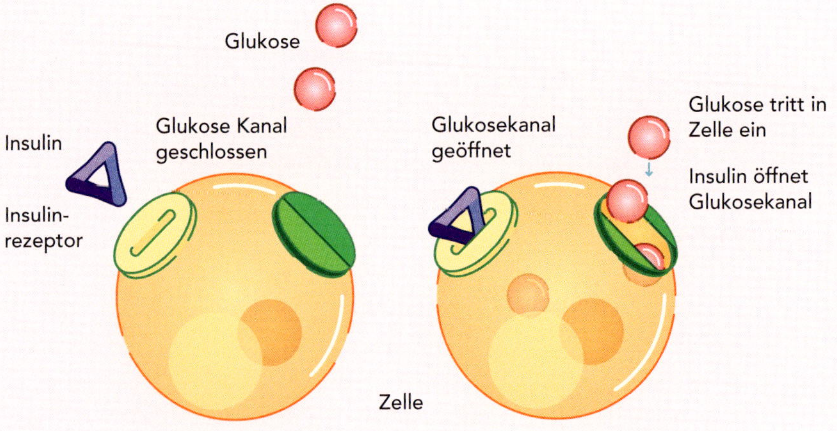

Wir haben eine Östrogendominanz!

Östrogene beeinflussen die Aufnahme von Glucose aus dem Blut. Normalerweise sorgt das körpereigene Hormon Insulin, das in der Bauchspeicheldrüse hergestellt wird, dafür, dass sich die Glucosekanäle der Zellen öffnen und der Zucker aus dem Blut aufgenommen wird. Der Blutzuckerspiegel sinkt.

Bei einer länger andauernden Östrogendominanz steigt auch der Insulinspiegel. Der Gegenspieler Progesteron kommt nicht dagegen an, da in der Unterzahl (Stichwort: Progesteronmangel!). Auf Dauer nimmt nun die Empfindlichkeit der Zellen für Insulin ab. Es entsteht also eine Insulinresistenz. Dadurch wird die Glucose nicht mehr zuverlässig aufgenommen, was wiederum bedeutet, dass der Blutzuckerspiegel ansteigt. Ein erhöhter Blutzuckerspiegel sorgt letztendlich dafür, dass wir vor allem an den Oberschenkeln, am Bauch und an den Hüften zunehmen. Das Problem: Fettgewebe produziert zusätzlich Östrogene, der Östrogenspiegel steigt also weiter. Teufelskreis olé!

Dauerstress und Schlafmangel erhöhen unseren Cortisolspiegel

Dauerhaft erhöhtes Cortisol führt ebenso zu einer Insulinresistenz, damit zu einem erhöhten Blutzuckerspiegel und folglich zu einer Zunahme des Fettgewebes. Und auch das kann natürlich wieder die Östrogendominanz begünstigen.

Behandlungsmöglichkeiten

Jetzt ist guter Rat teuer, denn die verschiedenen Teufelskreise müssen unterbrochen werden. Dafür gibt es vor allem zwei Therapieziele.

Muskelmasse aufbauen

Frauen in between sollten nicht nur auf regelmäßige Bewegung und sportliche Aktivität achten, sondern sich außerdem gezielt einem Muskelaufbautraining widmen. Das ist die einzige Möglichkeit, dem Schwund der Muskelmasse entgegenzuwirken. Viele Frauen bekommen beim Stichwort »Krafttraining« eine Gänsehaut – das ist aber gar nicht nötig! Es geht nicht darum, am Ende wie Arnold Schwarzenegger zu seinen besten Zeiten auszusehen, sondern darum, eine gesunde und starke Muskulatur zu haben, die wiederum als »Verbrenner« unserer Energiezufuhr, also unserer Kalorienaufnahme, funktioniert.

Dem Progesteronmangel entgegenwirken

Wir haben ja bereits einige Möglichkeiten kennengelernt, die ich hier noch einmal der Vollständigkeit halber aufzähle. Wie immer gilt die Überprüfung der laufenden Therapie nach drei bis vier Monaten!

Mönchspfeffer

Einmal täglich 40 mg Mönchspfefferextrakt kontinuierlich für drei bis vier Monate. Kontrolle des Therapieerfolgs (Wohlbefinden, Schlaf, Gewicht etc.), gegebenenfalls erneuter Beginn, dann allerdings nur in der zweiten Zyklushälfte

Phytotherapeutika

- **Schafgarbe:** In der zweiten Zyklushälfte, am besten direkt nach dem Eisprung, täglich zwei Tassen Schafgarbentee trinken.
- **Frauenmantel:** Auch Frauenmanteltee sollte in der zweiten Zyklushälfte getrunken werden. Zwei Tassen täglich sind empfehlenswert.
- **Soja:** Besonders in der zweiten Zyklushälfte auf eine sojahaltige Ernährung, zum Beispiel mit Sojamilch, Sojaöl und Tofu, achten.

Mikronährstoffe

- **Vitamin B6**: Kontinuierliche Gabe von 40 bis 100 mg pro Tag
- **Zink:** Kontinuierliche Zufuhr 30 mg pro Tag
- **Vitamin D**: Vermeidung eines Vitamin-D-Mangels, 5 bis 25 Minuten Sonnenlicht pro Tag, gegebenenfalls Substitution
- **Omega-3-Fettsäuren:** 1 bis 2 g EPA und DHA täglich

Bioidentische Hormone

Ab dem Eisprung, das heißt etwa ab dem 12. bis 14. Zyklustag, abends vaginal oder oral (Vorsicht: schlafördernd!) zunächst 100 mg mikronisiertes Progesteron. Wenn die Beschwerden sich nicht bessern, Steigerung auf 200 mg möglich.

Ich möchte bei dem Thema »Gewicht« die Therapie des Progesteronmangels und der damit verbundenen Östrogendominanz allerdings um zwei ganz fundamentale Punkte erweitern: Ernährungsumstellung und Stressreduktion!

Ernährungsumstellung

- **Kalorien reduzieren:** Brauchten wir mit 25 Jahren noch 2200 kcal pro Tag, sind es jetzt 2100 kcal pro Tag (hört sich zunächst nach einem klitzekleinen Unterschied an, ist es aber auf lange Sicht gerechnet nicht).
- **Nimm-3-Regel:** Jede Mahlzeit sollte jetzt drei Hauptbestandteile haben (und Gemüse als Beilage)
    1. Proteine (mageres Fleisch, Hülsenfrüchte, Fisch)
    2. Wenig Fett (hochwertige pflanzliche Öle)
    3. Kohlenhydrate mit niedriger Blutzuckerwirksamkeit (zum Beispiel Vollkornnudeln, Vollkornbrot, Naturreis)
- **Mediterrane Ernährung:** Ab Seite 182 möchte ich mir gemeinsam mit euch eine wissenschaftlich fundierte und empfohlene Ernährungsweise anschauen, die uns nicht nur dabei hilft, ein gesundes Körpergewicht zu halten, sondern auch eine Prävention für unseren Körper und unseren Geist bedeutet. Dazu aber später mehr.

Stressreduktion

Vermutlich weiß jede Frau am besten, was sich gut für sie anfühlt, wie sie es schafft, ihr Stresslevel zu senken und zu entspannen. Ich möchte dennoch einige Vorschläge hinzufügen:

- Spaziergänge an der frischen Luft
- Im Alltag immer wieder innehalten und auf eine ruhige und gleichmäßige Atmung achten
- Yoga, Pilates
- Meditation, autogenes Training, progressive Muskelentspannung
- Sex
- Guter, regelmäßiger und ausreichender Schlaf (bitte hier unbedingt noch einmal zum Kapitel »Schlafstörungen« zurückblättern, siehe Seite 51!)

DER ZUSAMMENHANG VON HORMONEN UND ALLERGIESYMPTOMEN

Ich ernte häufig erst einmal etwas ungläubige Blicke, wenn ich erzähle, dass Hormone und Allergien zusammenhängen. Ein sehr guter Einstieg als Erklärung ist hier die Tatsache, dass vor der Pubertät zahlenmäßig mehr Jungen unter einer Allergie leiden und sich danach das Blatt plötzlich schlagartig wendet. Nun zeigen 35 Prozent aller Frauen allergische Reaktionen, aber »nur« 24 Prozent aller Männer. Bei Betrachtung dieser Zahlen lässt sich bereits vermuten, dass es tatsächlich hormonelle Einflussfaktoren gibt. Dieser Eindruck wird rasch bestätigt, wenn wir unseren Blick auf die Zellebene richten.

Mastzellen gehören zu unserem natürlichen Immunsystem. Vielmehr noch, sie spielen eine außerordentlich wichtige Rolle. Sie sind verantwortlich für die Ausschüttung des Hormons Histamin. Sie sitzen in der Haut, im Magen-Darm-Trakt, der Leber, aber auch in den Eierstöcken und in der Gebärmutter. An ihrer Zelloberfläche gibt es Rezeptoren, an die verschiedene Botenstoffe andocken können. Je nachdem, ob diese Botenstoffe aktivierend oder hemmend (inhibierend) auf die Mastzellen wirken, wird emtweder vermehrt Histamin ausgeschüttet oder die Ausschüttung gedrosselt. Zwar kennen wir den Botenstoff Histamin meist nur in Verbindung mit unschönen Symptomen, dennoch ist es wichtig zu wissen, dass er zunächst einmal sehr wichtig für unseren Körper ist. Er wird übrigens nicht nur in den Mastzellen gebunkert, sondern auch in anderen Histamin-speichernden Zellen der Schleimhäute.

Histamin

- sorgt für die Regulierung unseres Blutdruckes
- steuert die Ausschüttung unseres Magensaftes
- spielt eine Rolle bei der Zellreifung und -differenzierung
- ist an der Regulierung des Schlaf-wach-Rhythmus beteiligt
- hat einen positiven Effekt auf unser Gedächtnis

Zudem ist Histamin an der Immunantwort unseres Körpers beteiligt und sorgt dafür, dass wir »bedrohliche« Eindringlinge abwehren können, indem es eine Entzündungsreaktion auslöst. Manchmal allerdings reagiert unser Körper sehr intensiv auf diesen Botenstoff und beschert uns eine Reihe unangenehmer Symptome. Frauen, die unter einer Histaminintoleranz leiden, wissen vermutlich genau, was ich meine. Sie müssen sehr darauf achten, dass sie die Zufuhr von Histamin meiden, weil sie sonst Gefahr laufen, dass es ihnen schlecht geht.

Histaminintoleranz

Folgende Symptome einer Histaminintoleranz sind relativ häufig:

- Hautrötungen, Ausschlag und Juckreiz
- Blähungen, Bauchschmerzen, Erbrechen und Durchfall
- Verstopfte Nase, Husten und Asthma
- Kopfschmerzen und Migräne
- Selten: Herzrasen und Blutdruckveränderungen

Die Ausschüttung von Histamin

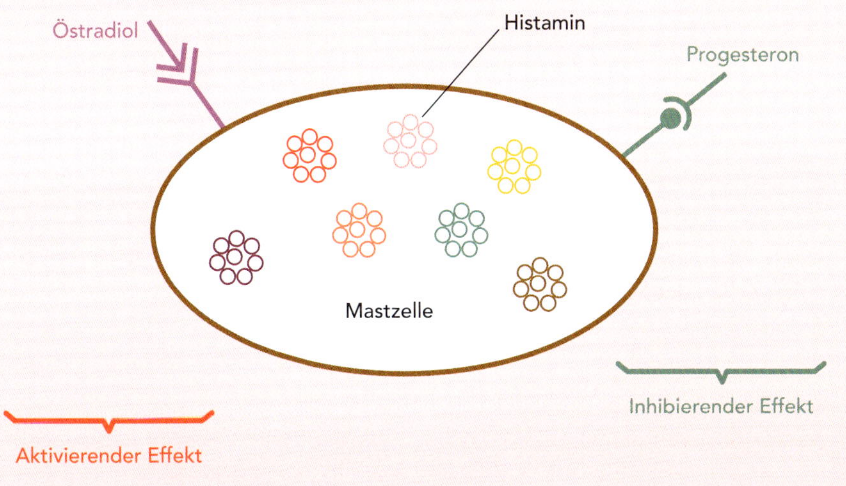

Was aber hat das Ganze jetzt mit unseren Hormonen zu tun? Um das verstehen zu können, kommen wir wieder auf die Mastzellen zurück. Mastzellen speichern Histamin und schütten es aus, wenn sich aktivierende Botenstoffe an ihre Rezeptoren setzen. Einer dieser aktivierenden Botenstoffe ist unser körpereigenes Östrogen. Überraschung: Zu den hemmenden zählt dagegen das Progesteron!

Viele Frauen leiden deshalb in ihrem Zyklus unterschiedlich stark. Nehmen wir das Beispiel einer Pollenallergie im Frühling. Durch Pollen, die hier als Allergene wirken, werden die Mastzellen aktiviert und schütten Histamin aus. Das Ergebnis sind Fließschnupfen, brennende und gerötete Augen und manchmal auch eine Reizung der Atemwege. Nun müsste man eigentlich meinen, dass die Immunreaktion des Körpers bei Allergikerinnen immer die gleiche ist, sobald sie mit dem Allergen in Berührung kommt. Ist sie aber nicht. Betroffene leiden an einigen Tagen mehr und an einigen Tagen weniger – je nachdem, wo sie sich gerade in ihrem Zyklus befinden. Der Grund dafür ist, dass die Mastzellen eben auch Rezeptoren für Östrogene haben. Werden diese zusätzlich stimuliert, schütten sie vermehrt Histamin aus. Und leider

Östrogenkurve im Zyklusverlauf

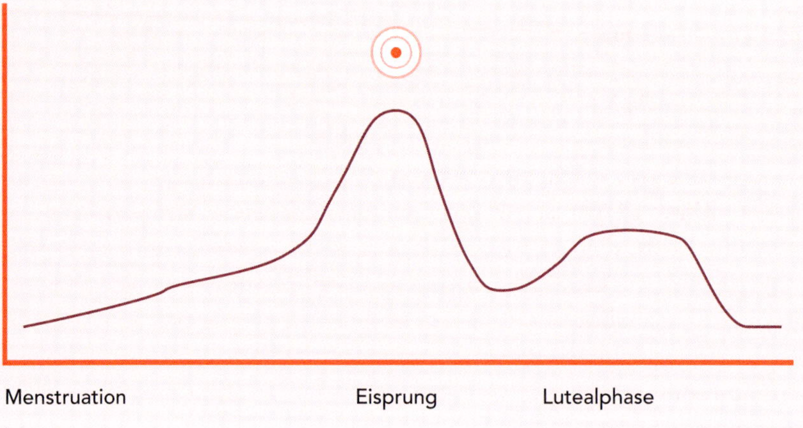

nicht nur das: Das Östrogen sorgt außerdem dafür, dass das Enzym DAO, welches für den Abbau des Histamins sorgt, gehemmt wird.

Typisch: Die Beschwerden sind zyklusabhängig

Häufig berichten mir meine Patientinnen, dass sie zum Beispiel um ihren Eisprung herum deutlich allergiegeplagter sind als sonst. Wenn wir uns den Östrogenverlauf während eines Monats einmal anschauen, ist das auch überhaupt nicht überraschend. Ich empfehle deshalb meinen allergischen Frauen, in gewissen Zyklusphasen besonders darauf zu achten, Antihistaminika bei sich zu haben, und meinen Asthmapatientinnen unbedingt ihr Asthmaspray!

Kommen wir nun auf uns In-between-Frauen zurück, überrascht es uns genauso wenig, dass sich unsere Allergiesymptome verstärken können (hohes Östrogen!). Die allergischen Reaktionen bemerken wir allerdings jetzt nicht nur um den Eisprung herum, sondern zusätzlich auch in der zweiten Zyklushälfte, wo unser Östrogenspiegel noch einmal steigt, das niedrige oder gar fehlende Progesteron aber nicht adäquat gegenregulieren kann.

Auch Symptome einer Histaminintoleranz können sich nun entwickeln. 80 Prozent aller Betroffenen sind weiblich und (haltet euch fest!) im »mittleren« Alter, also um die 40. Der Knackpunkt ist auch hier die Östrogendominanz: Da unser Spiegel relativ gesehen höher ist als früher, degranulieren (so wird die Entleerung genannt) die Mastzellen vermehrt und das Histamin kann gleichzeitig nicht mehr ausreichend abgebaut werden (wir erinnern uns: Östrogen hemmt DAO!). Da Mastzellen auch in weiblichen Organen wie Eierstöcken und Gebärmutter zu finden sind, können neben den bekannten auch weitere zyklusbedingte Beschwerden dazukommen.

Unser Körper ist jetzt nicht nur einem höheren Östrogenspiegel ausgesetzt, sondern gleichzeitig auch einem höheren Histaminspiegel. Deshalb können Frauen in between jetzt zusätzlich unter histaminintoleranzähnlichen Symptomen leiden. Klar, es ist einfach ein bisschen too much! Ein wichtiger Therapiebestandteil ist es deshalb, die Histaminzufuhr »von außen«, also durch unsere Ernährung, möglichst herunterzufahren.

Behandlungsmöglichkeiten

Mönchspfeffer

Einmal täglich 40 mg Mönchspfefferfrüchteextrakt kontinuierlich für drei bis vier Monate. Danach empfehle ich eine Kontrolle des Therapieerfolgs. Gegebenenfalls einen erneuten Therapiezyklus beginnen, dann allerdings nur in der zweiten Zyklushälfte.

Phytotherapeutika

- **Schafgarbe:** In der zweiten Zyklushälfte, am besten direkt nach dem Eisprung, täglich zwei Tassen Schafgarbentee trinken.
- **Frauenmantel:** Auch der Frauenmanteltee sollte in der zweiten Zyklushälfte getrunken werden. Zwei Tassen täglich sind empfehlenswert.

Ernährung

- **Histaminarme Ernährung:** Die wichtigste Regel lautet hier: Am besten frisch eingekauft und gleich zubereitet! Es empfiehlt sich, weitgehend auf Fertigprodukte und Konserven zu verzichten, weil diese besonders histaminhaltig sind. Zusätzlich sollten künstliche Farb- und Zusatzstoffe, Hartkäse, Wein und Bier, Sauerkraut, geräucherter Fisch und geräucherte Wurstsorten, Hefeerzeugnisse, Kaffee und Schwarztee, leider auch Hülsenfrüchte und Nüsse gemieden werden. **Soja** fördert leider die Histaminfreisetzung, deswegen jetzt bitte: Finger weg!

Mikronährstoffe

- **Vitamin B6:** Bei Histaminintoleranz werden in der Regel 10 bis 15 mg pro Tag empfohlen. Ich arbeite bei meinen In-between-Frauen mit höheren Dosen (kontinuierliche Gabe von 40 bis 100 mg pro Tag), da ich vorranging die Östrogendominanz behandeln möchte.
- **Zink:** Kontinuierliche Zufuhr von täglich 30 mg
- **Vitamin C:** Täglich 1000 bis 2000 mg, auf mehrere Dosen verteilt
- **Vitamin D:** Vermeidung eines Vitamin-D-Mangels, 5 bis 25 Minuten Sonnenlicht pro Tag, gegebenenfalls Substitution.

- **Omega-3-Fettsäuren:** Täglich 1 bis 2 g EPA und DHA pro Tag

Bioidentische Hormone

Ab dem Eisprung, das heißt etwa ab dem 12. bis 14. Zyklustag, zunächst abends 100 mg mikronisiertes Progesteron, das vaginal oder oral verabreicht werden kann. Bei oraler Gabe bitte aufpassen: In dieser Darreichungsform wirkt Progesteron schlaffördernd! Wenn die Beschwerden sich nicht bessern, kann die Dosierung auf täglich 200 mg erhöht werden.

Weitere Maßnahmen

Bei ausgeprägter Histaminintoleranz oder wenn eine histaminarme Ernährung zeitweise nicht möglich ist (zum Beispiel auf Reisen) kann es sich anbieten, ein Antihistaminikum oder gegebenenfalls auch einen Mastzellstabilisator einzunehmen. Eine weitere Möglichkeit ist die Einnahme eines DAO-Präparates. Hierbei ist allerdings wichtig, das Präparat VOR Beschwerdeeintritt zu verwenden, also vor den jeweiligen Mahlzeiten.

Good to know

Der sogenannte »Period Flu« ist übrigens keine Einbildung! Viele Frauen leiden kurz vor der Periode regelmäßig unter Erkältungssymptomen. Der Grund dafür sind – wer hätte es gedacht! – die Hormone! Und zwar fallen diese kurz vor der Blutung sturzbachartig ab, was wiederum die Immunabwehr schwächen kann. Husten, Schnupfen, Heiserkeit sind keine typischen In-between-Phänomene, können sich aber in dieser Zeit noch einmal deutlich verstärken.

BOTEN DER LEBENS-MITTE: ERSTE GRAUE HAARE

Ich möchte einen persönlichen Moment mit euch teilen. Es ist schon ein paar Jahre her, aber ich erinnere mich noch ausgesprochen gut daran. Pippa lag in meinem Arm und schaute auf das Buch in meinen Händen. Zwischendurch drehte sie ihren Kopf immer wieder in meine Richtung. Unser Abendritual. Ich las vor, sie hörte zu, stellte zwischendurch Fragen. Plötzlich stockte ihr Blick. Sie rutschte näher an mich heran, den Blick fest auf meinen Haaransatz gerichtet. »Du hast graue Haare, Mama.« Sie strich mir eine Strähne aus dem Gesicht. »Du bist alt«, sagte sie, zuckte mit den Schultern und legte sich, als ob nichts passiert wäre, zurück in meinen Arm. Bääääm!

Ich erstarrte. Natürlich war auch ich schon einmal auf die Idee gekommen, etwas genauer hinzuschauen, wenn ich vor dem Spiegel meine Haare betrachtete. Bislang konnte ich mir aber immer wieder erfolgreich einreden, dass ein paar Strähnen einfach etwas zu viel Farbe beim monatlichen Strähnen abbekommen hatten. Ich und grau? No way!

Shades of grey – das erste graue Haar

Ich kann gar nicht so genau sagen, warum die ersten grauen Haare ein so großer Schock für mich waren. Mir fallen unglaublich viele großartige Frauen ein, die graue Haare haben. Großartige und attraktive Frauen. Und nicht OBWOHL sie graue Haare haben, sondern WEIL sie sie haben. Sie tragen sie mit Stolz und geben ihrem Gesicht damit einen ganz besonderen Rahmen. Natürlich weiß ich auch, dass graue Haare nicht gleichzusetzen sind mit »alt werden«. Viele Mitzwanzigerinnen haben sie schon, silber glänzend und schimmernd. Aber ich, ich ganz persönlich, war einfach noch nicht so weit. Aber warum eigentlich nicht? Was ist das Ding, mit grauen Haaren? Warum haben so viele Frauen panische Angst davor (inklusive mir), geben Unmengen an Geld für Haarfarbe aus und entschuldigen sich beinahe dafür, wenn sie es nicht rechtzeitig schaffen, sie wieder zu überdecken?

Mir schossen Headlines der Boulevardblätter durch den Kopf. Erst vor ein paar Wochen hatte ich eine Titelseite gesehen, eine bekannte Schauspielerin in der Mitte platziert, mit einem roten Pfeil, der auf ihr (fast) brünettes Haar zeigte: »Grauer Ansatz – Hat sie die Kontrolle über ihr Leben verloren?« Einige Tage später, beim Blättern in einer ebenso ausgerichteten Zeitschrift, fiel mir dagegen ein Foto auf, das einen sichtlich gealterten Herrn zeigte. Statt irgendetwas mit Kontrollverlust lautete die Überschrift hier jedoch: »Silver Fox – So attraktiv ist er heute!«. Während also bei Frauen graue Haare ein Symbol für den vermeintlich unerbittlichen Verlust der jugendlichen Schönheit sind, sind silberne Schläfen bei Männern ein Attraktivitätssymbol.

Das allein wäre schon schlimm genug. Viel schlimmer ist allerdings, dass ich mich, ebenso wie viele andere Frauen, davon beeindrucken lasse. Graue Männer wirken reif und lebenserfahren, Frauen alt und dem Verfall nah. Verrückt.

Unsere Haare

Jedes Haar besteht aus drei Abschnitten: Dem Haarschaft, der Haarwurzel und dem Haarfollikel. Je nachdem sind unsere Haare zwischen 0,08 und 0,12 mm dick und bestehen aus abgestorbenen Hornzellen und Keratin. Die Haarwurzel befindet sich unter der Hautoberfläche und ist an ihrem Ende kolbenartig verdickt. Umschlossen wird sie vom Haarfollikel, der von empfindlichen Nervenenden umgeben ist.

Woher kommen sie eigentlich, die grauen Haare?

Unsere natürliche Haarfarbe wird von den Melanozyten in den Haarwurzeln bestimmt. Sie wandeln die Aminosäure Tyrosin in den Farbstoff Melanin um. Je nach Haarfarbe überwiegt entweder das Eumelanin (braune und schwarze Haare) oder das Phäomelanin (hellblonde, blonde und rote Haare).

Mit den Jahren lässt die Funktion der Melanozyten nach. Wann genau das passiert, ist ebenso wie unsere Haarfarbe genetisch bedingt.

Grafik: Anatomie Haarwurzel

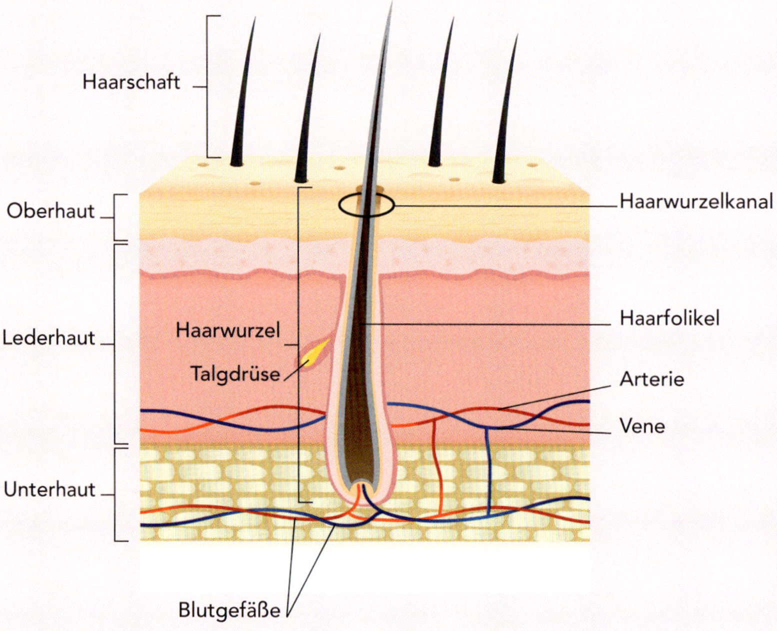

Meist sprießen die ersten grauen Haare in den 30ern aus der Kopfhaut. Also wieder etwas, mit dem wir uns in unserer Lebensphase auseinandersetzen oder, sagen wir besser, anfreunden müssen.

Beim Grauwerden handelt es sich um einen ganz natürlichen Prozess. Warum sich allerdings beim Farbverlust auch die Struktur und die Widerstandskraft der Haare verändert, ist bislang wissenschaftlich noch nicht eindeutig geklärt.

Vor lauter Stress graue Haare bekommen

Nicht nur das Alter hat einen Einfluss auf unsere Haarfarbe. Auch Stress kann tatsächlich zum Farbverlust führen. Lange wurde geglaubt, dass es sich hierbei um einen Mythos handelt. Um einen sehr geschichtsträchtigen übrigens. So soll Marie-Antoinette in der Nacht vor ihrer Köpfung komplett ergraut sein. Karl Marx soll nach dem Tod seines Sohnes das gleiche Schicksal ereilt haben. Aus wissenschaftlicher Sicht ist es jedoch nicht möglich, dass bereits pigmentierte Haare urplötzlich ihre Farbe verlieren. Einmal aus dem Follikel gesprossen, bleiben sie, wie sie sind. Allerdings kann Stress dafür sorgen, dass der Pigmentierungsmechanismus in den Haarwurzeln gestört wird. Folglich sprießt ein graues Haar, das schließlich auch grau in die Länge wächst. Interessant: Eine amerikanische Forschungsgruppe konnte tatsächlich zeigen, dass, wenn der Stress nachlässt, auch die Pigmentierung in den Haarwurzeln wieder funktionieren kann.

Übrigens können zudem einige Stoffwechselerkrankungen und Medikamente dafür sorgen, dass die Umwandlung von Tyrosin in Melanin in den Haarwurzeln eingestellt wird oder die Melanozyten gar absterben. Erfolgt eine Behandlung oder werden die Medikamente abgesetzt, können die Melanozyten meist wieder ungestört ihre Arbeit aufnehmen.

Halten wir also fest: Ergrauen ist ein langsamer, nicht in Stein gemeißelter Prozess, der sich keineswegs über Nacht vollzieht und auch nicht geradlinig verläuft. Findet er aufgrund von gewissen Faktoren vor dem eigentlichen »Ablaufdatum« der Melanozyten statt, scheint er, zumindest zum Teil, reversibel zu sein. Wann genau die Melanozyten altersbedingt ihre Arbeit aufgeben, ist zum großen Teil genetisch vorbestimmt, allerdings aber auch von Umwelteinflüssen abhängig. Deshalb ergrauen einige Haare früher als andere. Aktuell arbeiten Forschungsgruppen an einer Therapie, die verhindert, dass die Melanozytentätigkeit nachlässt.

Ich bin (noch) nicht bereit

Vermutlich haderte ich mit meinen ersten grauen Haaren so sehr, weil sie mir mein Älterwerden so gnadenlos vor Augen führten. Mir zeigten, dass die Zeit verrinnt. Und das, obwohl ich mich immer noch nicht wirklich erwachsen fühle. Aber das bin ich wohl. Vielmehr noch, ich bin in between. Ich war und bin (noch) nicht bereit dazu, komplett zu ergrauen. Vielleicht werde ich es irgendwann einmal sein.

Wir können das Grauwerden nicht grundsätzlich aufhalten, wir können aber unsere Einstellung dazu ändern und uns darum kümmern, dass unser Haar, egal, ob gefärbt, getönt oder mit Stolz grau getragen, gesund bleibt. Wir können Alterungsprozesse positiv beeinflussen und uns und unserem Körper etwas Gutes tun. Die silbern schimmernden Haare, die Pippa abends auf meinem Kopf gefunden hat, haben mich anfangs einfach nur gestört. Letztendlich waren sie aber eine Erinnerung daran, dass mein Körper in vielen Bereichen meine liebevolle Aufmerksamkeit braucht. Jetzt ganz besonders.

Diese Lifestylefaktoren helfen jetzt

- Stressreduktion
- Verzicht auf Nikotin und Alkohol
- Regelmäßige Kopfmassagen, um die Durchblutung zu steigern

Diese Mikronährstoffe verzögern das Grauwerden

- **Kupfer:** Die Bildung von Melanin geschieht mithilfe der Tyorsinase, einem Enzym, das einen Kupferanteil besitzt. Fehlt Kupfer, kann kein Melanin hergestellt werden. Unser Körper ist nicht in der Lage, es selbst herzustellen, weswegen wir es mit der Nahrung zuführen müssen. Besonders kupferhaltig sind: Hülsenfrüchte, Nüsse, Vollkornprodukte, Kaffee (juhu!) und Kakao. Die empfohlene tägliche Zufuhr liegt bei 1,0 bis 1,5 mg.
- **Vitamin B5 und B12:** Vitamin B5 kennst du vielleicht eher als Panthotensäure. Unser Körper braucht es für viele wichtige Stoffwechselvorgänge, so auch in den Haarwurzeln. Es ist vor allem in Avocado, Eiern, Bananen und Vollkornprodukten enthalten. Auch Vitamin B12 wirkt protektiv gegen das vorzeitige Grauwerden. Du findest es in Fisch, Fleisch und Milchprodukten. Wir Frauen in between sollten auf eine tägliche Zufuhr von 5 mg Vitamin B5 sowie 4 µg Vitamin B12 achten.
- **Zink:** Wir können es nicht selbst herstellen und haben dafür auch keine Speicherfunktion; das wissen wir ja schon. Deshalb müssen wir es regelmäßig mit der Nahrung zuführen. Bei ausreichender Zufuhr sorgt Zink unter anderem dafür, dass die pigmentbildenden

Zellen geschützt werden. Viel Zink ist in Kürbiskernen, Garnelen und anderen Schalentieren, Fleisch und Milchprodukten enthalten. Aber das dürfen wir dabei nicht vergessen: Zinkhaltige Nahrungsmittel sollten nicht zusammen mit phytathaltigen konsumiert werden. Phytat, das unter anderem in Vollkorngetreide und Hülsenfrüchten enthalten ist, bindet Zink im Magen- und Darm-Trakt und verhindert so dessen Aufnahme. Die tägliche Zinkzufuhr sollte zwischen 7 und 10 mg liegen.

- **Vitamin D:** Vitamin D nenne ich auch gerne »das Sonnenvitamin«, weil wir zur Herstellung in unserer Haut ja Sonneneinstrahlung benötigen. Gerade im Winter haben wir deshalb häufig einen Mangel. Dieser kann die Melaninbildung stören. Die Folgen sind, wir ahnen es schon, graue Haare. Bei fehlender oder nicht ausreichender Sonnenexposition sollte Vitamin D subsituiert werden.
- **Omega-3-Fettsäuren:** Ungesättigte Fettsäuren sind wichtig für viele Stoffwechselvorgänge in unserem Körper. Sie schützen außerdem die Haarpigmente. Du findest sie unter anderem in Fisch, Olivenöl und Nüssen. Bei Omega-3-Fettsäuren-armer Ernährungsweise sollte es unbedingt supplementiert werden, zum Beispiel mit 250 mg EPA und DHA täglich.
- Übrigens: Ob **Biotin** tatsächlich DAS Wundermittel für schönes volles Haar ist und sogar gegen graue Haare wirkt, ist wissenschaftlich bislang nicht belegt. Die Studienlage dazu ist widersprüchlich. Biotin ist ein wasserlösliches B-Vitamin, das bei der Bildung von Keratin eine wichtige Rolle spielt. Keratin wiederum ist der Hauptbestandteil von Haaren.

So pflegst du dein »Granny Hair«

Graue Haare können schnell matt und glanzlos wirken. Deshalb benötigen sie zweifellos eine Extraportion Pflege, die wir ihnen ausgiebig gönnen dürfen:

- Wir sollten unbedingt darauf achten, **übermäßige Hitze** zu vermeiden, also Vorsicht beim Föhnen und Glätten.
- Graues Haar braucht dringend **Feuchtigkeit**, deshalb auf feuchtigkeitsspendendes Shampoo und Spülung zurückgreifen und die

Spitzen mit Haaröl pflegen. Regelmäßige Haarkuren mit Keratin pflegen zusätzlich.

- **Silbershampoos** verleihen Glanz und wirken einem Gelbstich entgegen, deshalb empfiehlt es sich, die Haare zweimal in der Woche damit zu waschen. **Achtung:** Wird das Shampoo zu oft angewendet, zeigt sich ein Violettschimmer!

Das können wir tun, wenn wir (noch) nicht bereit sind

- **Färben:** Die chemischen Farbpigmente der Haarfarbe legen sich um die Haare und färben sie dadurch auf Dauer. Etwa alle vier bis sechs Wochen muss der Haaransatz nachgefärbt werden, weil das ursprüngliche Grau aufgrund des Längenwachstums der Haare wieder sichtbar wird. **Kleiner Tipp:** Farbiges Ansatzspray kann in manchen Situationen der Retter in der Not sein! Die chemischen Farbpigmente können allerdings die Haarstruktur angreifen. Deshalb ist es jetzt umso wichtiger, auf eine gezielte Pflege der Haarpracht zu achten!
- **Tönen:** Haartönungen färben die Haare nicht dauerhaft. Zudem sind sie meist nicht komplett deckend. Nach einigen Haarwäschen ist das ursprünglich graue Haar wieder sichtbar. Der Vorteil von Tönungen: Die Haarstruktur wird durch die Anwendung nicht geschädigt.
- **Repigmentierung:** Viele Frauen schwören auf Produkte, die den ersten grauen Strähnen ihre Farbe zurückgeben. Das funktioniert mit Hilfe von Sauerstoff, der die Entstehung von Farbpigmenten unterstützt. Allerdings werden dafür meist mehrere Anwendungen benötigt. **Wichtig:** Bei hellblonden, schwarzen und rötlichen Haaren ist das Ergebnis oft nicht komplett grauabdeckend. **Ebenfalls wichtig:** Die Anwendung empfiehlt sich nicht, wenn die Haare bereits gefärbt sind!

WIE HORMONE UNSERE HAUT BEEINFLUSSEN

Unsere Haut gehört zu den Themen, die uns vermutlich unser ganzes Leben lang beschäftigen, weil sie unser äußeres Erscheinungsbild mitbestimmt. Verstärkt dann, wenn hormonelle Veränderungen in unserem Körper stattfinden. So zum Beispiel in der Pubertät und in den Wechseljahren. Aber schon jetzt gibt es Veränderungen, denen wir uns liebevoll widmen können. Die Haut ist nämlich unser größtes (Schutz-)Organ; wir sollten uns also gut um sie kümmern.

Werfen wir einen Blick auf unsere Haut zwischen 35 und 45 Jahren und welche Veränderungen sie unterläuft. Bevor wir damit loslegen, schauen wir uns am besten noch einmal an, wie unsere Haut eigentlich aufgebaut ist.

Wir haben insgesamt drei Hautschichten

Die **Epidermis**, auch Oberhaut genannt, besteht aus mehreren Zellschichten und erneuert sich beständig. Dafür wird die obere Zellschicht abgestoßen und die darunterliegende wandert nach oben. Sie schützt uns vor schädlichen Einflüssen. In der unteren Schicht der Epidermis wird das Melanin gebildet, also unser Hautpigment. Setzen wir uns Sonnenstrahlen aus, wird es nach oben transportiert und wir wirken gebräunt.

Die **Dermis** (Lederhaut) ist eine Bindegewebsschicht. In ihr verlaufen Kollagen- und Elastinfasern, Gefäße und Lymphbahnen und es befinden sich Schweiß- und Talgdrüsen, Haarwurzeln und verschiedene Sinnesrezeptoren darin. Hyualronsäure füllt die Zwischenräume aus. Sie sorgt für die Festigkeit und Elastizität unserer Haut. Als **Subcutis** wird das darunterliegende Unterhautfettgewebe bezeichnet. Es ist der Nährstoff- und Wärmespeicher unserer Haut.

Die drei Hautschichten

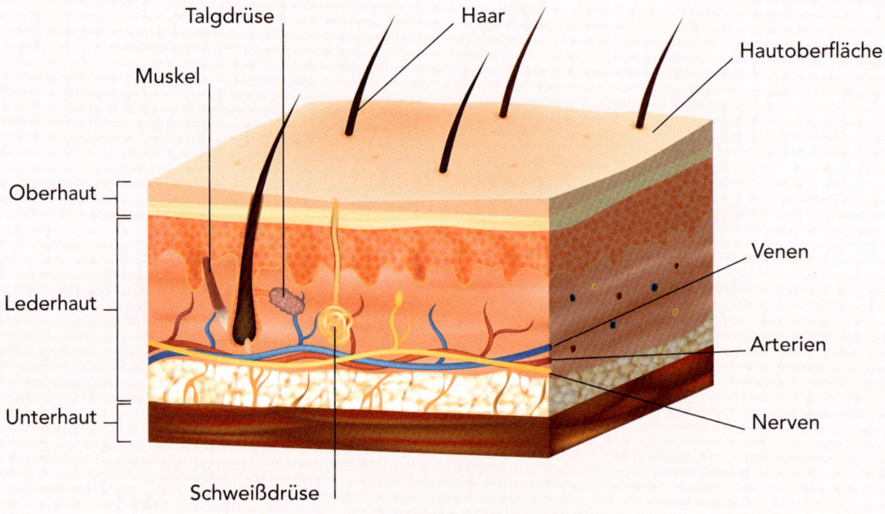

In den Dreißigern verändern sich verschiedene Dinge:

- Fangen wir mit den Prozessen in der **Epidermis** an. Die Östrogendominanz sorgt dafür, dass die Melaninproduktion unserer Haut angeregt wird. Wir wirken deshalb allerdings nicht schön gleichmäßig gebräunt, sondern leider eher fleckig. Es entstehen sogenannte Melasmen, die wir auch unter dem Begriff Pigmentflecken kennen.
- In der **Dermis** nimmt die Anzahl der Schweiß- und Talgdrüsen ab. Unsere Haut wird nun trockener und auch empfindlicher. Sie kann jucken und schuppen und unter kleinen Entzündungen leiden. Außerdem verlieren wir Kollagen und haben weniger Hyaluronsäure. Dadurch kommt es zum Verlust von Elastizität und wir bekommen vermehrt Falten.

Das braucht unsere Haut jetzt

- **Täglich Sonnenschutz!** Das bedeutet nun nicht zwangsläufig, dass wir uns in unserem Alltag dick Sonnencreme ins Gesicht schmieren müssen. Allerdings sollten unsere Pflegeprodukte jetzt unbedingt einen UV- und Lichtschutzfilter enthalten. Das schützt nicht nur vor Pigmentflecken, sondern auch vor vorzeitiger Hautalterung durch UV-Strahlung. Bei störenden Pigmentflecken können Laserbehandlungen und chemische Peelings Abhilfe schaffen.
- **Richtige Reinigung!** Leider verzeiht uns unsere Haut nun kleine Sünden nicht mehr so schnell. Abschminken gehört jetzt ohne Ausnahme zum absoluten Pflichtprogramm.
- **Passende Pflege!** Unsere Haut braucht nun mehr Feuchtigkeit als früher. Mit Kollagen und Hyaluronsäure können wir sie außerdem wieder etwas »aufpolstern«. Auch eine Vitamin-C-haltige Pflege hat jetzt Vorteile. Das Vitamin unterstützt nämlich einerseits die Kollagenbildung, andererseits schützt es vor Hyperpigmentierung und schützt als Antioxidans vor schädlichen Umwelteinflüssen. Außerdem gelten mittlerweile Retinol (Vitamin A) und Coenzym Q10 als Geheimwaffe gegen die Alterserscheinungen unserer Haut. Retinol stärkt die Kollagenproduktion, wirkt Pigmentflecken entgegen und ist außerdem stark gegen Hautunreinheiten. Conezym Q10 schützt wie Vitamin C vor freien Radikalen, die die Hautalterung beschleunigen.
- **Kein Nikotin! Wenig Alkohol!** Nikotin sorgt dafür, dass die Haut an Feuchtigkeit und Elastizität verliert. Raucherinnen fallen meist durch ein fahles und eingefallenes Hautbild auf. Ein Übermaß an Alkohol verschiebt unseren Flüssigkeitshaushalt. Unsere Haut wirkt schnell dehydriert. Außerdem stört zu viel Alkohol die gesunde Nährstoffaufnahme. Etwas, was definitiv unserer Haut mit der Zeit anzusehen ist.
- **Regelmäßig an die frische Luft!** Täglich eine halbe Stunde spazieren gehen an der frischen Luft verbessert nachweislich unser Hautbild. Die Durchblutung wird gefördert, unser Teint wirkt rosig und gesund. Die Zellteilung und die Regenration der Haut insgesamt werden angeregt.

- **Stärkung von innen!** Grundsätzlich hilft eine gesunde und ausgewogene Ernährung natürlich auch unserem Hautbild. Mindestens genauso wichtig ist allerdings die ausreichende Aufnahme von Flüssigkeit. Also: Bitte viel trinken!

Mikronährstoffe

Folgende Mikronährstoffe sind besonders wichtig für unsere Haut:

- **Vitamin C:** Tägliche Aufnahme von 95 mg, für Raucherinnen sogar 135 mg, vor allem durch eine Vitamin-C-reiche Ernährung, zum Beispiel mit vielen Zitrusfrüchten, roten Paprika, Brokkoli, Grünkohl und Kartoffeln.
- **Vitamin E:** Tägliche Aufnahme von 12 mg vor allem durch eine Vitamin-E-reiche Ernährung, die Leinsamen, Mandeln, grünes Blattgemüse und rote Paprika enthält.
- **Zink:** Tägliche Aufnahe von 7 bis 10 mg vor allem durch eine zinkreiche Ernährung, die zum Beispiel Rind- und Schweinefleisch sowie Nüsse und Samen enthält.
- **Selen:** Tägliche Aufnahme von 60 µg vor allem durch eine selenreiche Ernährung, die zum Beispiel Paranüsse, Brokkoli, Weißkohl, Pilze und Linsen enthält.

Good to know

Unser »Wohlfühlhormon« Progesteron sorgt übrigens auch dafür, dass Kollagen weniger schnell abgebaut wird. Das bedeutet im Umkehrschluss, dass ein Mangel den Kollagenabbau fördert. Noch ein Grund mehr, auf eine kollagenhaltige Pflege zu setzen!

INKONTINENZ – DAS HEIMLICHE LEID DER FRAUEN

Eigentlich kenne ich keine Frau in meinem Alter, die gerne Trampolin springt oder Seil hüpft. Vielmehr ist es so, dass eigentlich alle Mütter abwinken, wenn sie auf einem Kindergeburtstag bei einer dieser beiden Aktivitäten mitmachen sollen. Ein verständnisvolles Nicken aller Anwesenden als Zeichen weiblicher Solidarität ist ihnen da gewiss. Wir wissen schließlich genau, wo der Hase im Pfeffer liegt. Oder die Blase drei Stationen tiefer im Beckenboden. Denn es geht den meisten von uns so.

Alle wissen Bescheid

Obwohl wir natürlich immer wussten, wie wichtig Rückbildungsgymnastik nach Schwangerschaft und Geburt sind und dass der Beckenboden tunlichst auch in den Jahren danach trainiert werden sollte, haben es die wenigsten von uns getan. Ging ja auch eine ganze Zeit lang ganz gut so. Und ganz ehrlich, es gab auch ziemlich viel andere Dinge zu tun, als Schließmuskeln anzuspannen und zu entspannen.

Jetzt ist es, wie es ist, und wir gehören zu den etwa 28 Prozent aller Frauen, die Probleme damit haben, den Urin zu halten. Ich glaube übrigens, dass die Dunkelziffer der Betroffenen viel höher ist. Doch was tun, wenn wir uns damit nicht zufriedengeben wollen? Dazu kommen wir später. Zunächst möchte ich mir gemeinsam mit euch die verschiedenen Inkontinenzformen anschauen, die uns belasten können. Mir ist es hier ganz wichtig, jegliche Form der Scham außen vor zu lassen. Inkontinenz sucks, Punkt. Und es ist definitiv nichts, was uns peinlich sein muss.

Ich möchte nun die drei häufigsten Inkontinenzformen mit euch gemeinsam besprechen: Die Stress- oder **Belastungsinkontinenz**, die **Dranginkontinenz** und eine Mischung aus beidem.

Belastungsinkontinenz

Frauen in between leiden vor allem unter einer Belastungsinkontinenz. Sie ist grundsätzlich die häufigste Inkontinenzform bei Frauen. Übersetzt bedeutet das, dass die Betroffenen immer dann Urin verlieren, wenn der Druck im Bauchraum steigt, wie es beim Husten, Niesen und Springen der Fall ist. Der Grund dafür liegt in einer Schwächung der Beckenbodenmuskulatur. Die dadurch veränderte Lage von Blase und Harnröhre sorgt dafür, dass der Verschlussapparat nicht mehr astrein funktioniert. Die Folge: Wir verlieren Urin.

Die Ursachen sind recht einfach zu erklären: Schwangerschaften, Geburten, Übergewicht, häufiges schweres Heben – einfach all das, was den Beckenboden belastet und in seiner Stabilität schwächt. Wir müssen ihn uns als eine Art Trampolin vorstellen, bestehend aus Muskel- und Gewebeschichten, die dafür sorgen, dass die Organe an Ort

Anatomie Beckenboden

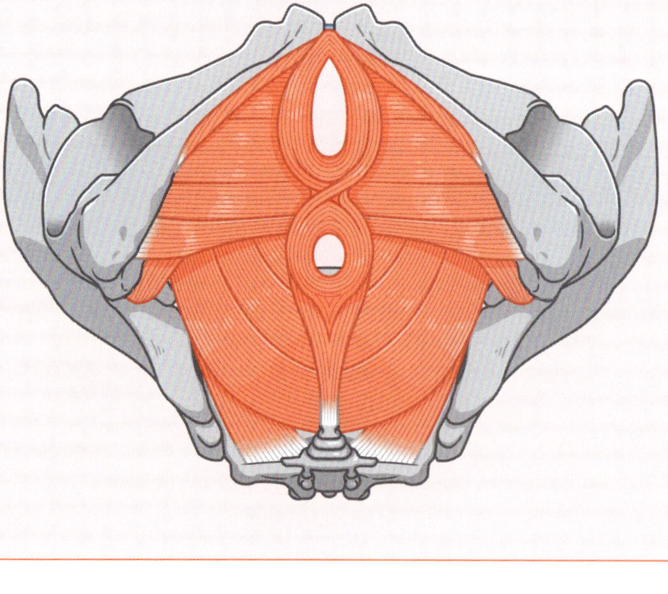

und Stelle bleiben und wir »dicht« sind. Verliert dieses Trampolin an Festigkeit, verändert sich nicht nur die Lage der Beckenorgane, sondern auch deren Zuverlässigkeit.

Vier Schweregrade

Bei der Belastungsinkontinenz werden vier Schweregrade unterschieden, abhängig davon, wann und unter welchen Umständen die Beschwerden auftreten.

- **Grad 1:** Unwillkürlicher Urinabgang bei schweren körperlichen Belastungen wie Lachen, Husten, Niesen, Hüpfen oder Springen
- **Grad 2:** Unwillkürlicher Urinabgang bei leichten körperlichen Belastungen wie Treppensteigen, Gehen, Hinsetzen, Aufstehen
- **Grad 3:** Unwillkürlicher Urinabgang im Stehen
- **Grad 4:** Unwillkürlicher Urinabgang auch im Liegen

Belastungsinkontinenz

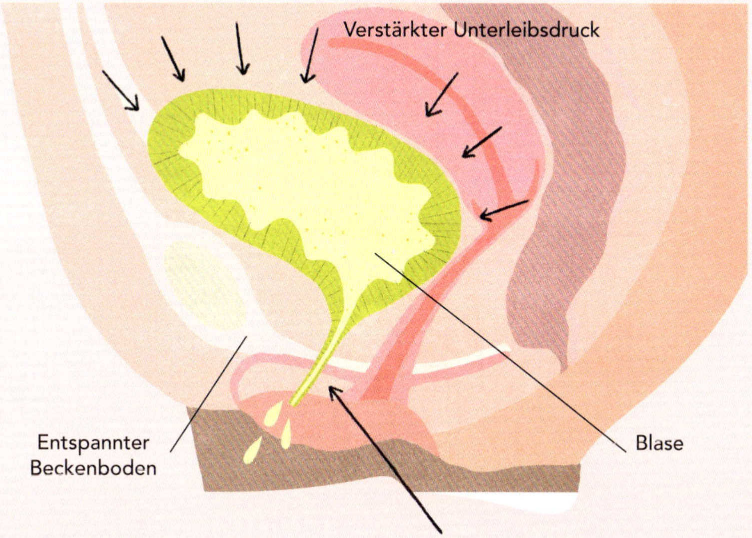

Good to know

Zum Glück ist der Beckenboden nicht nachtragend und wir haben in jedem Alter die Möglichkeit, ihn zu trainieren. Um allerdings eine saubere Diagnose zu erhalten, empfiehlt es sich auf jeden Fall, sich an eine Spezialistin zu wenden. Das kann eine Gynäkologin, aber auch eine Urologin sein. Ist die Beschreibung der Symptome eindeutig, braucht es vermutlich keine weitere Diagnostik. Im Zweifel kann eine sogenannte urodynamische Untersuchung angeschlossen werden. Hier werden verschiedene Parameter untersucht, so unter anderem der Blasendruck und die Aktivität der Beckenbodenmuskulatur.

Behandlungsmöglichkeiten

Ist einmal die Diagnose Stress- oder Belastungsinkontinenz gestellt, folgt der Therapieplan. Dieser enthält folgende Maßnahmen:

- **Bei Übergewicht:** Es hilft alles nichts, hier ist die einzige Lösung, Gewicht zu verlieren. Ein gesundes Körpergewicht sorgt dafür, dass der Beckenboden nicht über die Maßen belastet wird.
- **Beckenbodengymnastik:** Mittlerweile gibt es zum Glück ganz einfache Möglichkeiten, die Beckenbodenmuskulatur auch selbstständig zu Hause zu trainieren. Dazu eignet sich ganz hervorragend die Biofeedback-Methode. Hierbei wird eine Sonde in die Vagina eingeführt und per Bluetooth mit dem Handy oder Laptop verbunden. Eine App hilft anschließend dabei, Anspannung und Entspannung der Muskeln im Beckenboden zu registrieren und entsprechend richtig zu trainieren.

Dranginkontinenz

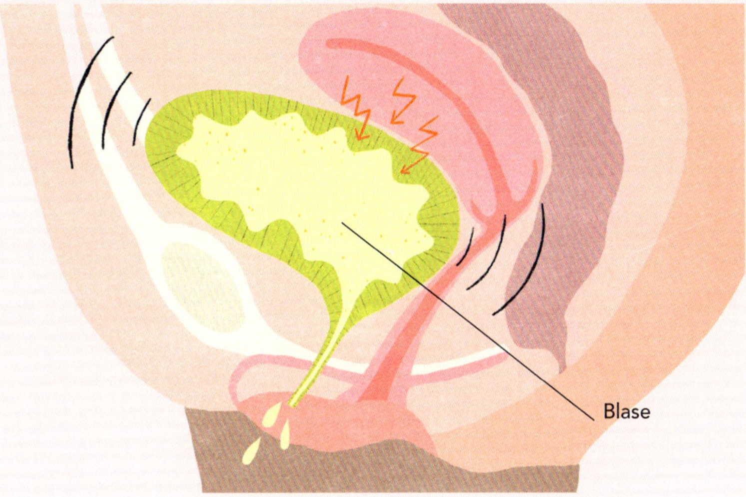

- **Elektrostimulation:** Im Rahmen einer krankengymnastischen Behandlung kann mittels Elektrostimulation der Beckenboden gestärkt werden.
- **Vaginalkonen:** Auch Vaginalkonen dienen dazu, die Beckenbodenmuskulatur zu stabilisieren. Es handelt sich hierbei um kleine, kegelförmige Gewichte, die vaginal eingeführt werden. Der Beckenboden wird dadurch so trainiert, dass er die immer kleiner werdenden Gewichte halten kann.
- **Vaginale Östrogenisierung:** Egal, für welche Therapie sich meine Patientinnen entscheiden, ich empfehle ihnen immer, sowohl die Vagina als auch den Eingang der Harnröhre ausreichend mit Östrogen zu versorgen. Wir haben ja schon beim Thema Blasenentzündungen gehört, dass ein lokaler Östrogenmangel dafür sorgt, dass die Verschlusskraft der Harnröhre abnimmt. Erhöht sich jetzt der intraabdominale Druck, zum Beispiel durch Husten, Niesen

oder schweres Heben, verlieren wir Urin, ganz klar. Eine regelmäßig applizierte Estriol-Creme kann Abhilfe schaffen.

- **Operation:** Wenn die Inkontinenz stark ausgeprägt und der Leidensdruck sehr groß ist, kann auch eine operative Intervention sinnvoll sein. Hier gibt es verschiedene Möglichkeiten; es kann zum Beispiel ein Band eingelegt werden, das den Winkel der Harnröhre verändert und so für Kontinenz sorgt. Das genaue Vorgehen muss aber im Einzelfall mit der behandelnden Ärztin geklärt und besprochen werden.

Dranginkontinenz

Bei der Dranginkontinenz ist nicht der Beckenboden das primäre Problem. Vielmehr leiden die betroffenen Frauen unter einem plötzlich starken Harndrang, selbst dann, wenn die Harnblase gar nicht voll ist. Umgangssprachlich ist hier auch oft von einer »Reizblase« die Rede. Häufig kommt es dann zu einem ungewollten Urinverlust.

Die Ursachen der Dranginkontinenz sind vielfältig. Es können neurologische Erkrankungen, wie zum Beispiel eine Multiple Sklerose, dahinterstecken. Bei Frauen in between liegt den Beschwerden allerdings meist ein Östrogenmangel zugrunde. Dadurch kommt es nicht nur häufiger zu Blasenentzündungen, die dafür sorgen, ständig auf Toilette zu müssen, sondern auch zur Schwächung des gesamten Verschlussapparats, sodass bereits kleine Urinmengen in der Blase reichen, um das Gefühl des Harndrangs auszulösen.

Betroffene Frauen klagen darüber, dass sie nachts mehrmals aufstehen müssen, um ins Bad zu gehen und sich stets versichern, dass es in der Nähe eine Toilette gibt, wenn sie das Haus verlassen. Auch hier gilt: Es ist wichtig, eine gesicherte Diagnose zu haben. Deshalb sollten sich Frauen nicht einfach damit abfinden, sondern sich an einen Facharzt wenden, der weitere diagnostische Schritte einleiten kann und auch Therapieempfehlungen ausspricht.

Behandlungsmöglichkeiten

Folgende Maßnahmen können jetzt sinnvoll sein:

- **Behandlung der Grunderkrankung:** Ganz klar: Gibt es eine neurologische Ursache für die Dranginkontinenz, steht deren Behandlung natürlich im Vordergrund. Auch eine Blasenentzündung muss erst einmal behandelt werden, bevor weitere Maßnahme eingeleitet werden können.
- **Lokale Östrogenisierung:** Durch die Verwendung der Estriol-Creme kommt es nachweislich seltener zu Blasenentzündungen. Auch die Harnröhre schließt wieder besser, was dabei hilft, den Urin halten zu können.
- **Blasentraining:** Wenn sämtliche organische Ursachen ausgeschlossen werden konnten, kann, gegebenenfalls mit physiotherapeutischer Unterstützung, ein Blasentraining erfolgen. Ziel ist es, dem plötzlichen Harndrang nicht zwingend nachgeben zu müssen.
- **Medikamente:** Auch eine medikamentöse Therapie kann nun sinnvoll sein. Hierfür stehen verschiedene Präparate zur Verfügung, die unter ärztlicher Anleitung eingenommen werden können.

Mischform

Eine Mischung aus Stress- oder Belastungsinkontinenz und Dranginkontinenz ist die zweithäufigste Form der Blasenschwäche. Zur Behandlung werden die Therapiebausteine beider Inkontinenzen zusammengesetzt.

Good to know

Kürbiskerne wirken beruhigend auf die Blase und können deshalb vor allem bei der Reizblase eine gute Unterstützung sein. Aber auch bei Stress- oder Belastungsinkontinenz lohnt sich ein Versuch! Deshalb: 10 g Kürbiskernöl täglich! Das entspricht etwa einem Teelöffel am Tag.

ALKOHOL-VERTRÄGLICHKEIT

Wenn wir an unsere jungen Jahre, also sehr, sehr jungen Jahre, zurückdenken, können wir möglicherweise nicht glauben, dass wir heutzutage jedes Glas Wein noch am nächsten Morgen spüren. Wir müssen dafür nicht einmal besonders trinkerprobt oder trinkfest gewesen sein, aber klar ist: Heute reicht beinahe der bloße Anblick von Alkohol und wir sind betrunken.

Mir geht es da nicht anders und so nippe ich jetzt bei dem wunderbaren italienischen Ritual des Aperitivo meist an einem alkoholfreien Crodino. Wein gibt's dafür hin und wieder am Wochenende. Ich gebe hierbei unumwunden zu, dass mir das fast ein bisschen leidtut. Ich mag den italienischen Wein nämlich ausgesprochen gerne. Was ich dagegen gar nicht mag, ist der darauffolgende schlechte Schlaf und das Gefühl von Watte am nächsten Morgen.

Warum vertragen wir Alkohol plötzlich schlechter?

Dafür gibt es vor allem drei Gründe:

- Der Wasseranteil unseres Körpers sinkt. Die gleiche Menge Alkohol wird also weniger stark verdünnt, die Folge ist ein höherer Alkoholpegel im Blut.
- Unsere Leberleistung ist geringer als in unseren 20ern. Unser Körper braucht nun länger, den Alkohol wieder abzubauen.
- Uns fehlt schlicht und ergreifend die Übung!

Meine besten Tipps, damit ein Glas Wein nicht für Katzenjammer sorgt

- **Kein Alkohol auf leeren Magen!** Wenn wir schon wissen, dass bei einer Gelegenheit ein oder zwei Gläser Wein getrunken werden, können wir vorher eine proteinreiche und kohlenhydratarme Mahlzeit zu uns nehmen.

- **Viel Wasser trinken**! Auf ein Glas Wein sollten zwei Gläser Wasser folgen. Auch wenn wir das bisher nicht gewöhnt waren, lohnt sich die Umstellung: Der Körper wird ausreichend mit Flüssigkeit versorgt und es kommt hinterher zu weniger Beschwerden.
- Am besten vier bis sechs Stunden **vor dem Schlafengehen keinen Alkohol** mehr trinken! Dieser führt zwar dazu, dass wir schneller einschlafen, stört aber unseren REM-Schlaf. Die Folge: Nach Alkoholkonsum wachen wir nachts häufiger auf und schlafen insgesamt unruhiger!
- Vor dem Einschlafen eine Brausetablette **Magnesium** in Wasser auflösen oder ein anderes elektrolythaltiges Getränk trinken. Alkohol sorgt nämlich dafür, dass die Sekretion des sogenannten Anti-Diuretischen-Hormons (ADH) aus der Hypophyse gehemmt wird und wir vermehrt Wasser lassen müssen. Dadurch verlieren wir natürlich auch Elektrolyte. Kopfschmerzen sind da quasi vorprogrammiert. Deshalb lohnt es sich, vorzusorgen!

Good to know

Ein reduzierter Alkoholkonsum oder der komplette Verzicht darauf hat nur positive Auswirkungen auf unseren Körper! Wir schlafen besser, unsere Haut ist reiner, unser Immunsystem und unser Gehirn fitter, unsere körperliche Leistungsfähigkeit steigt und wir reduzieren das Risiko für viele Krebserkrankungen. Dass unser Körper jetzt viel schneller »stopp!« ruft, zeigt wieder einmal, wie schlau er ist und wie gut wir daran tun, auf ihn zu hören!

SEELISCHE VERÄNDERUNGEN

KEINE LUST AUF SCHLECHTE KOMPROMISSE

Die Zeit in between ist, ohne jegliche Form der Übertreibung, der wunderbare Beginn einer Lebensphase, in der wir die Meinungen und Vorstellungen anderer getrost hinter uns lassen können. Eine Zeit, in der wir immer mehr die Fähigkeit bekommen, uns andere Sichtweisen und Vorschläge anzuhören und schlussendlich doch das zu tun, was wir möchten. Und zwar weder aus Trotz noch aus Rebellion, sondern weil es sich gut für uns anfühlt.

Meine eigene Geschichte

Bis ich zu einer von Millionen In-between-Frauen wurde, hatte ich ziemlich viel in ziemlich kurzer Zeit »auf die Beine gestellt«. Es hatte sich alles richtig und schlüssig für mich angefühlt und ich war definitiv in einer mehr als privilegierten Situation – sowohl beruflich als auch privat. Ich war Fachärztin für Gynäkologie und Geburtshilfe, hatte den Mann gefunden, mit dem ich alt werden wollte, drei eigene und zwei »geschenkte« Töchter. Der Patchwork-Wahnsinn, der die meisten neu zusammengewürfelten Familien anfangs einmal kräftig durchschüttelt, legte sich langsam und kam nur noch in Wellen. Es hätte also eigentlich alles gut sein können.

Und doch saß ich in meiner Praxis und fühlte mich leer. Es war schlicht und ergreifend nicht der Ort, an dem ich die nächsten 30 Berufsjahre verbringen wollte. Es war nicht meine Endstation. Verständnis dafür bekam ich nur bedingt. Nachvollziehbarerweise. Denn nach außen hin sah es zu gut aus, um es zu hinterfragen. Und auch ich fühlte mich insgeheim schlecht für meine Unzufriedenheit, wohl wissend, dass es unzählige andere Frauen und Familien gab, die weder Zeit noch Geld noch Kraft dafür hatten, sich diese Frage zu stellen. Und so ging es einige Monate weiter, in denen ich eine immer schwerer wiegende innere Müdigkeit verspürte. Mein Antrieb schwand, mein Enthusiasmus versiegte. Das war nicht ich.

Alles gut, aber nicht ich

Ich hatte in meiner Geburtsstadt Abitur gemacht, mein Studium abgeschlossen und meinen Doktortitel erworben, meine Facharztausbildung beendet und meine drei Töchter bekommen. Meine Energie hatte ich also im letzten Jahrzehnt (und sogar noch länger) in die Medizin und die Gründung meiner Familie gesteckt. Ich kam in der Zwischenzeit gar nicht auf die Idee, zu hinterfragen, ob der eingeschlagene Weg der richtige für mich war oder ob es möglicherweise einer Kurskorrektur bedurfte. Nun war der Kredit für die eigene Praxis aufgenommen, die Mitarbeiterverträge unterschrieben und meine Patientinnen verließen sich auf mich.

»Warum mache ich das hier eigentlich?«

So war ich also Mitte dreißig und wartete auf das Wochenende und die Ferien. Jede Flucht aus dem Alltag war mir recht. Während unserer Urlaube in unserem kleinen Häuschen in Italien zählte ich die Tage, die wir noch bleiben konnten. Die Aussicht auf Medizin im Minutentakt, Regressforderungen der Abrechnungsstellen wegen »zu viel Medizin« und das Gefühl, abends wie aus dem Fleischwolf gedreht aus der Praxis zu kommen, lähmten mich.

Wann genau die Entscheidung fiel, auszusteigen und noch einmal ganz neu anzufangen, kann ich nicht genau sagen. Es gab nicht DEN einen Moment; vielmehr war es die Häufung vieler kleiner. Einer davon, der sich tief in meine Erinnerung eingegraben hat, war der auf der kleinen Piazza in der Toskana, als mich meine italienische Freundin fragte, warum ich nicht einfach hier als Frauenärztin arbeiten würde. Die nächste gynäkologische Klinik war mehr als eine Stunde entfernt, die Frauen auf den Dörfern, egal, ob schwanger oder nicht, brauchten dringend eine Gynäkologin. Und so stellte ich mir in meinem Alltag immer öfter die Frage: »Warum mache ich das hier?«

Neuanfang in Italien

Es ist nun fünf Jahre her, dass wir nach Italien gegangen sind. Beruflich musste ich zwar nicht bei null (mein Studienabschluss und mein Facharztzeugnis wurden problemlos anerkannt) anfangen, aber es war nichts mehr im Ansatz so, wie es einmal war. Ich sprach die Landes- und Behandlungssprache nur bruchstückhaft, hatte keine langjährigen Freundinnen um mich herum, keine Familie und war unter der Woche plötzlich alleinerziehend.

Und trotzdem fühlte sich die Entscheidung richtig an. Die Kinder lebten sich schnell ein. Ich bin nach wie vor erstaunt darüber, welche Flexibilität sie hatten und haben. Und natürlich sehr, sehr dankbar. Ich legte eine Sprachprüfung bei der italienischen Landesärztekammer ab und fing in der Toskana als Landärztin an. Ich durfte wieder Medizin machen.

Die große Unlust, unbedingt gefallen zu wollen

Gelesen hört sich das vermutlich wie eine schöne und makellose Geschichte an. Natürlich war sie das nie und ist es auch heute nicht. Das Leben legt uns immer wieder Steine in den Weg und die heutige Zeit fährt zudem zusätzlich mit der ein oder anderen Katastrophe auf, zum Beispiel in Form von kriegerischen Auseinandersetzungen oder einer Pandemie. Was mich aber stets getragen hat, war das gute Gefühl, mir treu zu sein. Eine Entscheidung in meinem Sinne getroffen zu haben und nicht, um anderen zu gefallen. Ich kann euch sagen: Dadurch hadert man deutlich weniger mit den Unzulänglichkeiten des Alltags.

Ich hätte all das vermutlich nicht ein Jahr früher durchziehen können. Es brauchte jeden einzelnen Schritt, jede einzelne Etappe dorthin. Ich musste erst jeden Tag Stunde um Stunde in der Praxis sitzen, im Radius von 500 Metern zwei weitere Kollegen haben, die tagtäglich das gleiche taten wie ich. Ich musste meine Kinder jeden Tag in Kita und Schule bringen, um mir die Frage stellen zu können, ob es nicht auch für sie eine Bereicherung wäre, noch einmal anders zu leben. Und ich musste älter werden, um in der Lage zu sein, Risiko und Benefit abzuwägen. Aber vor allem um »gut gemeinte« Ratschläge, Warnungen und Lebensweisheiten, die mir stets entgegengebracht wurden, an mir abprallen lassen zu können. Zu alldem wäre ich ein paar Jahre früher nicht in der Lage gewesen.

Möchte ich also noch einmal jünger sein?

Mitnichten. Keine Falte weniger, kein strafferer Busen oder knackigerer Hintern wiegt auf, was ich heute fühle: Freiheit. Kompromisse sind wichtig. Wir müssen sie täglich mit unseren Mitmenschen eingehen. Ansonsten wäre ein friedliches Zusammenleben wohl kaum möglich. Auch mit uns selbst müssen wir uns regelmäßig einigen; nicht alles, was wir ad hoc möchten, können wir tun – und das ist auch gut so.

Wenn sich eine Entscheidung allerdings nicht gut anfühlt und schwer auf unseren Schultern lastet, bedeutet ein guter Kompromiss sicherlich nicht, weiter durchzuhalten. Für das (unfreiwillige) Zähnezusammenbeißen werden wir niemals einen Preis bekommen, es wird uns niemand auf die Schulter klopfen und sagen: »Toll, dass du weitergemacht hast, obwohl du es nicht wolltest!«

Ein zunächst eingegangener Kompromiss mit uns selbst kann ganz wunderbar dazu dienen, Zeit zu schinden, um zu überprüfen, ob das Gefühl der Last bleibt. Wenn ja, wird daraus allerdings ein schlechter Kompromiss, der uns nicht guttut und nicht für uns gemacht ist. Zum Glück haben wir jetzt die Möglichkeit der Veränderung. Und mit Mitte, Ende dreißig auch die Lebenserfahrung und den Mut dazu.

Das Leben am Schopf packen

Mein Vater starb jung. Ich war gerade mitten in meinem Medizinstudium, er auf dem Höhepunkt seiner Karriere. Aber sehr, sehr müde. Er wirkte eingefallen, wenn ich ihn sah. Wann immer ich ihm sagte, dass er unbedingt auf sich achten und deutlich kürzertreten müsse, nickte er. »Ich muss nur noch dieses Projekt beenden, das ist wichtig«, erwiderte er dann meistens.

Und so ging ein Projekt in das nächste über und ich verlor den Überblick darüber, wann er eigentlich vorhatte, kürzerzutreten. Er war getrieben von dem Wunsch nach Anerkennung, ging stets über seine Grenzen. Er lebte für seine Arbeit und stellte sie über seine eigenen (körperlichen) Bedürfnisse. Das letzte Mal sah ich meinen Vater, als ich ihn von seinem Klassentreffen abholte und ins Hotel fuhr. Er wirkte bedrückt. »Es war merkwürdig«, erzählte er mir. »Ich war einer der wenigen Gesunden. Alle anderen hatten chronische Erkrankungen, einige Krebs.« Ein paar Monate später starb er. An seinem ersten Urlaubstag beim Joggen.

Was ich damit sagen möchte, ist, dass wir gut daran tun, das Leben am Schopf zu packen, wann immer wir die Möglichkeit dazu haben. Mein Vater fühlte sich sicher als vermeintlich einzig Gesunder in der Runde seiner Freunde – und war der Erste, der starb. Es kann uns keiner versprechen, dass alles gut wird, oder vorhersagen, wann der letzte Vorhang fällt. Das ist aber auch gar nicht nötig. Solange wir auf uns und unser Gefühl hören, unsere Lebenserfahrung gesammelt für Entscheidungen nutzen und uns frei davon machen, was sich andere von uns wünschen beziehungsweise von uns erwarten, sind wir immer auf der richtigen Seite. Nämlich auf unserer.

Es gibt keine Garantie für Gesundheit

Mein Vater hatte alle Möglichkeiten. Das Leben hat ihm immer wieder Hinweise gegeben, dass es sich zumindest lohnen würde, einmal genauer hinzuschauen. Egal, ob es seine Schlafstörungen waren oder das ständige Kreisen seiner Gedanken, das sich um berufliche Belange drehte. Das Treffen mit seinen alten Schulkameraden, die schwer erkrankt waren, war das beste Beispiel dafür, dass es keine Garantie (mehr) für Gesundheit gibt, je älter wir werden.

Jetzt kann man natürlich berechtigterweise fragen, was ein zwar noch recht junger, aber eben definitiv nicht mehr in between steckender Mann wie mein Vater mit alldem hier zu tun hat. Nun ja, erstens ist oder war er mein Vater und hat mich sehr geprägt (nicht nur als Mensch, sondern auch durch sein plötzliches Ableben) und zweitens hätte auch er sehr gut daran getan, vor allem sein berufliches Leben immer mal wieder auf den Prüfstand zu stellen und sich zumindest ab und zu zu fragen, ob der Preis, den er seit Jahr und Tag dafür zahlte, nicht doch sehr hoch war. Ich bin der Meinung, damit kann man nicht früh genug anfangen. Und die beste Zeit ist sowieso immer jetzt.

Hadern gilt nicht, denn die Zeit lässt sich nicht zurückdrehen. Das ist aber auch gar nicht nötig, denn die letzten Jahrzehnte waren die beste Investition in uns, in die Frauen, die wir heute sind. Jetzt fängt die Ernte an, die allerdings nicht bedeutet, dass wir fortan im Stillstand verharren, im Schaukelstuhl sitzen und auf unsere Lebensleistung blicken. Dafür ist es definitiv zu früh. Stattdessen ernten wir jetzt das Wissen und die Sicherheit, dass wir uns auf uns, unser Gefühl und unsere Entscheidungsfähigkeit verlassen dürfen. Das kann auch bedeuten, das komplette Leben noch einmal umzukrempeln und auf den Kopf zu stellen.

BERUFLICHER NEUEINSTIEG ODER NEUORIENTIERUNG

Habt ihr schon einmal von dem Begriff Mid Career Crisis gehört? Mir war er, ehrlich gesagt, lange unbekannt, obwohl ich das Phänomen tagtäglich während meiner Arbeit mit Frauen erlebe. Es beschreibt die Sinnfrage bezogen auf das Berufsleben. Frauen in between stecken besonders häufig darin. Damit ist nicht das »übliche« Montagmorgentief nach einem schönen und entspannten Wochenende gemeint oder die schlechte Stimmung am Arbeitsplatz. Vielmehr geht es darum, seinen aktuellen beruflichen Alltag infrage zu stellen, zu überprüfen und zu schauen: »Ist es wirklich das, was ich machen möchte?« Rein rechnerisch stehen uns noch einige Arbeitsjahrzehnte bevor, wir haben aber eben auch schon einige hinter uns. Deshalb ist es eigentlich völlig logisch, dass es nun Zeit für eine Bestandsaufnahme ist.

Die Einstellung zur Arbeit hat sich allgemein verändert. Diente die Erwerbstätigkeit früher eigentlich dem bloßen Geldverdienen, ist der Job heutzutage für viele nicht mehr einfach nur ein Job. Arbeitswelt und Privatleben überschneiden sich zunehmend, der 9-to-5-Job gilt längst nicht mehr als Maß aller Dinge. Kein Wunder also, dass wir in unserem alltäglichen Tun eine Sinnhaftigkeit suchen, etwas, was uns antreibt und motiviert. Ging es nach dem Berufseinstieg hauptsächlich darum, sich zurechtzufinden und sich zu etablieren, folgt nun die berechtigte Frage: »Gefällt mir das, was ich tue?« Möglicherweise wird auch gar nicht die Berufswahl an sich infrage gestellt (so wie ich es nie infrage gestellt habe, Ärztin geworden zu sein), sondern vielmehr das Setting, in dem wir unserem Beruf jetzt nachgehen.

Ich möchte mir diesbezüglich gemeinsam mit euch zwei zum Weltfrauentag 2023 erschienene forsa-Umfragen für das Job-Netzwerk XING anschauen. Hier wird deutlich, dass es bei Frauen beruflich längst nicht nur um die persönliche Zufriedenheit geht, sondern ein wichtiger und nach wie vor sehr belastender Faktor die erschwerte

Vereinbarkeit zwischen Familie und Beruf ist, gepaart mit wenig Selbstvertrauen.

- **67 Prozent** der in Teilzeit arbeitenden Frauen haben diese Entscheidung getroffen, um Familie und Beruf besser miteinander vereinbaren zu können.
- **17 Prozent** aller Frauen sind in ihrem Beruf eher unzufrieden beziehungsweise sehr unzufrieden (Männer: 13 Prozent).
- **28 Prozent** aller Frauen sind offen für einen Jobwechsel (Männer: 34 Prozent), der Hauptgrund dafür ist das zu hohe Stresslevel (42 Prozent), bei Männern steht dagegen der Wunsch nach mehr Gehalt (53 Prozent) im Vordergrund.
- **41 Prozent** der weiblichen Beschäftigten üben ihren Job nur wegen des Geldes aus (Männer: 53 Prozent).
- Nur **22 Prozent** der Frauen glauben, dass sie unter ihrem eigentlichen Wert bezahlt werden (Männer: 32 Prozent).
- Nur **33 Prozent** aller Frauen würden sich trauen, ihren Arbeitgeber aufgrund des Fachkräftemangels und der damit verbundenen Erhöhung ihres Stellenwertes nach einer Gehaltserhöhung zu fragen (Männer: 42 Prozent).

Ihr seht: Im Berufsleben gibt es für uns Frauen noch eine ganze Menge zu tun! Obwohl wir uns mittlerweile im Großen und Ganzen den Männern gleichberechtigt fühlen, sind wir es in vielen Lebensbereichen tatsächlich aber noch gar nicht. Das fängt an beim Gender Pay Gap (unterschiedliche Gehälter von Männern und Frauen), geht über den Gender Pain Gap (das Nicht-Ernstnehmen von weiblichen Schmerzen) und endet längst nicht beim Gender Health Gap (der Benachteiligung von Frauen in der Medizin). Bleiben wir also auch in diesen Bereichen weiter dran, Dinge verändern und wirklich gerecht machen zu wollen!

Mag ich meinen Job?

Ein Jobwechsel oder eine Kündigung sollte natürlich nie eine »Schnellschuss-Entscheidung« sein. Ein genauer Blick auf unser berufliches Sein und Tun lohnt sich aber jetzt ganz besonders. Mit unserer bereits gesammelten Lebens- und Berufserfahrung können wir unsere Situation realistisch einschätzen und beurteilen, welche Chancen und Risiken ein Neuanfang uns bietet. So, wie wir private und familiäre Entscheidungen auf Gültigkeit überprüfen, tun wir gut daran, das auch in unserem Job zu tun. Diese sieben Fragen können dir bei deiner Bestandsaufnahme helfen:

1. Was hat mich dazu bewogen, meinen Beruf zu wählen? War es mein eigener Wunsch oder eher der meiner Eltern/meiner Familie?
2. Was fühle ich, wenn ich an meine Arbeit denke beziehungsweise mich auf dem Weg dorthin befinde? (Bei Unbehagen oder gar Ekel bitte unbedingt weiterfragen: Liegt es an dem Arbeitsumfeld? Den Aufgaben? Der Chefin? Den Kollegen? Dem weiten Arbeitsweg?)
3. Wie wichtig ist mir mein Beruf beziehungsweise wie sehr beeinflusst er mein Wohlbefinden? Beeinflusst beziehungsweise beeinträchtigt er meine Gesundheit?
4. Ist es mir wichtig, beruflich erfüllt zu sein, oder reicht es mir auch, dass ich damit genügend Geld für meinen Lebensunterhalt verdiene und eine sichere Rente habe?
5. Wenn mir Erfüllung wichtig ist: Welche sinnstiftendere Aufgabe gäbe es für mich?
6. Ist es mir wichtig, mit meiner Arbeit einer inneren Berufung zu folgen, oder arbeite ich vor allem, damit ich mir ein schönes und sicheres Leben außerhalb meiner Arbeitswelt ermöglichen kann? Habe ich die Work-Life-Balance, die ich mir wünsche?
7. Wenn ich mich jetzt beruflich verändern würde, wäre es auch dann noch das Richtige für mich, wenn die Kinder aus dem Haus sind oder ich (erneut) Mutter werden möchte? Wäre es den Einsatz und die Mühen wert?

Bei all diesen Fragen gibt es meistens kein eindeutiges Ja oder Nein und es ist auch nicht möglich, einfach Punkte zusammenzuzählen, die einem schließlich genau sagen, ob ein Jobwechsel angestrebt werden sollte oder lieber nicht. Sie können aber dabei helfen, die aktuelle Arbeitssituation von mehreren Seiten zu beleuchten und persönliche Klarheit zu gewinnen.

Nächste Schritte einleiten

Fällt die Überprüfung so aus, dass sich eine große berufliche Unzufriedenheit, gar eine Mid Career Crisis, herauskristallisiert, sollten wir ins Tun kommen. Diese weiteren Schritte können jetzt hilfreich sein:

1. Innerfamiliär oder natürlich auch als Alleinstehende für sich klären, wie viel finanzielle Rücklagen beziehungsweise finanzieller Spielraum vorhanden sind, um sich beruflich neu zu orientieren.
2. Mit der Arbeitgeberin sprechen, ob und wie weit berufliche Änderungswünsche umsetzbar sind (Arbeitstage, Arbeitszeit, Anwesenheit und Aufgabenfeld betreffend).
3. Ein Job-Coaching in Anspruch nehmen.
4. Sich in Ruhe mit den Werten und Vorstellungen der zweiten Hälfte des Arbeitslebens auseinandersetzen.
5. Gespräche mit Freunden und Familie darüber führen, welche Stärken, Schwächen und Talente sie in einem sehen.

Good to know

Ganz wichtig ist mir hier noch eine andere Sache: Ich weiß natürlich, dass es viele Frauen auf der Welt gibt, die gar nicht die Möglichkeit haben, überhaupt an eine berufliche Veränderung zu denken, die zum Teil nicht nur einen Job leisten müssen, sondern gleich mehrere, weil ansonsten schlicht und ergreifend das Geld nicht reicht. Ich bitte all diese Frauen um Nachsicht, dass ich das Thema Mid Career Crisis aufgegriffen und besprochen habe und sie nicht adäquat miteinbezogen habe. Ich sehe euch. Euch gilt mein allergrößter Respekt.

ANGST VOR DEM ÄLTERWERDEN

Kurz vor meinem 40. Geburtstag wurde mir jeden Abend vor dem Einschlafen Angst und Bange. Ich lag im Bett und fühlte mich an der Schwelle zum Altwerden. Ich habe wirklich gehadert. Es fühlte sich für mich an, als ob die Zeit wie feiner Sand zwischen meinen Fingern zerrinnt, und es machte sich ein Gefühl der Hilflosigkeit in mir breit. Die besten Jahre waren vorbei, dachte ich. Jetzt geht es nur noch bergab. Irgendwann fiel es mir wie Schuppen von den Augen und ich blieb enttäuscht zurück. Enttäuscht von mir selbst. Ich war einem medialen und gesellschaftlich-perfiden Narrativ auf den Leim gegangen: Frauen zu erzählen, dass sie alt sind, wenn sie eine gewisse Altersgrenze überschritten haben. Bei keinem Mann der Welt tut man das. In keiner Kultur. Erst recht nicht, wenn sie gerade einmal 40 Jahre alt sind. Völlig verrückt!

Die völlig überholten Regeln für ältere Frauen

Frauen wiederum erlegt man plötzlich ganz neue Regeln auf. Wie ein unsichtbarer Schleier umgibt sie ein ab sofort gültiger Verhaltenskodex: Bitte in die hintere Reihe zurücktreten! Und außerdem: Nicht zu knapp anziehen (»Das schickt sich nicht!«), erst recht nicht zu bunt (»Sie macht einen auf jugendlich!«). Von den ersten grauen Haaren und den Problemen, die sie mit sich bringen, haben wir ja schon gesprochen (»Sie lässt sich aber ganz schön gehen!«).

Weibliche Wesen werden nach wie vor schräg angeschaut, wenn sie einen jüngeren Partner an ihrer Seite haben. Der geläufige Begriff »Toy Boy« sagt hier schon alles: Es kann sich höchstens um ein Spielzeug handeln. Eine ernst zu nehmende Beziehung ist das niemals. Einer solchen Beurteilung fallen Verbindungen, in denen der männliche Part ein paar Jahre mehr auf dem Buckel hat, dagegen seltener oder gar nicht zum Opfer. Den Schuh der Bewertungen ziehen wir uns nun immer öfter an. Fast so, also ob die letzten Jahrzehnte unseres weiblichen Lebens nur eine Vorbereitung auf das war, was nun kommt, wenn wir älter werden. Eigentlich fehlt nur noch, dass wir uns dafür auch noch bedanken.

Egal, wie wir es machen, in den Augen der Gesellschaft ist es sowieso falsch. Nehmen wir die immer kleiner werdenden Augen aufgrund unserer Schlupflider und die tiefer werdende Zornesfalte auf der Stirn stillschweigend hin, steht uns das Alter überhaupt nicht gut. Lassen wir dagegen etwas diskret korrigieren, haben wir ein Problem mit dem Älterwerden. Und so geben wir stolze Geldsummen aus, um wenigstens Cremes und Seren zu kaufen, auf denen so verheißungsvolle Worte wie Anti-Aging stehen, die uns versprechen, dass sie die Zeichen der Zeit auf unserer Haut mildern können. Mit ihnen stehen wir abends vor dem Spiegel und massieren und kneten mit Hingabe unterschiedlichste Körperstellen, weil wir gelesen haben, dass das der ultimative Move ist, um jung und frisch auszusehen. Ich kenne keinen Mann, der das tut.

In between schwingt zudem ein wahres Damoklesschwert über unseren Köpfen: das Mysterium der Wechseljahre. Grau und dunkel erscheint uns diese Zeit. Viele haben sofort Bilder ihrer Mütter vor Augen, die wildwedelnd versuchen, eine unangenehme Hitzewallung zu vertreiben. Oder wir müssen an unsere Großmütter denken, gebeutelt von einer chronischen Schlaflosigkeit und Knochenschwund. Nein, das Älterwerden hat wahrlich nichts Schönes an sich.

Wespentaille und ein glatt gebügeltes Gesicht sind nicht automatisch schön!

An diesem Punkt erwacht nun mein Kampfgeist, denn es wird allerhöchste Zeit, endlich damit aufzuhören, die weibliche Attraktivität an Bauchumfang und Wespentaille zu messen oder gar an einem glatt gebügelten Gesicht. Das mögen Ziele der Schönheitsindustrie sein, aber diese dürfen wir niemals zu unseren eigenen machen. Frauen, die reifen, sind schön. Frauen, deren Lebensfreude in ihr Gesicht geschrieben ist, sind umwerfend. Frauen, die sich wohl in ihrem Körper fühlen, strotzen nur so vor Attraktivität.

Das Alter spielt hier überhaupt keine Rolle – ganz im Gegenteil! Denn erst mit den Jahren kann sich unsere gewonnene Lebenserfahrung und unser wachsendes Selbstbewusstsein in unserem Äußeren widerspiegeln. Wir müssen nur endlich damit aufhören, uns etwas anderes einreden zu lassen. Und selbstverständlich sollten auch wir Frauen dringend damit Schluss machen, uns untereinander zu bewerten. Wie eine Frau älter werden möchte, ist eine höchst individuelle Sache, die keine Kommentierung durch andere Personen benötigt. Ob granny hair oder lieber feuerrot, ob stolz faltentragend oder lieber etwas Botox – jede so, wie sie sich wohlfühlt! Stattdessen: Einander darin bestärken, endlich die zu sein, die man schon immer sein wollte. Spätestens jetzt ist es an der Zeit für gegenseitiges Female Empowerment! Was mir in den Nächten vor meinem runden Geburtstag geholfen hat, waren die weiblichen Vorbilder, die ich mir ins Gedächtnis gerufen habe. Großartige, fantastische Frauen, deren Alter überhaupt keine Rolle spielt oder die erst mit steigendem Alter ihren Platz in dieser Welt gefunden und sie zu einem besseren Ort gemacht haben. Mir sind unzählige Frauen eingefallen!

Durch meine berufliche Veränderung habe ich heute die Kraft, auch öffentlich über das Thema Frauengesundheit zu sprechen und aufzuklären. Ein Bereich, der mir hier sehr am Herzen liegt, ist der der Wechseljahre. Die Angst vor dieser weiblichen Lebensphase ist riesengroß und weit verbreitet. Noch immer kursieren völlig falsche und, ja, beängstigende Vorstellungen darüber in unseren Köpfen. Absolut verständlich, denn die Generationen vor uns hatten kaum eine Möglichkeit, die Vorzüge dieser aufregenden Zeit zu genießen, weil sie zu sehr unter den damit verbundenen Beschwerden (und später auch Folgeerkrankungen) gelitten haben. »Das ist etwas ganz Natürliches! Da muss man als Frau durch!« gab es als gut gemeinten Ratschlag häufig noch gratis dazu.

Die gute Nachricht lautet: Heutzutage muss keine Frau mehr leiden! Und das heißt für uns, dass wir diese Lebensphase aus vollem Herzen genießen dürfen! Die besten Grundlagen dafür legen wir jetzt, wenn wir bereits in unseren Dreißigern mit der Investition in uns und unseren Körper beginnen.

ANTI-AGING UND LONGEVITY

BESTE PRÄVENTION FÜR GEHIRN, KNOCHEN UND KREISLAUF

Nun möchte ich gemeinsam mit euch über unseren Tellerrand hinausblicken, geradewegs Richtung gesundes Älterwerden und langes Leben. »Ist es dafür nicht doch noch ein bisschen früh?«, könntet ihr mich jetzt berechtigterweise fragen. Und ich würde euch mit einem ganz entschiedenen Nein antworten: »Nein, das ist es nicht!«

Wir haben ja bereits in vorherigen Kapiteln gesehen, dass sehr viele, sehr wichtige Veränderungen schon deutlich früher eintreten, als man allgemein vermutet. Ich meine damit zum Beispiel die Abnahme der Muskelmasse ab Anfang 30 oder das Absinken des Progesteronspiegels ab Ende 30. Wenn wir uns nun anschauen, was allein diese beiden Veränderungen für recht große Auswirkungen auf unser Wohlbefinden haben und wie viel besser es uns geht, wenn wir diesen Entwicklungen sanft gegensteuern, wird uns klar, dass es sich lohnt, wachsam zu sein. Und eben jetzt schon damit zu beginnen, auf unser Konto der Gesundheit und Langlebigkeit einzuzahlen, da wir ansonsten Gefahr laufen, unseren Dispokredit ordentlich zu überziehen.

Das wirklich Interessante dabei ist, dass die Wechseljahre bei dem Themenkomplex »Anti-Aging und Longevity« eine besonders große Rolle spielen. Viele Erkrankungen im Leben einer Frau treten nämlich dann auf, wenn die Eizellreserven aufgebraucht sind beziehungsweise die Hormonspiegel absinken. Wenn wir also bei Frauen über gesundes Älterwerden sprechen, steht und fällt sehr viel mit der (Peri-)Menopause. Und eins ist klar: Je gesünder und kräftiger wir in diese Lebensphase starten, desto kräftiger und gesünder werden wir auch daraus hervorkommen.

Und noch etwas möchte ich mit euch besprechen: Lasst uns den Begriff Anti-Aging aus unserem Wortschatz streichen! Wie WOLLEN älter werden, nur eben nicht alt im Sinne von gebrechlich und krank. Deswegen lasst uns ab sofort ein neues Wort verwenden: Better-Aging. Gemeinsam mit euch möchte ich mir nun drei zentrale Körpersysteme anschauen, die nicht nur von großer Bedeutung sind, sondern auch dem Einfluss unserer wunderbaren Hormone unterliegen.

Unser Gehirn

Lange Zeit glaubten wir, dass das erwachsene Gehirn eigentlich wenig flexibel ist. Einmal aus der Pubertät rausgekommen, schien die Entwicklung vorerst einmal abgeschlossen. Erneute Veränderungen erwartete man erst wieder in höherem Alter. Das wissen wir nun besser: Das menschliche Gehirn ist stets veränderbar und anpassungsfähig. Und noch etwas konnte die wissenschaftliche Forschung herausfinden: Bei Frauen kommt es selbst während eines Monatszyklus in Abhängigkeit vom Hormonspiegel zu erstaunlichen zerebralen Veränderungen. Unsere Hormone haben also auch auf unsere Hirnfunktion einen erheblichen Einfluss!

So konnte eine Studie zeigen, dass die Größe des Hippocampus parallel zu einem zyklusbedingten Östrogenanstieg zunimmt. Der Hippocampus wird auch als die »Schaltstelle des Gedächtnisses« bezeichnet und gehört außerdem zum sogenannte »limbischen System«, dass mitunter unser Gefühlsleben reguliert. Vorstellbar ist deshalb, dass wir, je nachdem in welcher Zyklusphase wir uns befinden, eine besonders hohe Merkfähigkeit haben. Dass unser Gefühlsleben eng mit unserem Hormonspiegel verbunden ist, scheint dagegen kaum überraschend, aber noch einmal mehr wissenschaftlich bewiesen.

Watte im Kopf

In between leiden wir ja in der Regel unter einer Östrogendominanz, also einem dauerhaft im Verhältnis zum Progesteron erhöhten Östrogenwert in unserem Blut. Das bedeutet leider nicht im Umkehrschluss, dass unser Gedächtnis nun unfassbar gut ist. Im Gegenteil. Frauen, die unter einer Östrogendominanz leiden, berichten, übrigens ebenso wie Frauen in einer Östrogenmangelsituation, von zunehmenden Problemen mit der Konzentrations- und Merkfähigkeit. Deshalb gilt auch hier wieder: Es geht nicht nur um den jeweiligen Spiegel eines einzelnen Hormons, sondern auch um das Verhältnis und Zusammenspiel untereinander sowie die jeweiligen Schwankungen.

Übrigens beeinflusst auch Progesteron unser Gehirn. Es hat dabei einen eher hemmenden Effekt, wirkt beruhigend, schlaffördernd und ausgleichend und schützt außerdem unsere Nervenzellen. Mit dem Abfall des Progesteronspiegels erleben deshalb viele Frauen Zustände innerer Unruhe, vermehrter Ängstlichkeit und Schlafstörungen, die sich meist bis in die Perimenopause und häufig auch in die Postmenopause ziehen.

Das erwartet uns in und nach den Wechseljahren

Das Auf und Ab der Hormone in den Wechseljahren sorgt für zusätzliche Verwirrungen im ganzen Körper und in unserem Kopf. Kein Wunder also, dass zum Beispiel auch der Ursprung von Hitzewallungen in unserem Gehirn liegt. Mit dem Eintritt in die Perimenopause schwankt zunächst vor allem unser Östrogenspiegel. Nach einiger Zeit (das ist bei jeder Frau anders, bei der einen dauert es Monate, bei der anderen Jahre) bleibt er dann konstant niedrig. Die Folgen eines Östrogenmangels auf unser Gehirn sind weitreichend:

- Veränderung der Hirngefäße mit einer Erhöhung des Risikos für Durchblutungsstörungen und Schlaganfälle.
- Erhöhung des Risikos für eine neurodegenerative Erkrankung wie Demenz oder Parkinson.

Das können wir bereits jetzt tun!

- Die gute Nachricht: Wir sind diesen Prozessen nicht hilflos ausgeliefert! Wir haben bereits JETZT die Möglichkeit, uns um unsere Gehirngesundheit zu kümmern.

Ernährung

Ab sofort sollten wir auf »Brain Food« setzen!

- **Komplexe Kohlenhydrate** sorgen für einen konstanten Blutzuckerspiegel und setzen so gleichmäßig Energie für unsere Hirnleistung frei (Vollkornbrot, Vollkornprodukte, Naturreis, Hülsenfrüchte).
- **Omega-3-Fettsäuren** sorgen nicht nur dafür, dass wir bereits jetzt mental voll auf der Höhe sind, sondern verlangsamen auch den Alterungsprozess unseres Gehirns. Deshalb sollten wir nun unbedingt den regelmäßigen Verzehr dieser ungesättigten Fettsäuren in unseren Speiseplan einbauen (zum Beispiel Fisch, Meeresfrüchte, Leinöl), gegebenenfalls 250 mg EPA und 250 mg DHA pro Tag plus 1 Esslöffel Rapsöl (ALA) supplementieren.
- **Früchte**, vor allem rote Beeren (zum Beispiel Erdbeeren, Himbeeren, Heidelbeeren, Acaibeeren), haben aufgrund ihres hohen Gehalts an Polyphenolen eine große antioxidative Wirkung.
- **Dunkle Schokolade** mit hohem Kakaoanteil ist reich an Flavonoiden und wirkt deshalb gegen freie Radikale, die das Gehirn auf lange Sicht schädigen können.
- **Vitamin B6** und **B12** sowie **Folate** (Vitamin B9) wirken nachweislich einer Demenz entgegen. Es ist deshalb wichtig, einen Mangel zu vermeiden. Neben einer Vitamin-B6-reichen (zum Beispiel Vollkorngetreide, Walnüsse, Haselnüsse, rote Paprika; täglich 1,4 mg), Vitamin-B12-reichen (Fleisch, Fisch, Meeresfrüchte, Eier, Milchprodukte; täglich 4 µg) und folatreiche (Blattgemüse, Hülsenfrüchte, Vollkornprodukte; täglich 300 µg) Ernährung kann gegebenenfalls auch eine zusätzliche Supplementierung durch Nahrungsergänzungsmittel sinnvoll sein.

Bioidentische Hormone

In between kann der fallende Progesteronspiegel mit bioidentischen, mikronisierten Progesteronkapseln ausgeglichen werden. Ist der Zyklus noch regelmäßig, empfiehlt sich zunächst die Gabe ab dem Eisprung für die gesamte zweite Zyklushälfte. Kommt es in der Perimenopause schließlich auch zu Schwankungen und darauffolgend zu einem Abfall des Östrogenspiegels, empfehle ich meinen Frauen die

Applikation eines bioidentischen Estradiolgels oder -sprays. Bei sehr unregelmäßiger Menstruation beziehungsweise deren Ausbleiben wird das Progesteron dann kontinuierlich verwendet. Da verschiedene Untersuchungen außerdem darauf hinweisen, dass unsere kognitive Leistungsfähigkeit und der Erhalt unserer Hirnfunktion mit einem stabilen Testosteronspiegel zu tun haben, beginne ich nach ausführlicher Aufklärung gegebenenfalls auch mit der Gabe eines bioidentischen Testosterongels als »Off-Label-Use«.

Weitere Maßnahmen

Es gibt viele weitere Maßnahmen, die unser Gehirn stimulieren und seine Plastizität erhalten. Dazu gehören regelmäßig körperliche Bewegung, Tanzen, Musik hören und selbst machen sowie Fremdsprachen lernen. Und unsere Großeltern hatten recht: Kreuzworträtsel trainieren tatsächlich unser Gehirn!

Good to know

Ob das Phytopharmakum Ginkgo tatsächlich präventiv gegen eine Alzheimer- oder Demenzerkrankung wirkt, ist übrigens umstritten, da die Datenlage uneinheitlich ist. Empfohlen wird es dagegen bei bereits eingetretener leichter bis mittelschwerer Demenz.

Unsere Knochen und Gelenke

Das Wort Knochengesundheit hört sich für viele von uns ungefähr so sexy an wie Beckenbodentraining: nämlich gar nicht. Ich weiß. Um uns aber letztendlich so wenig wie nötig damit beschäftigen zu müssen, also so wenig wie möglich Last damit zu haben, tun wir gut daran, uns bereits jetzt darum zu kümmern.

Sicherlich war es für viele eine, ja, beinahe erschreckende Erkenntnis, dass wir schon ab Anfang 30 an Muskelmasse verlieren. Gegensteuern können wir hier mit gezieltem Muskelaufbautraining. Es ist also gut, darum zu wissen, denn so können wir ins Handeln kommen. Bei den Knochen sieht es ähnlich aus. Bereits in jungen Jahren nimmt nämlich auch unsere Knochendichte ab. In der Zeit der Perimenopause, also mit dem starken Abfall des Östrogenspiegels, beschleunigt sich diese Abnahme dann rasant. Also ist es auch hier absolut nicht überraschend, dass wir Frauen bestenfalls knochengesund in die Wechseljahre übertreten sollten.

Osteo – wie bitte?

Unsere Knochen halten unseren Körper stabil und tragen uns tagtäglich wie selbstverständlich durch die Welt. Wir bekommen dabei überhaupt nicht mit, welche Prozesse ständig in ihnen ablaufen, damit genau das auch so bleibt. Zwei Zelltypen sind währenddessen besonders wichtig: Die **Osteoblasten** und die **Osteoklasten**. Die einen sorgen dafür, dass Knochensubstanz aufgebaut, die anderen dafür, dass sie abgebaut wird.

Bis etwa Mitte 30 überwiegt der Aufbau der Substanz durch die Osteoblasten. Für ihre Arbeit benötigen sie unter anderem die Unterstützung von Östrogen, Testosteron und Progesteron, außerdem von Vitamin D, Vitamin K und Kalzium. Der Vollständigkeit halber möchte ich außerdem noch die Wichtigkeit von Parathormon und Calcitonin erwähnen. Dann plötzlich übernehmen die knochenabbauenden Zellen, die Osteoklasten, die Überhand. Das ist erst einmal ein ganz normaler, natürlicher Vorgang. Bedingt ist er durch die Verlangsamung verschiedener Stoffwechselprozesse, im Verlauf auch durch den zunehmenden Abfall des Progesterons.

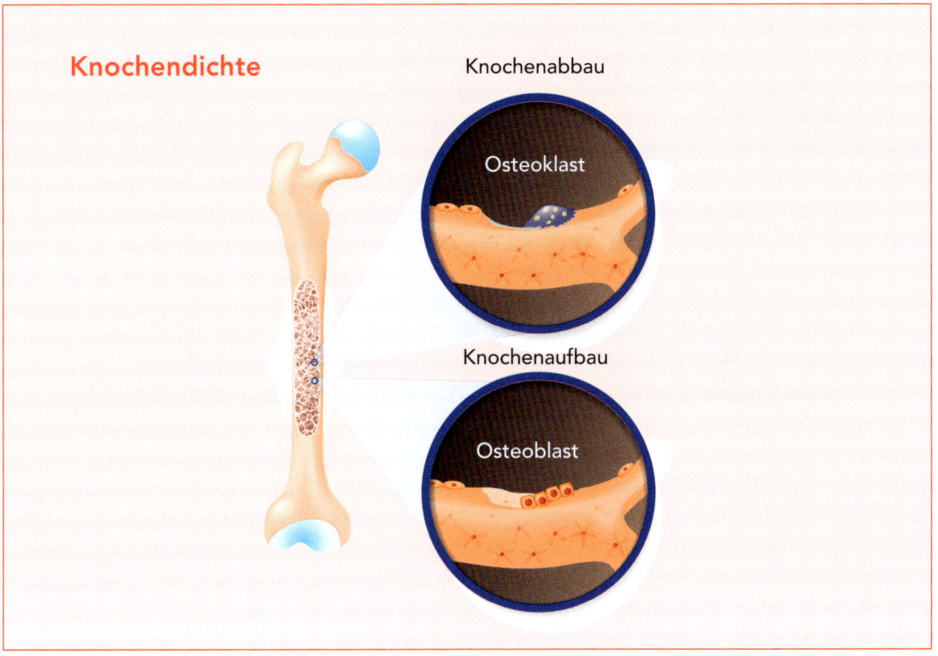

Das erwartet uns in und nach den Wechseljahren!

Kommen die Frauen dann in die Peri- und auch Postmenopause, beschleunigt sich das Ganze noch einmal. Vor allem die niedrigen Östrogen- und Testosteronspiegel sind nun dafür verantwortlich. Aber auch der bereits bestehende Progesteronmangel beeinflusst unsere Knochengesundheit negativ.

Eine niedrigere Knochendichte mit zunehmendem Alter ist also zunächst einmal völlig normal. Kritisch wird es allerdings dann, wenn sie mehr als gewöhnlich abnimmt. Ist sie vermindert, spricht man von einer sogenannten **Osteopenie**, bei einem richtigen Knochenschwund dann von einer **Osteoporose**. Faktoren, die die Entstehung einer Osteopenie und einer Osteoporose fördern können, sind unter anderem

- höheres Alter, verbunden mit weiblichem Geschlecht
- frühe beziehungsweise vorzeitige Wechseljahre
- Rauchen

- Alkohol
- Bewegungsmangel
- Untergewicht
- Mangel an Vitamin D, Vitamin K und Kalzium

Wie der Knochenstatus ist und ob möglicherweise eine verminderte Knochendichte oder gar Osteoporose vorliegt, kann man mit einer Knochendichtemessung kontrollieren lassen. Leider ist diese Untersuchung nicht zwangsläufig eine Leistung der gesetzlichen Krankenkassen. Sie wird zunächst einmal nur übernommen, wenn ein erhöhtes Risiko für einen krankhaften Knochenabbau besteht, zum Beispiel bei vorausgegangener hoch dosierter Cortisontherapie oder einer anderen Grunderkrankung.

Das können wir bereits jetzt tun!

Ernährung

Eine knochengesunde Ernährung beinhaltet wichtige Mikronährstoffe und Eiweiße. Die gute Nachricht lautet, dass es gar nicht schwer ist, diese in unsere tägliche Nahrungsaufnahme einzubauen. Eiweißhaltige Lebensmittel sind zum Beispiel Milchprodukte, Hülsenfrüchte, Tofu und Nüsse.

Mikronährstoffe

- **Vitamin D** spielt eine Schlüsselrolle in unserem Knochenstoffwechsel. Ich empfehle grundsätzlich jeder Frau in between ebenso wie in den Wechseljahren eine Kontrolle ihres Vitamin-D-Spiegels. Ganz häufig ist dieser zu niedrig, auch wenn sich die Frauen regelmäßig draußen aufhalten. Die Empfehlung geht ganz klar dahin, täglich 5 bis 25 Minuten Sonnenlicht »zu tanken«. Außerdem sollte auf eine Vitamin-D-reiche Ernährung geachtet werden, auch wenn die Möglichkeit der Aufnahme durch Lebensmittel eher gering ist. In dieser Hinsicht sind vor allem Fisch wie Hering, Lachs und Makrele sowie Eigelb und Speisepilze, wie zum Beispiel Morcheln, empfehlenswert. Die täglich empfohlene Zufuhr beträgt 20 µg. Bei einem Mangel sollte mit ausreichend hohen Dosen der Vitamin-D-Spiegel angehoben werden. Vitamin D sorgt dafür, dass Kalzium und Phosphat aus dem Darm resorbiert und in den Knochen eingebaut werden.

- **Vitamin K** wird in K1 (Phyllochinon) und K2 (Menachinon) eingeteilt. Während K1 besonders in der Blutgerinnung eine wichtige Rolle spielt, ist K2 für die Knochendichte und den Knochenumbau von Bedeutung. K1 erfolgt hauptsächlich durch die Aufnahme pflanzlicher, K2 durch den Verzehr tierischer Lebensmittel. Zu einem geringen Teil wird im Darm Vitamin K2 auch aus K1 gebildet. Für den menschlichen Körper spielt das allerdings keine große Rolle, da es nur unzureichend vom Körper aufgenommen wird. Wir sind also dringend auf eine vitaminreiche Ernährung angewiesen. Vitamin K2 findet man vor allem in Fleisch, Eiern, Butter und Milch. Die täglich empfohlene Menge von Vitamin K insgesamt sollte bei 60 µg liegen. Vor allem Frauen, die auf tierische Produkte verzichten, sollten es deshalb unbedingt substituieren.
- **Kalzium** ist der wichtigste Baustein unserer Knochen. Fast 100 Prozent des Kalziums, das sich in unserem Körper befindet, wird in unserem Skelett gespeichert. Für unsere Knochengesundheit ist also eine ausreichende Aufnahme des Mikronährstoffs sehr wichtig. Verlässliche Kalziumquellen sind Milch und Milchprodukte, außerdem Brokkoli, Samen und Nüsse. Die Zufuhr sollte zirka bei 1000 mg pro Tag liegen.

Bioidentische Hormone

Progesteron fördert den Aufbau neuer Knochensubstanz. Wenn der Progesteronspiegel fällt, wirkt sich das direkt auf unsere Knochengesundheit aus. Bei regelmäßiger Menstruation kann nun in der zweiten Zyklushälfte mikronisiertes Progesteron substituiert werden. Bei unregelmäßiger Blutung oder einer bereits vorhandenen Amenorrhoe kann es täglich verwendet werden. Mit fortschreitendem Alter und bei zusätzlichem Abfall des Östrogenspiegels empfiehlt sich außerdem die Verwendung eines Östrogengels oder -sprays. Auch ein Testosterongel kann sinnvoll sein.

Weitere Maßnahmen

Ganz wichtig: Wir müssen die Risikofaktoren minimieren! Das bedeutet in diesem Fall den Verzicht auf Nikotin und außerdem wenig Alkohol. Zudem sollte ein gesundes Körpergewicht angestrebt werden. Das Allerwichtigste ist jedoch die regelmäßige Bewegung! Diese wirkt stimulierend auf den Knochenaufbau und so automatisch dem Abbau entgegen. Dadurch wird außerdem vermehrt Muskulatur gebildet, die dem Knochengerüst zusätzliche Stabilität verleiht.

Unser Herz-Kreislauf-System

In between beschäftigen wir uns meist noch nicht mit unserem Herz-Kreislauf-System. Herz klopft, Blut fließt: Passt! Das ist auch gut so, dennoch finden schon einige Veränderungen mit den ersten hormonellen Umstellungen statt.

Wir haben bereits festgestellt, dass das Risiko für eine Insulinresistenz mit dem Abfall des Progesterons und der damit verbundenen Östrogendominanz steigt. Diese wiederum führt zu einem ständig erhöhten Blutzucker, was wiederum in einen Prädiabetes oder gar Diabetes Typ 2 münden kann. Eine Insulinresistenz erhöht außerdem das Risiko für Übergewicht, Bluthochdruck sowie erhöhte Blutfettwerte. Kurz gesagt: Bereits der Progesteronmangel kann unser Herz-Kreislauf-System belasten. Deshalb ist es enorm wichtig, dass wir bereits jetzt Sorge dafür tragen.

Das erwartet uns in und nach den Wechseljahren!

Treten wir in die Perimenopause ein, kommt es zu weiteren hormonellen Veränderungen. Viele Frauen bemerken zunächst eine Veränderung ihres Herzschlags. Das kann sehr verunsichernd sein, ist in der Regel aber harmlos. Östrogen sorgt dafür, dass sich die Herzkranzgefäße entspannen, ein Mangel dagegen, dass sie sich zusammenziehen. Da am Anfang der Wechseljahre der Östrogenspiegel noch sehr schwankt, wechseln die Gefäße also häufig schlagartig zwischen Weit- und Engstellung. Das spüren viele Frauen in Form von Herzstolpern oder -flattern.

Mit dem weiter sinkenden Östrogen im Blut kommt es zu einer andauernden Verengung der Gefäße unseres Körpers. Das Risiko für die Entwicklung eines Bluthochdrucks steigt. Außerdem erhöhen sich die Werte unseres LDL-Cholesterins, also des »bösen« Cholesterins. Das wiederum führt auf Dauer zu Ablagerungen in unserem Gefäßsystem (Achtung Arteriosklerose!) und außerdem zur weiteren Abnahme der Gefäßelastizität.

Übrigens erhöht auch der Hormonmangel in der Peri- und Postmenopause, also dauerhaft niedrige Östrogen- und Progesteronwerte, das Risiko für die Entwicklung einer Insulinresistenz, eines Übergewichts und einer Zuckererkrankung. Puh, ihr seht also, was für einen Einfluss unsere Hormone tatsächlich auf unser Herz-Kreislauf-System

Auswirkungen des Östrogen- und Progesteronmangels auf unser Herz-Kreislauf-System

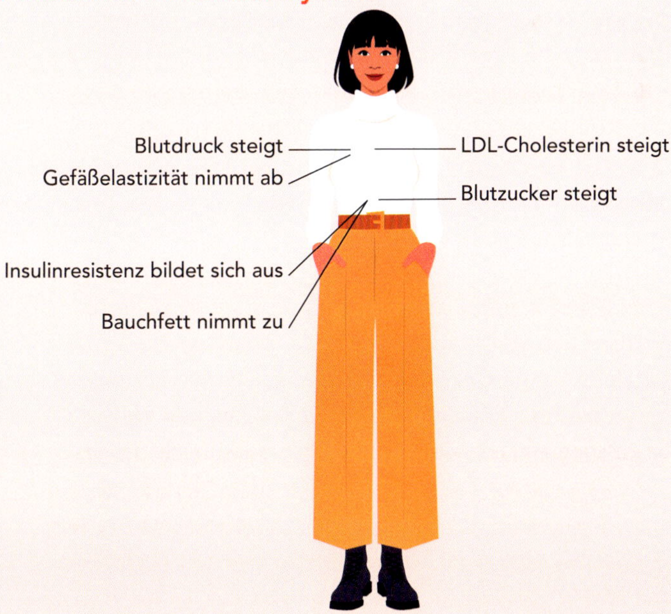

haben! Und wie wichtig es ist, diesbezüglich in unsere Gesundheit zu investieren, wenn der schützende Effekt unserer Hormone nachlässt.

Vorbeugemöglichkeiten

Ernährung

Viele Studien haben übereinstimmend gezeigt, dass die mediterrane Ernährungsweise für unser Herz-Kreislauf-System optimal ist. Sie schützt nachweislich unser Herz-Kreislauf-System und hilft uns dadurch, gesund und stark zu altern. Ganz nebenbei schmeckt sie dazu auch noch hervorragend!

Die mediterrane Diät enthält:

- Viel frisches Obst und Gemüse
- Fisch an Stelle von Fleisch
- Ballaststoffreiche Vollkornprodukte
- Hochwertige Pflanzenöle
- Hülsenfrüchte
- Wenig Zucker

Die mediterrane Diät ist reich an ungesättigten Fettsäuren, sekundären Pflanzenstoffen, außerdem an ballaststoffreichen Vollkornprodukten und frischen Lebensmitteln. Präventiv empfiehlt sich außerdem der Verzicht auf frittierte Speisen und Zucker. Außerdem sollte der Verzehr von Salz reduziert werden.

Diese Mikronährstoffe sind jetzt wichtig

- **Omega-3-Fettsäuren** verhindern nachweislich Ablagerungen in den Gefäßen und wirken entzündungshemmend. Eine kürzlich erschienene Studie hat dazu erstaunliche Zahlen geliefert: Omega-3-Fettsäuren senken das Risiko, an einer Erkrankung des Herz-Kreislauf-Systems zu sterben, um 7 Prozent, einen Herzinfarkt zu erleiden um 15 Prozent und eine koronare Herzkrankheit (KHK) zu entwickeln um 14 Prozent. Besonders reich an EPA und DHA (davon haben wir ja schon ein paar Mal gesprochen!) sind Makrele, Hering, Thunfisch und Lachs. Die tägliche Zufuhr von Omega-

3-Fettsäuren sollte 250 mg EPA und 250 mg DHA beinhalten. Liegen bereits Beschwerden wie zum Beispiel Bluthochdruck oder erhöhte Blutfettwerte vor, können auch höhere Dosierungen sinnvoll sein. Außerdem sollte 1 Esslöffel Rapsöl pro Tag aufgenommen werden, da dieser die empfohlene Menge an ALA enthält.

- **Folate haben** ebenfalls einen nachgewiesenen präventiven Effekt auf unser Herz-Kreislauf-System. Es senkt den Homocysteinspiegel und reduziert dadurch das Risiko für die Entwicklung eines Schlaganfalls. Homocystein ist ein Stoffwechselprodukt, dass bei vermehrtem Vorkommen Gefäßerkrankungen verursachen kann. Folsäure steckt in Spinat, Salat, Hülsenfrüchten und Vollkornprodukten. Die empfohlene Tagesdosierung liegt bei 300 µg Folatäquivalent. Liegt ein erhöhter Homocystein-Spiegel vor, kann neben der folatreichen Ernährung eine Supplementierung sinnvoll sein.
- **Vitamin B12** ist außerdem wichtig für unser Herz-Kreislauf-System. Ein Mangel kann sich in einem erhöhten Homocystein-Spiegel zeigen, welcher ein erhöhtes Risiko für kardiovaskuläre Erkrankungen bedeutet. Eine ausreichende Vitamin-B12-Zufuhr von täglich 4 µg durch eine gezielte Ernährung ist jetzt wichtig. Hier bieten sich als Quellen vor allem mageres Fleisch, Fisch, Meeresfrüchte und Milchprodukte an. Oftmals ist aber auch eine zusätzliche Einnahme pro Tag sinnvoll.
- **Coenzym Q10** kennen wir ja bereits als Bestandteil der Hautpflege, die wir jetzt verwenden sollten. Untersuchungen haben gezeigt, dass es auch präventiv gegen Herz-Kreislauf-Erkrankungen wirkt. Es wirkt antioxidativ und dient der Energiegewinnung unserer Zellen. Unser Körper kann das Coenzym übrigens selbst herstellen, allerdings nimmt die Eigenproduktion drastisch ab. Deshalb sollte nun unbedingt auf eine ausreichende Zufuhr von außen geachtet werden. Besonders reich an Coenzym Q10 sind tierische Lebensmittel wie Geflügel, Leber, Fisch und Ei. Je älter wir werden, kann aber auch eine zusätzliche Supplementierung sinnvoll sein. Die Deutsche Gesellschaft für Ernährung (DGE) hat bislang noch keine täglich empfohlene Menge festgelegt. 60 mg pro Tag sind aber ein guter Dosierungsanhalt.

Bioidentische Hormone

In between kann mit einer Gabe von mikronisiertem Progesteron in der zweiten Zyklushälfte begonnen werden. Fällt mit der Zeit der Östrogenspiegel, sollte eine transdermale Östrogentherapie ergänzt werden. Bei sehr unregelmäßigem Zyklus beziehungsweise in der Postmenopause wird das Progesteron in der Regel nicht mehr zyklisch gegeben, sondern zusammen mit dem Östrogen täglich.

Weitere Maßnahmen

- **Verzicht auf Nikotin.**
- **Regelmäßige Bewegung:** Bereits in den Alltag integrierte, körperliche Tätigkeiten wirken präventiv auf unser Herz-Kreislauf-System! Das kann der Weg zur Arbeit mit dem Fahrrad sein, der Spaziergang mit dem Hund oder die bewusste Bewegung in der Mittagspause. Es gilt: Jeder Schritt zählt!
- Halten oder Erreichen eines **gesunden Körpergewichts.**
- **Achten auf einen gesunden Blutdruck:** Idealerweise sollte der Blutdruck von Frauen 120/80 mmHg nicht überschreiten. Ein bestehender arterieller Bluthochdruck sollte ggf. medikamentös behandelt werden. Häufig wird dieser von Frauen gar nicht bemerkt, weswegen es durchaus sinnvoll sein kann, immer mal »stichprobenartig« zu messen. Das sollte in Ruhe geschehen und nicht, nachdem wir gerade fünf Stockwerke hochgelaufen sind. Es ist zudem wichtig, auf Warnzeichen wie Kopfschmerzen, Augenflimmern, Schwindel und innere Unruhe zu achten. Auch diese können Hinweise auf einen Bluthochdruck sein.
- **Effektives Stressmanagement:** Es ist nicht realistisch anzunehmen, dass wir jegliche Form von Stress aus unserem Alltag verbannen können oder auch nur sollen. Vielmehr geht es darum, »gesund« mit Stress und aufreibenden Lebensphasen umzugehen. Übersetzt bedeutet das, dass wir uns gezielt Ruhepausen gönnen, in denen wir die äußeren Einflüsse (Handy, Computer etc.) ausschalten und zur Ruhe kommen. Einige Frauen können das am besten, wenn sie sich körperlich betätigen, zum Beispiel bei einer Yoga-Session. Andere wiederum fahren bei einem guten Buch in der Badewanne so

richtig runter. Und wieder andere brauchen entspannte Zeit mit Freunden und Familie. Egal, was es ist, der Stresspegel muss immer mal wieder Richtung null gehen. Dazu gehört auch ein regelmäßiger und ausreichender Schlaf.

EIN GESUNDER DARM SORGT FÜR WOHL-BEFINDEN

Ich gebe es ganz offen zu: Auch ich dachte lange Zeit, unser Darm sei in erster Linie ein Muskelschlauch, der es zur Aufgabe hat, unsere Nahrung zu transportieren. Im Medizinstudium habe ich zusätzlich gelernt, wo genau welche Nährstoffe von ihm resorbiert werden. Dennoch wurde mir erst sehr viel später klar, dass unser Darm noch so viel mehr ist! So kann er zum Beispiel mit Fug und Recht als »Zentrum unseres Immunsystems« bezeichnet werden. 70 Prozent unserer Immunzellen befinden sich im Darm! Könnt ihr euch das vorstellen? Und tatsächlich spielt er auch eine Rolle in unserem hormonellen Kreislauf. Wahnsinn! Es ist also fundamental wichtig, dass wir uns gemeinsam auf die Reise durch dieses Organ der Superlative begeben und uns dabei vor allem anschauen, welchen Einfluss der Darm auf unsere beiden Hormonschwestern Östrogen und Progesteron hat. Und damit auch auf unser Wohlbefinden. Lasst uns mit ein paar spannenden Eckdaten anfangen.

Anatomie und Aufbau

Der menschliche Darm ist bis zu acht Meter lang und hat eine Oberfläche zwischen 30 und 40 Quadratmetern. Er besitzt Millionen von Nervenzellen und beherbergt Milliarden von verschiedenen Bakterien und anderen Mikroorganismen, die die Darmflora bilden. Er ist ein wichtiges Teil unseres Immunsystems und muss entscheiden, welche Stoffe wichtig für uns sind und welche wir im wahrsten Sinne des Wortes »loswerden« müssen. Gar nicht so leicht, diese Aufgabe! Der Darm wird in verschiedene Abschnitte eingeteilt:

- **Dünndarm:** Der Dünndarm ist bis zu fünf Meter lang und wird noch einmal eingeteilt in Duodenum, Jejunum und Ileum. Seine Aufgabe besteht darin, mithilfe von Enzymen die aufgenommene

Nahrung in Einzelteile zu zerlegen. Hier ist auch der Ort, an dem Nährstoffe (Mineralien, Spurenelemente, Vitamine etc.) resorbiert und anschließend in unseren Blutkreislauf abgegeben werden. Und: Der Dünndarm spielt eine zentrale Rolle in unserem Hormonsystem (dazu später mehr!)

- **Dickdarm:** Der Dickdarm hat eine Länge von bis zu 1,5 Metern. Seine Abschnitte nennt man Caecum (Blinddarm) mit Appendix vermiformis (Wurmfortsatz), Colon (Grimmdarm) und Rektum

Darm und Darmabschnitte

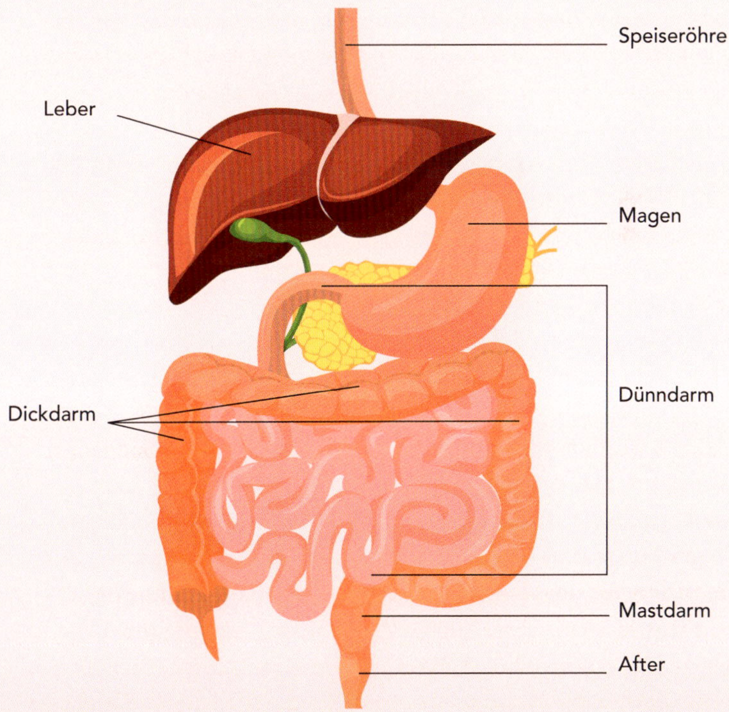

(Mastdarm). Hier wird der Nahrungsbrei eingedickt und es erfolgt die Regulation unseres Elektrolythaushaltes. Auch der Dickdarm ist von der Darmflora ausgekleidet.

Wie die Hormonschwestern den Darm beeinflussen

Das Wunderorgan Darm reagiert sehr schnell und sehr intensiv auf hormonelle Veränderungen. Das erleben wir in unserem Alltag regelmäßig. Stresshormone können zum Beispiel dafür sorgen, dass wir plötzlich Durchfall bekommen. Aber auch unsere Sexualhormone beeinflussen unsere Darmtätigkeit.

- **Östrogen:** Östrogen wirkt über verschiedene Mechanismen darmanregend, das heißt, es stimuliert die Darmperistaltik. Manche Frauen leiden deshalb um den Eisprung herum, also dann, wenn der Östrogenwert seinen Höhepunkt im Monatszyklus erreicht, unter einer vermehrten Darmbewegung oder sogar Durchfall.
- **Progesteron:** Entspannt die Muskulatur, also auch die Darmmuskulatur. Dadurch wird der Darm träge und es kann zu Verstopfungen und Blähungen kommen. Viele Frauen leiden darunter vor allem in der zweiten Zyklushälfte, also wenn natürlicherweise der Progesteronspiegel hoch ist.

Darm gut, alles gut

Halten wir also fest: Unser Darm steht in engem Verhältnis zu unserem Hormonhaushalt und hat außerdem einen erheblichen Einfluss auf unsere gesamte Gesundheit. Seine Flora spielt dabei eine besonders große Rolle. Hier befinden sich schätzungsweise über 2000 verschiedene Spezies, die zusammen das sogenannte Mikrobiom bilden und dafür sorgen, dass unser Körper auch über den Darm hinaus gut geschützt ist. Sie helfen zum Beispiel dabei, Krankheitserreger an ihrem Eintritt zu hindern. Zudem gibt es verschiedene Studien, die vermuten lassen, dass einige (chronische) Erkrankungen, aber auch Übergewicht, ihren Ursprung in einer veränderten Zusammensetzung des Mikrobioms haben. Gründe, warum sich das Mikrobiom verändern kann, gibt es einige. Hier gelten vor allem Antibiotika als Störenfriede, aber nach neuesten Erkenntnissen sind es auch andere Medikamente, wie zum Beispiel orale Verhütungsmittel oder Rheumamittel. Und jetzt kommen wir zu einem Punkt, der leider nach wie vor nicht sehr bekannt ist: Ein Ungleichgewicht der Darmflora beeinflusst auch unseren Hormonhaushalt.

Östrobolom – bitte was?

- Hier kommt nun das sogenannte Östrobolom ins Spiel. Der Begriff beschreibt eine Ansammlung von Darmbakterien, die den Östrogenstoffwechsel maßgeblich mitregulieren. Überschüssiges Östrogen wird, nachdem es in der Leber umgebaut wurde, in den Darm abgegeben. Die Bakterien des Östroboloms sind mit Hilfe des Enzyms ß-Glucuronidase in der Lage, Veränderungen vorzunehmen, die dazu führen, dass das Östrogen nicht ausgeschieden werden kann. Das bedeutet im Klartext: Gibt es vermehrt ß-Glucuronidase-bildende Bakterien im Darm, verbleibt mehr Östrogen im Köper (Hallo Östrogendominanz!), sind es zu wenige, kommt es zu einer intensiveren Ausscheidung (**Achtung:** Östrogenmangel!). Es geht also, wie immer, um das richtige Gleichgewicht! Und zwar hier um das Gleichgewicht unserer Darmflora.

So sorgen wir für Gleichgewicht in unserem Darm

Gerade in between, wenn sich erste hormonelle Veränderungen einstellen und sich viele Frauen in einer Östrogendominanz befinden, rate ich dazu, ganz besonders auf die Darmgesundheit zu achten. Das gilt auch für die Perimenopause. Zwei Stichworte sind hier besonders wichtig: Probiotika und Präbiotika. Beide sorgen für eine gesunde Darmflora und unterscheiden sich dennoch grundsätzlich. Als **Probiotika** bezeichnet man Mikroorganismen wie Milchsäurebakterien die für eine gesunde Darmflora sorgen und natürlicherweise im Darm vorkommen. Ist die Flora im Ungleichgewicht, sind sie nicht in ausreichender Anzahl vorhanden. **Präbiotika** dagegen sind Nahrungsbestandteile, die diese »guten« Darmbakterien dabei unterstützen, zu wachsen und zu gedeihen. Beide brauchen sich gegenseitig. Es gibt zwei Möglichkeiten, Pro- und Präbiotika zu konsumieren.

Pro- und präbiotische Lebensmittel

Die erste Möglichkeit besteht in der natürlichen Aufnahme von Nahrungsmitteln, die reich an Pro- und Präbiotika sind, wie zum Beispiel diese:

Fermentierte Milchprodukte

- Joghurt
- Kefir

Fermentierte Lebensmittel

- Sauerkraut
- Kombucha-Tee
- Saure Gurken
- Hartkäse wie Parmesan

Präbiotische Lebensmittel

- Hülsenfrüchte
- Vollkornprodukte
- Spargel
- Knoblauch
- Zwiebeln
- Artischocken
- Pastinaken
- Bananen

Unter **Symbiotika** versteht man eine Mischung aus beiden. Eine Schüssel Naturjoghurt mit Banane und Leinsamen ist zum Beispiel eine symbiotische Mahlzeit – und damit ein echtes Geschenk an unser Mikrobiom.

Nahrungsergänzung

Die zweite Möglichkeit ist die gezielte Supplementierung sowohl von Pro- als auch von Präbiotika. Das empfiehlt sich zum Beispiel, wenn ihre tägliche Aufnahme durch die Nahrung (aus welchen Gründen auch immer) nicht ausreicht oder aber, wenn bestimmten Medikamente, wie zum Beispiel Antibiotika oder hormonelle Verhütungsmittel, eingenommen werden. Hier bieten sich Kombipräparate an, die beides enthalten. Ich bespreche mit meinen Patientinnen, welches Vorgehen für sie sinnvoll ist. Essen sie gerne fermentierte Lebensmittel und verwenden dazu auch Präbiotika, ist das großartig.

Good to know

Viele meiner Patientinnen tun sich schwer damit, regelmäßig Joghurt oder Kefir zu sich zu nehmen, oder sind viel unterwegs und haben wenig Zeit, gezielt Mahlzeiten selbst zuzubereiten. Ihnen empfehle ich die Einnahme eines pro-präbiotischen Komplexes. Dieser sollte viele verschiedene probiotische Bakterienstämme enthalten. Wichtig ist außerdem, ihn regelmäßig einzunehmen und in die alltägliche Routine einzubauen. Am effektivsten ist die Einnahme morgens auf leeren Magen, 30 Minuten vor dem Essen. Bei magensaftresistenten Kapseln ist der Zeitpunkt dagegen egal. Wird der Komplex gezielt als Unterstützung bei einer Antibiotikatherapie supplementiert, bitte beide Produkte in einem Abstand von zwei bis drei Stunden einnehmen. Der Pro-Prä-Komplex sollte außerdem etwa 14 Tage länger als das Antibiotikum genommen werden. Es kann übrigens sinnvoll sein, eine Mikrobiom-Analyse durchführen zu lassen, um zu schauen, ob die Darmflora im Gleichgewicht ist.

WICHTIGE GESUNDHEITS-FAKTOREN: ERNÄHRUNG UND BEWEGUNG

Die mediterrane Ernährung

Vor allem in den Medien kursiert immer wieder der Begriff »Mediterrane Diät«. Auch wenn ich die Bezeichnung nicht sonderlich mag, ist der Hype darum berechtigt. Ich persönlich würde die Bezeichnung »Mediterrane Ernährung« bevorzugen, da es sich hierbei keinesfalls um eine Diät handelt, sondern um eine grundsätzliche Art und Weise, sich zu ernähren. Ihr verzeiht also hoffentlich, wenn ich das Wort »Diät« ersetze.

Die mediterrane Ernährung hat als Grundlage die Nahrungsaufnahme des Mittelmeerraums, vor allem in Griechenland und Süditalien, der 60er-Jahre. Mittlerweile gibt es davon einige Abweichungen und eine einige neue Variationen. Die Idee ist aber nach wie vor die gleiche: Eine gesunde, ausgewogene Ernährung mit einem niedrigen Anteil an gesättigten und einem hohen Anteil an ungesättigten Fettsäuren, reich an wichtigen Mikronährstoffen. Dass das überaus sinnvoll ist, haben wir nun schon in beinahe jedem Kapitel dieses Buches gesehen.

Viele wissenschaftliche Studien konnten einen positiven Einfluss auf unseren Körper und unseren Geist belegen, nicht nur therapeutisch, sondern auch präventiv. Wenn ich meinen Frauen diese Form der Ernährung empfehle, sind sie oft erst einmal skeptisch. Die Sorge ist groß, dass die Zubereitung der Gerichte aufwendig ist oder sie nicht von allen Familienmitgliedern akzeptiert werden. Diese Befürchtungen möchte ich ihnen und auch euch nehmen.

Bei der mediterranen Ernährung reicht es häufig, einige Lebensmittel zu ersetzen (Beispiele siehe unten), und es ist garantiert für jeden etwas dabei. Was ich übrigens hier in Italien besonders genieße und schon gerne sehr viel früher gekannt hätte, ist die große Bedeutung, die hier der Nahrungsaufnahme beigemessen wird. Essen an sich, aber auch seine Zubereitung sind Rituale, die fest in den Familienalltag integriert sind. Hier wird an langen Tafeln in großer Runde und über Stunden hinweg gegessen. Es geht nicht nur darum, satt zu werden, sondern vor allem darum, zu genießen, bevorzugt in Gesellschaft. Und das geht eben auch auf gesunde Art.

Lebensmittelpyramide

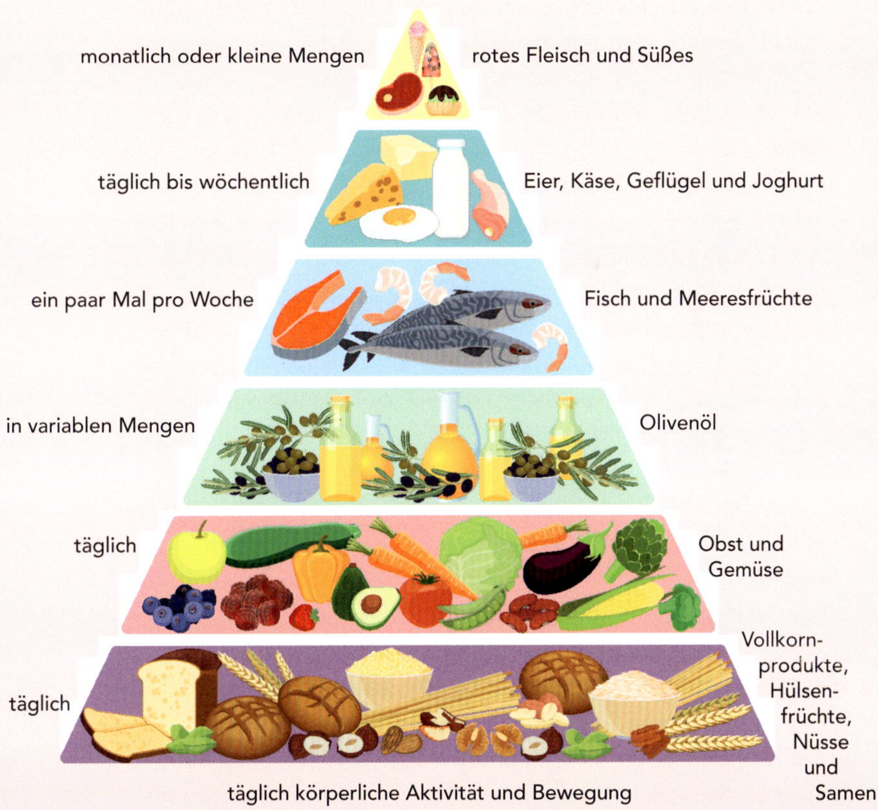
monatlich oder kleine Mengen
rotes Fleisch und Süßes
täglich bis wöchentlich
Eier, Käse, Geflügel und Joghurt
ein paar Mal pro Woche
Fisch und Meeresfrüchte
in variablen Mengen
Olivenöl
täglich
Obst und Gemüse
täglich
Vollkornprodukte, Hülsenfrüchte, Nüsse und Samen
täglich körperliche Aktivität und Bewegung

Die Lebensmittelpyramide zeigt, wie wir unsere Ernährung am besten gestalten. Ihr seht, auch ein Glas Wein ist kein No-Go. Je nach Beschwerdebild können wir einige Nahrungsmittel besonders in den Fokus stellen. Diese Lebensmittel könnt ihr ganz einfach ersetzen:

- Rotes Fleisch durch weißes Fleisch (vor allem Geflügel), Fisch und Meeresfrüchte
- Butter durch Olivenöl
- Weißen Reis durch Naturreis, Hülsenfrüchte (Linsen, Kichererbsen, Sojabohnen), Couscous oder Bulgur
- Salz durch frische Gewürze (zum Beispiel Knoblauch, Rosmarin, Oregano, Basilikum)
- Süße Snacks durch Oliven, Nüsse, Samen

Der richtige Sport

Sport ist erwiesenermaßen das Gegenteil von Mord. Er rettet Leben! Studien zeigen, dass regelmäßige körperliche Bewegung die Anzahl der Killerzellen in unserem Blut deutlich steigert. Killerzellen sind Bestandteil unseres Immunsystems und schützen uns nicht nur vor Infektionen, sondern auch vor Krebserkrankungen. Körperlich sehr aktive Menschen reduzieren ihr Risiko, einen bösartigen Tumor zu entwickeln, um ganze 42 Prozent! Aber auch Menschen, die bereits an Brust- oder Darmkrebs erkrankt sind, verbessern mit regelmäßiger Bewegung deutlich ihre Überlebenschancen. Eine Untersuchung spricht von 28 Prozent, wenn regelmäßig Sport getrieben wird.

Bereits in den vorherigen Kapiteln haben wir schon viel über den präventiven Nutzen von körperlicher Bewegung gehört. Halten wir also noch einmal gesammelt fest:

Sport schützt vor

- Krebserkrankungen
- Übergewicht
- Bluthochdruck
- Osteoporose
- Diabetes Typ 2
- Herz-Kreislauf-Erkrankungen
- Stress

Trainingsart	Inhaltsstoffe
Ausdauer-belastungen pro Woche	Mindestens 150 bis 300 Minuten moderate Ausdauerbelastungen wie Spazieren gehen oder Rad fahren oder mindestens 75 bis 150 Minuten intensive körperliche Belastungen wie Joggen
Krafttraining pro Woche	An mindestens zwei Tagen kräftigende Übungen für alle größeren Muskelgruppen für zusätzliche Gesundheitseffekte
Sitzzeit	Sitzzeit reduzieren, stattdessen körperliche Aktivität jeder Art intensivieren

- Schlaflosigkeit
- Menstruationsschmerzen
- PMS

Regelmäßigkeit ist wichtig

Die Sache ist also ganz klar: Ab sofort müssen wir, wenn wir gesund und stark älter werden möchten, auf Bewegung setzen. Doch was bedeutet das genau? Die Weltgesundheitsorganisation, kurz WHO, spricht diesbezüglich folgende Empfehlung aus: Die wöchentliche körperliche Aktivität sollte mindestens 150 bis 300 Minuten betragen. Neben moderatem und intensivem Ausdauertraining wird auch regelmäßiges Krafttraining empfohlen. Insgesamt gilt es, die täglich im Sitzen verbrachte Zeit zu minimieren und die körperliche Aktivität zu steigern. Wie das konkret aussehen kann, zeigt die Tabelle oben.

Zu den »moderaten Belastungen« zählen zum Beispiel Laufen, Schwimmen, Radfahren und Walken, aber auch alltägliche Aktivitäten wie Gartenarbeit. Zu den »intensiveren« körperlichen Aktivitäten gehören Joggen, Tennis, Kardiotraining und Seilspringen.

Muskelaufbautraining muss übrigens nicht zwangsläufig Hanteltraining sein. Es geht vielmehr darum, gezielt alle Muskelgruppen zu kräftigen. Das kann mit Gewichten sein, aber auch aus regelmäßigen Kniebeugen, Liegestützen oder Yoga- und Pilatesübungen bestehen.

Sport soll Spaß machen

Jetzt kennen wir also die Theorie, die natürlich wichtig ist, um zu wissen, wie wir am besten Sport treiben sollten. Was natürlich bei all diesen Aufzählungen fehlt, ist die Erwähnung des Spaßfaktors. Es bringt absolut nichts, wenn wir uns in einem Fitnessstudio anmelden, dreimal hinquälen und dann nur noch Geld für das unbenutzte Abo zahlen. Es gilt also zunächst, die Art der Bewegung zu finden, die uns wirklich Spaß macht.

- Sind wir eher Einzelsportlerinnen? Oder blühen wir erst in der Gruppe richtig auf?
- Sind wir motivierter, wenn wir uns zum gemeinsamen Sportmachen mit einer Freundin treffen, oder brauchen wir Flexibilität?
- Ist es uns wichtig, draußen, also auch bei Wind und Wetter, zu trainieren oder bevorzugen wir den Komfort eines Sportclubs?
- Stehen wir eher auf »klassische« Sportarten wie Joggen, Tennis oder Fitness oder sind wir von monotonen Bewegungen eher gelangweilt? Wollen wir lieber kickboxen?

Und wenn wir Sportmuffel sind und bleiben, ist das auch völlig in Ordnung! Hauptsache, wir machen ihn trotzdem – und genießen das Gefühl danach. Verschwitzt, ausgepowert und stolz auf uns selbst.

VORSORGEUNTERSUCHUNGEN, DIE SICH LOHNEN

Das Wahrnehmen von angebotenen Vorsorgeuntersuchungen gehört definitiv nicht zu unseren Lieblingsbeschäftigungen. Auch wenn wir natürlich wissen, dass sie sinnvoll sind, ja, sogar lebensrettend sein können. Dazu brauche ich nur in meinem Freundeskreis herumzuschauen und muss eigentlich gar keine Umfrageergebnisse aus dem Hut zaubern, um diese These zu beweisen.

Tue ich aber doch, denn ich muss zugeben, dass die Zahlen mich noch einmal mehr überrascht haben: Weniger als die Hälfte aller Frauen, nämlich circa 45 Prozent, nehmen regelmäßig die von ihren Krankenkassen angebotenen Vorsorgeuntersuchungen in Anspruch. Das sind echt wenige – und deutlich weniger, als ich gedacht habe. Die Gründe dafür sind unklar, aber vermutlich eine Mischung aus Zeitmangel und Unwissenheit, welche Untersuchungen ihnen eigentlich zustehen. Höchste Zeit also, das Angebot noch einmal auf den Punkt zu bringen und zu beleuchten.

Gynäkologische Vorsorgeuntersuchungen

Gynäkologische Untersuchung

Die allgemeine gynäkologische Untersuchung wird bereits allen jungen Frauen ab 20 Jahren empfohlen. Bei den Terminen sollte vor allem das ausführliche Gespräch und eine vaginale Untersuchung im Vordergrund stehen. Ab 30 Jahren wird diese dann mit der Brustuntersuchung komplettiert.

Ko-Testung

In den 70er-Jahren wurde der sogenannte Pap-Test als Screeninguntersuchung auf Zellveränderungen des Gebärmutterhalses eingeführt. Der Name stammt vom Pathologen Georg Nicholas Papanicolaou, der das Testverfahren entwickelt hat. Seit der Einführung ist die Neuerkrankungsrate von Frauen an Gebärmutterhalskrebs (auch Zervixkarzinom genannt) drastisch gesunken. Das Humane Papillomavirus (HPV) ist der Hauptverursacher von Zellveränderungen des Gebärmutterhalses und auch von Gebärmutterhalskrebs. Mittlerweile sind über 200 verschiedene Virustypen bekannt. Nicht alle wirken krebsverursachend. HPV 6 und 11 sind zum Beispiel für die zwar störenden, aber ungefährlichen Feigwarzen im Genitalbereich verantwortlich. Die HPV-Typen 16, 18, 31, 33, 45, 52 und 58 dagegen zählen zu den »High Risk«-Varianten, die letztendlich eine Krebserkrankung verursachen können. Eine antivirale Behandlung gegen HPV gibt es nicht. Jedoch eine Impfung. Diese wird in der Regel Jungen und Mädchen bis zum 18. Lebensjahr empfohlen und auch bezahlt. Die meisten In-between-Frauen sind nicht geimpft, weil es die Impfung in ihrer Jugend noch nicht gab. Es kann durchaus sinnvoll sein, die Immunisierung jetzt noch nachzuholen und einen Antrag auf Kostenübernahme bei der Krankenkasse zu stellen.

Bei Frauen bis 34 Jahre übernehmen die gesetzlichen Krankenkassen einen jährlichen Pap-Test. Ab 35 Jahren dann alle drei Jahre eine Ko-Testung (Pap-Test + HPV-Test). Der Grund für diese unterschiedliche Vorgehensweise ist der, dass vor allem jüngere Frauen sich recht häufig mit einem oder mehreren HPV-Typen anstecken, die Infektion aber schnell und folgenlos ausheilt. Eine regelmäßige HPV-Kontrolle wäre also hier nicht sinnvoll. Sie erhalten deshalb einmal im Jahr in Form des Pap-Tests eine Untersuchung auf möglicherweise vorhandene Zellveränderungen. Sind diese vorhanden, wird ein anschließender HPV-Test von der Krankenkasse übernommen. Frauen ab 35 wird dagegen die Ko-Testung alle drei Jahre angeboten.

Brustuntersuchung

Einmal jährlich Abtasten der Brust und der axillären Lymphabflussgebiete wird als Brustkrebsprophylaxe von den Krankenkassen als Kassenleistung übernommen. Ich bitte alle meine Patientin, auch regelmäßig selbst ihre Brust abzutasten. Der beste Zeitpunkt dafür ist in den Tagen nach der Menstruation.

Tastuntersuchung Brustkrebsvorsorge

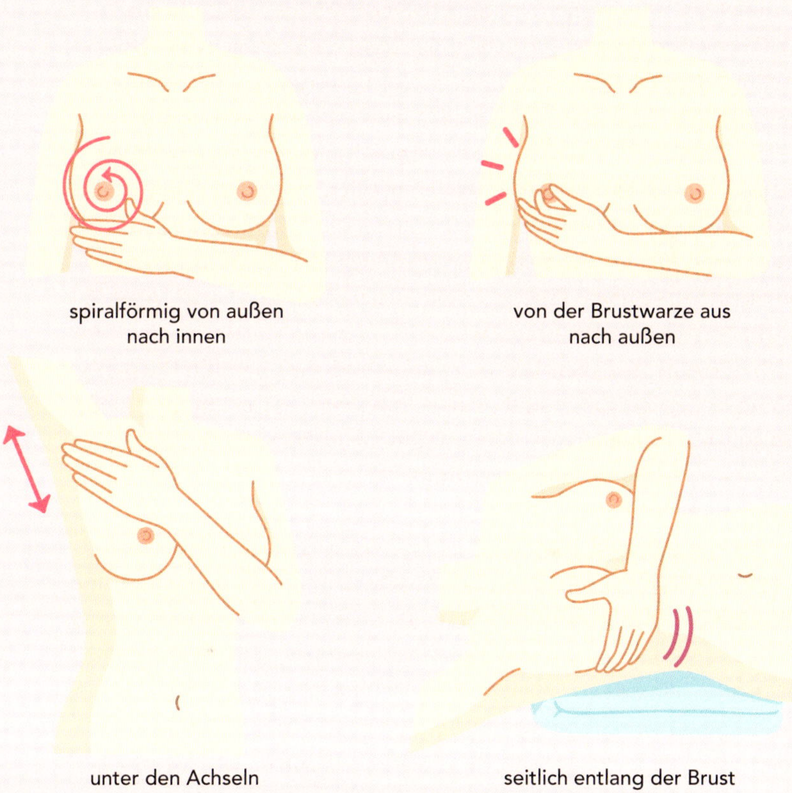

Sinnvolle Zusatzuntersuchungen

Vaginalultraschall

Die jährliche gynäkologische Untersuchung enthält nicht automatisch auch eine Ultraschalluntersuchung der Gebärmutter und der Eierstöcke. Der Ultraschall ist eine sogenannte Zusatzleistung, auch IGEL-Leistung genannt. Ich halte ihn für sehr sinnvoll. Eine ausführliche

Tastuntersuchung ist natürlich schon ein wichtiges Diagnose-Tool. Jedoch hat sie Begrenzungen. Veränderungen der Gebärmutterschleimhaut können zum Beispiel nicht getastet werden und auch Frühstadien von bösartigen Veränderungen sind mit den bloßen Händen kaum zu diagnostizieren.
Das Argument, das seit Langem gegen die Aufnahme des vaginalen Ultraschalls in das von der Krankenkasse übernommene Screeningprogramm spricht, ist, dass es relativ häufig zu »falsch positiven« Untersuchungsbefunden kommt. Übersetzt heißt das, dass eine harmlose Eierstockzyste zu einer Reihe (in diesem Fall unnötigen) Untersuchungen und möglicherweise sogar einer Operation führen kann. Jede Frau, die einen Ultraschall durchführen lässt, sollte sich dieses Risikos bewusst sein und es gegen den Wunsch nach einer umfassenden Vorsorgeuntersuchung abwägen. Die Gefahr dieser »falsch positiven« Befunde kann minimiert werden, indem die Untersuchung von einem erfahrenen Mediziner durchgeführt wird.

Brustultraschall

Gerade Frauen in between empfehle ich die Durchführung eines jährlichen Brustultraschalls, auch wenn der (leider!) selbst gezahlt werden muss. Besonders bei dichtem Brustdrüsengewebe, das Frauen in diesem Alter meist noch haben, bietet sich eine sonographische Untersuchung an. Eine Mammographie, die in Deutschland übrigens ab 50 Jahren alle zwei Jahre routinemäßig angeboten wird, kann hier noch unzureichend sein. Wie beim Vaginalultraschall lässt sich das Risiko von »falsch positiven« Befunden reduzieren, wenn man den Brustultraschall von einer erfahrenen Spezialistin durchführen lässt, zum Beispiel in einem Brustzentrum.

Weitere Vorsorgeuntersuchungen

Check-up 35

Diese allgemeine Kontrolluntersuchung sollte alle drei Jahre durchgeführt werden und beinhaltet ein Anamnesegespräch und eine ausführliche körperliche Untersuchung. Außerdem wird der Blutdruck gemessen, der Impfstatus überprüft und gegebenenfalls aktualisiert, und es werden individuelle Risikofaktoren bezüglich Herz-Kreislauf- und Krebserkrankungen erfasst.

Screening auf Hepatitis B und C

Einmalig wird von den Krankenkassen zusätzlich die Übernahme einer Screeninguntersuchung auf Hepatitis B und C angeboten.

Zahnvorsorge

Für Erwachsene gilt die Kostenübernahme von zwei zahnärztlichen Kontrolluntersuchungen im Jahr, die wir auf jeden Fall wahrnehmen sollten. Die Investition in unsere Zahngesundheit ist in jedem Fall eine lohnenswerte Angelegenheit!

Hautkrebsscreening

Alle zwei Jahre ist überdies eine Untersuchung der gesamten Hautoberfläche, der Hautfalten und des behaarten Kopfes angeraten, um das Risiko für eine Hautkrebserkrankung zu minimieren.

Good to know

Neben den regelmäßigen Vorsorgeuntersuchungen empfehle ich meinen Patientinnen natürlich auch, regelmäßig ihren Impfpass kontrollieren zu lassen. Einige Impfungen, wie zum Beispiel Tetanus, müssen regelmäßig aufgefrischt werden, damit ein zuverlässiger Schutz besteht. Impfungen gehören in den Bereich der »primären Prävention«, sorgen also dafür, dass wir Erkrankungen erst gar nicht bekommen.

FÜNF FRAUEN – FÜNF GESCHICHTEN

PAULA, 39 JAHRE

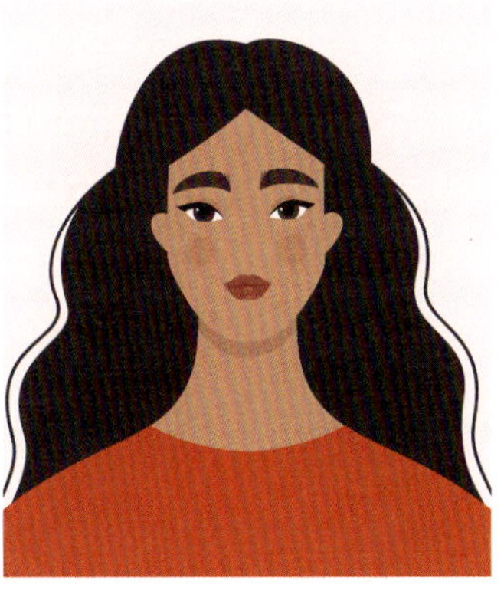

»Ich bin wirklich ganz verzweifelt. Obwohl ich wirklich glaube, eine »gestandene« Frau zu sein, fühle ich mich mittlerweile nur noch hundeelend. Seit einigen Monaten geht es mir mindesten eine Woche in meinem Zyklus schlecht. Aber nicht einfach »schlecht« im Sinne von Unterleibsschmerzen während meiner Periode oder ein bisschen Brustspannen kurz davor. Nein, es ist fast so, also ob ich nach meinem Eisprung zu einem komplett anderen Menschen werde. Ich habe auch seit Kurzem wieder einen total krassen »Mittelschmerz«, spüre also ganz genau, wann ich ovuliere. Dann bekomme ich mittlerweile schon richtig Angst vor dem, was kommt. Ich weiß: In ein paar Tagen geht es wieder los. Ich hoffe dann jedes Mal, dass es wirklich nur die letzte Woche ist, bevor ich meine Tage bekomme. Leider ist es manchmal auch deutlich länger.

Zunächst fange ich an, schlechter zu schlafen. Ich schlafe noch ganz gut ein, weil ich ja eigentlich immer völlig übermüdet bin. Dann wache ich aber gefühlt jede Stunde auf. Morgens fühle ich mich total gerädert. Ich merke, dass meine innere Anspannung wächst. Meine Familie kennt das schon. Sie spricht mich dann gar nicht erst an. Meine Lebensgefährtin bringt mir stillschweigend einen Kaffee. Sie ist so lieb zu mir, aber ich schaffe es gar nicht, ihr zu zeigen, wie dankbar ich ihr bin. Stattdessen nervt mich nun alles. Es kann eine Fliege im Zimmer sein oder das Schmatzen unseres Sohnes, ich flippe sofort aus, fahre total aus der Haut. Ich schäme mich danach immer dafür, aber in dem Moment kann ich nicht anders. Abends sind meine Beine schwer und ich sehe die Abdrücke der Socken an meinen Füßen. Meine Brust fühlt sich so geschwollen an, dass ich nur mehr auf dem Rücken liegen kann (von schlafen will ich in dieser Zeit gar nicht sprechen).

In den letzten Tagen vor meiner Periode liege ich, wann immer es geht, auf dem Sofa. Alles ist mir zu viel. Bislang habe ich es morgens noch ins Büro geschafft; im letzten Zyklus habe ich mich allerdings krankgemeldet. Es ging einfach nichts mehr. Ich war dann bei meinem Frauenarzt und habe ihn um Rat gebeten. Er wollte mir die Pille verschreiben. Das möchte ich allerdings absolut nicht. Ich habe in den letzten Jahren wegen einer starken Blutung verschiedene ausprobiert, aber jedes Mal ging es mir schlecht darunter. Ich hatte Kopfschmerzen und Übelkeit und meine Libido war komplett verschwunden. Irgendwie scheine ich insgesamt sehr sensibel auf Hormone zu reagieren. Er sagte dann, dass ich versuchen sollte, mich einfach in diesen Tagen zu entspannen und jeglichem Stress aus dem Weg zu gehen. Das versuche ich ja, aber ich habe das Gefühl, es wird immer schlimmer. Ich habe wirklich Angst, dass es meiner Lebensgefährtin irgendwann zu viel wird. Sobald meine Menstruation eingesetzt hat, ist der Spuk zwar vorbei, aber mittlerweile haben wir beide Angst vor dem ›nächsten Mal‹. Ich möchte auch nicht mehr, dass unser Sohn mich so sieht. Ich weiß nicht mehr, was ich noch tun soll.«

Meine medizinische Einschätzung

Paula leidet unter den eindrucksvollen Symptomen eines PMS, also eines prämenstruellen Syndroms. An ihrer Geschichte sieht man, dass es sich hierbei nicht einfach um Stimmungsschwankungen oder allgemeines Unwohlsein handelt, sondern dass es den Betroffenen wirklich sehr schlecht gehen und das gesamte Familienleben darunter leiden kann. Erschwerend kommt häufig hinzu, dass sich viele Frauen von ihren behandelnden Ärzten nicht wirklich ernst genommen oder ausreichend unterstützt fühlen. Das PMS ist nach wie vor sehr schambehaftet; viele Frauen können selbst nicht erklären, was eigentlich mit ihnen los ist. Paula kann die Symptome bereits sehr deutlich einem Zykluszeitpunkt zuordnen. Vielen Betroffenen ist das anfangs nicht ganz so klar. Sie kommen zu mir und erzählen, dass sie mehrere Tage im Monat einen absoluten Tiefpunkt haben und nicht wissen, warum. Hier ist mein erster Rat, für mindestens zwei Monate ein Zyklustagebuch zu führen. Das schaue ich mir dann gemeinsam mit meinen Patientinnen an. Viele erleben schließlich einen wahren Aha-Moment. Das ist wichtig, denn alles, was eingeordnet und verstanden wird, ist nicht mehr ganz so unheimlich.

Die Empfehlung des Frauenarztes, auf ein hormonelles Verhütungsmittel zurückzugreifen, ist nachvollziehbar. Für Paula scheint es allerdings nicht die optimale Lösung zu sein, da sie gerne auf die Pille verzichten möchte. Sie hat diesbezüglich bereits schlechte Erfahrungen gemacht. Es ist wichtig, nun eine andere Therapieoption mit ihr zu finden, da es keinen Sinn macht, sie zu etwas zu überreden, was sie nicht möchte. Außerdem gibt es einige andere therapeutische Ansätze, die nachweislich einen positiven Effekt auf ein PMS haben. Da bei Paula aufgrund der sehr ausgeprägten psychischen Komponente der Verdacht auf ein PMDS (prämenstruelles dysphorisches Syndrom) naheliegt, ist es wichtig, sie in den nächsten Wochen engmaschig zu begleiten und ihr eine psychologische Unterstützung vorzuschlagen.

Mein Therapievorschlag

Paulas Zyklus hat laut Zykluskalender eine Länge von 28 Tagen. Die vorgeschlagene Therapie besteht aus mehreren Bausteinen.

1. Ab dem 14. Zyklustag bis zum Einsetzen der Menstruation abends 200 mg **mikronisiertes Progesteron** anwenden. Ich empfehle Paula eine orale Substitution, da der Schlaf dadurch verbessert wird.
2. Grundsätzlich empfehle ich meinen Patientinnen eine **Mikronährstoffanalyse** beziehungsweise wenigstens die Kontrolle ihres Vitamin-D-Spiegels. Sobald die Werte vorliegen, kann eine individuell abgestimmte Supplementierung erfolgen. Die aufgeführten Mikronährstoffe sollten bei Beschwerden in einem oberen normalen Be-

reich liegen. Alternativ schlage ich folgende Dosierungen für zunächst drei Monate vor:

- 40 bis 100 mg Vitamin B6 pro Tag
- 30 mg Zink pro Tag
- 150 mg Vitamin C pro Tag
- 250 mg Magnesium pro Tag, vorzugsweise vor dem Zubettgehen
- bewusste Aufnahme von Sonnenlicht durch Spaziergänge im Freien, mindesten 5 bis 25 Minuten pro Tag, gegebenenfalls zusätzliche Substitution
- 500 mg Kalzium pro Tag
- 1 bis 2 g Omega-3-Fettsäuren pro Tag

3. Gegen die **Wassereinlagerungen** helfen Wechselduschen oder Kompressionsstrümpfe.
4. Ich bitte immer um ein gemeinsames Gespräch mit den Familienmitgliedern, die unmittelbar mit von dem **PMS** meiner Patientinnen betroffen sind. In diesem Fall ist es zunächst einmal die Lebensgefährtin von Paula. Es ist ganz wichtig, dass die Angehörigen verstehen, was genau ein PMS ist, dass es absolut nichts mit ihnen oder der zwischenmenschlichen Beziehung zu tun hat. Außerdem gebe ich Tipps an die Hand, die nahestehende Personen recht einfach umsetzen können, um die Betroffenen zu unterstützen.
5. Paulas Partnerin kann zum Beispiel nun darauf achten, dass sie zusammen körperliche **Bewegung** in ihren Alltag integrieren, wenn es Richtung Paulas Menstruation geht. Da die Betroffenen sich während dieser Tage häufig selbst schwer aufraffen können und sich am liebsten verkriechen möchten, ist eine Person, die liebevoll auf einen Spaziergang, Schwimmen oder Fahrradfahren besteht, Gold wert. Und es nicht persönlich nimmt, wenn sie erst einmal auf Ablehnung stößt.
6. Während dieser besonderen Tage bewusst **Entspannungsmomente** in den Alltag einzubauen, kann Wunder wirken. Hier kann auch problemlos der gemeinsame Sohn integriert werden. Und eine gemeinsame Yoga-Session oder eine meditative Traumreise ist sowieso einfach schön für alle Beteiligten.

7. Bis eine angesetzte Therapie wirkt, sollte zunächst einmal darauf geachtet werden, dass wichtige Termine (wenn irgendwie möglich!) nicht in die Tage kurz vor der Periode gelegt werden. Völlig klar, dass das nicht immer geht, aber wenn der Zyklus getrackt wird und es zu Terminabsprachen kommt, kann ganz klar kommuniziert werden, dass diese Tage nicht zur Verfügung stehen.
8. So lieb gemeint der tägliche Kaffee ist, den Paulas Partnerin ihr morgens bringt – in den PMS-Tagen sollte möglichst darauf verzichtet werden. Stattdessen kann sie ihre Anteilnahme mit zwei Tassen **Frauenmantel- oder Schafgarbentee** täglich zeigen. Auch Alkohol und Nikotin sind jetzt tabu.
9. Gerade während dieser Tage sollte auf eine **bewusste Ernährung** geachtet werden. Das kann auch ein sehr guter Anlass sein, gemeinsam als Familie oder mit Freunden zu kochen. Besonders empfehlenswert sind jetzt natürlich Gerichte, die zusätzlich die oben genannten Mikronährstoffe enthalten. Aber auch eine tryptophanreiche Ernährung (Käse, Geflügel, Soja, dunkle Schokolade etc.) ist jetzt hilfreich. Sie pusht nämlich den körpereigenen Serotoninspiegel und sorgt für ein verbessertes Befinden.

Nach drei Monaten sollte der Therapieerfolg überprüft werden. Ich bitte meine Patientinnen zusätzlich immer, während dieser Zeit ein Symptomtagebuch zu führen.

ANNA, 42 JAHRE

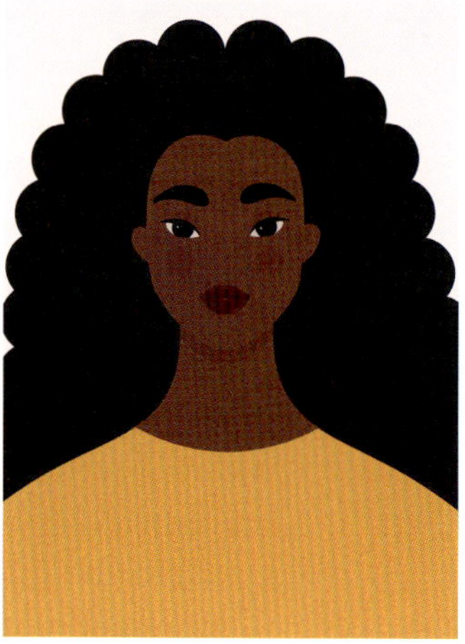

»Ich war immer sehr schlank. Jetzt habe ich das Gefühl, ich habe total die Kontrolle über mein Gewicht verloren. Mein Mann sagt, ich solle nicht so streng zu mir sein, aber ich fühle mich so unglaublich unwohl. Objektiv gesehen bin ich nicht dick, ich habe aktuell Kleidergröße 40. Aber es sind einfach mindestens sieben Kilo mehr als letztes Jahr – obwohl ich ernährungstechnisch nichts geändert habe.

Wenn ich ehrlich bin, fallen mir außerdem immer mehr körperliche Veränderungen auf, die mich beschäftigen. Sie machen mir sogar richtig Angst. Ich möchte nicht total unattraktiv werden. Ich weiß, dass mein Mann mich so liebt, wie ich bin. Aber ich selbst gefalle mir einfach nicht mehr. Neulich war ich bei meiner Hausärztin zum Check-up. Ich habe auch nüchtern Blut abnehmen lassen und mein Blutzuckerwert war leicht erhöht. Er soll noch einmal kontrolliert werden, aber ich bin total beunruhigt.

In meiner Familie gibt es vermehrt Herz-Kreislauf-Erkrankungen. Mein Vater hatte relativ jung einen Schlaganfall und meine Mutter leidet unter Bluthochdruck, seit sie Mitte 50 ist. Außerdem hat sie eine starke Osteoporose. Ich kenne sie eigentlich gar nicht mehr ohne Schmerzen. All das zusammengenommen verhagelt mir die Aussicht auf die Vorzüge des Älterwerdens. Klar, aktuell bin ich gesund, aber ich weiß ja nicht, was da alles noch so kommt.

Wenn ich ehrlich bin, investiere ich momentan aber auch nicht sehr viel in meine Gesundheit. Ich habe zwar ein Abo im Fitnessstudio, aber ich schaffe es einfach nicht, regelmäßig dorthin zu gehen. Komme ich nach der Arbeit nach Hause, bin ich froh, endlich Zeit mit meinem

Mann verbringen und mich mit ihm austauschen zu können. Da habe ich keine Lust, mich noch in Sportklamotten zu schmeißen.«

Meine medizinische Einschätzung

Anna ist ein ganz wunderbares Beispiel dafür, wie wichtig es ist, die Zeit in between dafür zu nutzen, in sich und seinen Körper zu investieren. Sie ist eine junge und gesunde Frau, die allerdings ein familiäres Risiko hat, im Laufe ihres Lebens ebenfalls eine Herz-Kreislauf-Erkrankung zu entwickeln. Außerdem fängt sie bereits an, erste körperliche Veränderungen aufgrund ihres Alters und der beginnenden hormonellen Umstellung zu bemerken.

Es heißt hier also: Sich darüber freuen, gesund zu sein, aber die ersten körperlichen Warnungen ernst zu nehmen und dafür zu sorgen, gesund zu bleiben!

Mein Therapievorschlag

Anna hat einen regelmäßigen Zyklus, der sich allerdings schon deutlich verkürzt hat. Sie blutet mittlerweile alle 22 bis 24 Tage. Die Blutung ist nicht sehr stark und dauert auch nicht sehr lange. Anna merkt, dass sie zusätzlich zu den sieben Kilo, die sie im letzten Jahr zugenommen hat, vor ihrer Periode außerdem noch mal ein bis zwei Kilo mehr wiegt.

1. Ab dem 14. Zyklustag bis zum Einsetzen der Menstruation abends 100 bis 200 mg **mikronisiertes Progesteron**. Anna kann ausprobieren, welche Art der Substitution sie bevorzugt, oral oder vaginal. Sie kann im ersten Zyklus zunächst mit 100 mg beginnen und schauen, wie sie sich damit fühlt. Nimmt sie weiter zu? Ist ihr Blutzuckerwert weiterhin erhöht? Lagert sie nach wie vor vor der Menstruation Wasser ein, das sich auf der Waage niederschlägt? Bleibt ihr Zyklus weiterhin kurz? Dann sollte sie im nächsten Zyklus auf 200 mg mikronisiertes Progesteron steigern.
2. Auch hier empfehle ich eine **Mikronährstoffanalyse** und im Anschluss gegebenenfalls eine Substitution, bis die Spiegel im hochnormalen Bereich liegen. Leider wird diese Untersuchung nicht regelmäßig von den gesetzlichen Krankenkassen gezahlt. Möchten

die Patientinnen darauf verzichten, sollte eine Supplementierung folgender Mikronährstoffe aufgrund der Östrogendominanz und des damit verbundenen Progesteronmangels erfolgen:

- täglich 40 bis 100 mg Vitamin B6 pro Tag
- täglich 30 mg Zink pro Tag
- täglich 150 mg Vitamin C pro Tag
- 250 mg Magnesium pro Tag, vorzugsweise vor dem Zubettgehen
- bewusste Aufnahme von Sonnenlicht durch Spaziergänge im Freien, mindesten 5 bis 25 Minuten pro Tag, gegebenenfalls zusätzliche Substitution.
- 500 mg Kalzium pro Tag
- 1 bis 2 g Omega-3-Fettsäuren pro Tag

Anna hat ein familiär erhöhtes Risiko von Herz-Kreislauf-Erkrankungen. Ich rate ihr deshalb auch zu einer Kontrolle des Homocystein-Wertes. Ist dieser erhöht, sollte sie zusätzlich Folsäure substituieren.

Good to know

Der HOMA-Index gibt Auskunft darüber, ob eine behandlungsbedürftige Insulinresistenz oder Diabetes vorliegt. Um den Index zu berechnen, lautet die Formel:

HOMA (mg/dl) = Nüchtern-Insulinspiegel (mU/l) x Nüchtern-Glukosespiegel (mg/dl) / 405

< 2,0	Insulinresistenz unwahrscheinlich
2,0 – 2,5	mögliche Insulinresistenz
2,5 – 5,0	wahrscheinliche Insulinresistenz
> 5,0	durchschnittlicher Wert bei Diabetes Typ 2

Außerdem ist die ausreichende Zufuhr von Coenzym Q10 beziehungsweise die zusätzliche Einnahme von 60 mg pro Tag sinnvoll. Auch der Vitamin-B12-Spiegel sollte in einem guten Bereich liegen. Vitamin B12 kann durch die Nahrung, insbesondere durch den Verzehr von magerem Fleisch, Fisch und Milchprodukten, aufgenommen werden. Gerade Veganerinnen sollten es aber zusätzlich substituieren. 4 μg pro Tag sind hier empfehlenswert.

3. Um zu ermitteln, ob bereits eine handfeste **Insulinresistenz** vorliegt, kann die Berechnung des HOMA-Index sinnvoll sein.
4. Ich rate Anna, sich ein realistisches, das heißt in diesem Fall gesundes, **Gewichtsziel** zu setzen. Dafür benötigt es zunächst eine Bestandsaufnahme und schließlich ein wöchentliches Notieren des Verlaufs. Wenn Anna möchte, kann sie vorher verschiedene Formeln zur Berechnung des Idealgewichts (BMI, Creff-Formel und WtHR) nutzen. Anna sollte außerdem ihre Ernährungsweise kontrollieren. Ihr Kalorienbedarf ist nun geringer also noch vor einigen Jahren. Nimmt sie nach wie vor die gleiche Menge auf, ist das in der Summe zu viel und verursacht ein zunehmendes Körpergewicht. Sie benötigt etwa 2100 kcal pro Tag. Sie sollte vor allem auf Nahrungsmittel, die Bestandteil der »mediterranen Diät« sind, zurückgreifen. Im Alltag ist es außerdem hilfreich, auf die »Nimm-drei-Regel« bei jeder Mahlzeit zu achten:
   1. Proteine (mageres Fleisch, Hülsenfrüchte, Fisch)
   2. Wenig Fett (vor allem hochwertige pflanzliche Öle)
   3. Kohlenhydrate mit niedriger Blutzuckerwirksamkeit (Vollkornprodukte)

   → plus Gemüse als Beilage
5. Nach wie vor unterschätzt, aber unheimlich wichtig: Stress erhöht unser Körpergewicht! **Ausreichend Ruhepausen** und ein »Inneres-Runterfahren«, eventuell durch Meditation oder progressive Muskelentspannung, sind elementar. Außerdem ist ein ausreichender und erholsamer Schlaf nötig.
6. Und: Anna sollte jetzt natürlich **regelmäßig Sport** in ihren Alltag einbauen! Nicht nur wegen des steigenden Körpergewichts, sondern auch zur Stärkung ihrer Knochen. Für sie ist allerdings das

Fitnessstudio nicht das Richtige. Es stresst sie zusätzlich; deshalb passt es nicht. Punkt. Mein Tipp: Mindestens dreimal in der Woche, bestenfalls eine Stunde, gemeinsam mit ihrem Mann oder Freunden nach der Arbeit oder auch am Wochenende spazieren gehen. Außerdem zweimal in der Woche zusätzlich Übungen zum Muskelaufbau. Hier sollte sie schauen, was ihr Spaß macht. Das kann zum Beispiel ein Yoga- oder Pilateskurs sein, aber natürlich auch verschiedene und abwechslungsreiche Home-Work-outs.

7. Ich empfehle Anna außerdem, ihre **Knochendichte** messen zu lassen, da sie auch hier eine familiäre Belastung hat. Mit sinkendem Östrogenspiegel sollte sie zusätzlich zur Progesterongabe zudem eine transdermale Östrogentherapie in Betracht ziehen. Eventuell kann auch eine Testosteronsubstitution sinnvoll für sie sein.

CATHARINA, 40 JAHRE

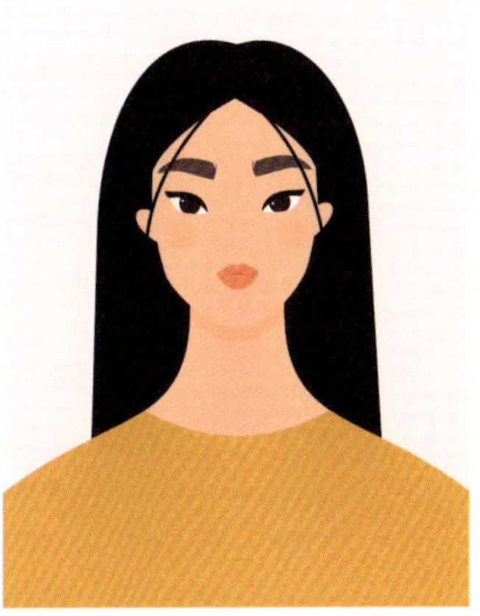

»Ich habe solche Brustschmerzen. Es ist der helle Wahnsinn! Ich hätte nie gedacht, dass ein Busen so viel Ärger machen kann. Nicht einmal während der Stillzeit habe ich so gelitten. Eigentlich geht es mir nur noch während meiner Periode gut. Dann schwillt alles so schön ab und ich habe das Gefühl, mich endlich wieder frei bewegen zu können. Spätestens eine Woche nach dem Ende der Blutung geht es wieder los: Meine Brust explodiert fast! Mein Freund darf mich dann nicht mehr berühren. Es fühlt sich alles wund an, sogar meine Brustwarzen. An Sex ist überhaupt nicht mehr zu denken, weil ich es einfach unangenehm finde. Früher dachte ich, ein praller Busen ist etwas Tolles, jetzt finde ich es nur noch ätzend. Das Blöde ist, dass ich mich ansonsten total wohl in meinem Körper fühle! Ich mache viel Sport (wenn der Busen wehtut, schränkt mich das natürlich auch da ein!), bin fit und liebe mein Alter. Ich wünsche mir wirklich eine Lösung für mein Problem. Mittlerweile nehme ich manchmal Schmerzmittel, wenn ich es gar nicht mehr aushalte. Aber das kann ja nicht die Lösung sein.«

Meine medizinische Einschätzung

Catharina zeigt das typische Bild einer sogenannten Mastodynie. Brustschmerz kann extrem störend und sogar einschränkend im Alltag sein. Dennoch ist es mir ganz wichtig, zu betonen, dass er absolut ungefährlich ist. Es kommen immer wieder Frauen zu mir, die unter einer zyklusbedingten Mastodynie leiden und Angst vor einer bösartigen Erkrankung haben. Diese Sorge ist wirklich völlig unnötig. Ich

rate dennoch immer zu einem Brustultraschall oder führe ihn direkt selbst durch, auch um möglicherweise vorhandene Zysten im Brustgewebe zu diagnostizieren und im Verlauf zu kontrollieren.
Catharinas Mastodynie ist eine typische Begleiterscheinung des Progesteronmangels und der damit verbundenen Östrogendominanz. Östrogen sorgt dafür, dass die Brust anschwillt und Wasser einlagert, das fehlende Progesteron kann nicht adäquat gegenregulieren. Die Folge sind Brustschmerzen und auch empfindliche Brustwarzen.

Mein Therapievorschlag

1. Ich empfehle Catherina den Beginn einer Therapie mit **Mönchspfeffer**. Hier haben sich Dosierungen von 3,2 bis 4,8 mg pro Tag als sehr wirksam erwiesen. Nach drei Monaten sollte sie eine Pause machen und etwa einen Zyklus lang schauen, wie es ihr geht. Bei erneuten Beschwerden kann sie mit einer weiteren Therapie von drei Monaten beginnen. Es ist wichtig, nach jedem Therapiezyklus eine Pause zu machen und das Ergebnis zu überprüfen.
2. Außerdem sollte sie ab sofort täglich 300 mg **Omega-3-Fettsäuren** substituieren. Empfehlenswert ist hier eine Kombination aus EPA (180 mg) und DHA (120 mg). 1 Esslöffel Rapsöl deckt außerdem den Bedarf an ALA.
3. Bei Beschwerden kann Catherina ihre Brust zweimal täglich mit **Schwarzkümmelöl** einreiben. Dazu sollte sie sich entspannt hinlegen und sich etwas Zeit nehmen. Die manuelle Drainage sorgt außerdem dafür, dass die Wassereinlagerungen abnehmen.
4. Reicht das Schwarzkümmelöl nicht aus, kann sie zusätzlich auf ein **1-prozentiges Progesterongel** setzen. Wenn sie mag, kann sie es im Kühlschrank aufbewahren. So hat es zudem einen angenehmen, kühlenden Effekt.
5. Catherina sollte unbedingt darauf achten, dass sie einen passenden, gut sitzenden BH trägt. Bei körperlicher Aktivität ist ein **Sport-BH** zu empfehlen.
6. In der zweiten Zyklushälfte unbedingt **auf Kaffee, Schokolade und koffeinhaltige Getränke verzichten**!
7. Bitte nun auch auf **ausreichend Entspannung** im Alltag achten.

FRANZISKA, 44 JAHRE

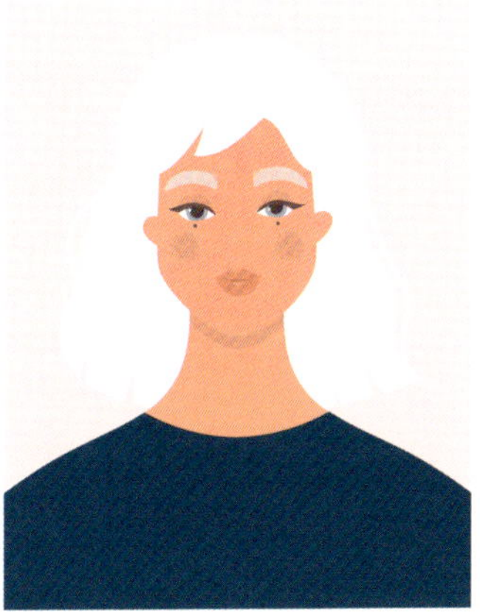

»Meine Periodenblutung ist so stark. Ich habe das Gefühl, ich blute komplett leer. Am ersten und zweiten Periodentag kann ich kaum aus dem Haus gehen. Ständig muss ich den Tampon wechseln, obwohl ich schon die super saugfähigen benutze. Neulich beim Spazierengehen habe ich komplett durch die Hose geblutet. Es war mit total peinlich.
Meine Freundin hat eine Plastiktüte auf dem Beifahrersitz ausgebreitet und mich nach Hause gefahren. In diesem Moment habe ich richtig Panik bekommen. Ich hatte wirklich Angst, zu verbluten. Am nächsten Morgen bin ich zu meiner Frauenärztin gefahren. Sie hat trotz Menstruation einen vaginalen Ultraschall gemacht und mir gesagt, dass die Gebärmutterschleimhaut hoch aufgebaut sei. Sie hat gesehen, dass ich wirklich viel Blut verliere und mir deshalb ein Medikament aufgeschrieben (es hieß Tranexamsäure), damit es aufhört.
Am nächsten Tag war es dann wirklich sehr viel besser. Sie rief mich noch einmal an und meinte, sie würde mir die Ausschabung meiner Gebärmutter empfehlen. Außerdem war sie erschrocken über meinen niedrigen Hämoglobin-Wert, der sich durch die Blutkontrolle gezeigt hatte. Ich habe sie gefragt, ob ich sicher sein kann, dass es nach einer Ausschabung wirklich besser werde. Sie sagte, die absolute Sicherheit könne ich nur mit einer kompletten Entfernung der Gebärmutter haben. Das möchte ich aber, ehrlich gesagt, nicht machen lassen. Jetzt bin ich unsicher, was ich tun soll. Außerdem habe ich schon wieder richtig Angst vor der nächsten Periode.«

Meine medizinische Einschätzung

Auch Franziska leidet unter einer typischen Begleiterscheinung der relativen Östrogendominanz: einer Hypermenorrhoe. Östrogen, das haben wir ja schon gehört, sorgt dafür, dass sich die Gebärmutterschleimhaut, das Endometrium, aufbaut. Nach dem Eisprung wirkt das nun vorhandene Progesteron stabilisierend auf die Schleimhaut und gleicht die Wirkung des Östrogens aus. Durch die vermehrt ausbleibenden Eisprünge und den damit verbundenen niedrigen Progesteronspiegel baut sich das Endometrium immer weiter auf, ohne dass es einen regulierenden Gegenmechanismus gibt. Wenn es zu einer Blutung kommt, kann diese sehr stark sein. Franziska berichtet sehr eindrücklich davon, wie sehr sie durch die Hypermenorrhoe belastet ist. Der vermehrte Blutverlust hat scheinbar außerdem dazu geführt, dass sie unter einem Eisenmangel leidet (der erniedrigte Hämoglobinwert gibt einen Hinweis darauf). Es ist deshalb wichtig, so zügig wie möglich mit einer passenden Therapie zu beginnen.

Mein Therapievorschlag

Die Maßnahme der Frauenärztin, die Blutung zunächst einmal mithilfe eines **Gerinnungsmedikaments** zu unterbrechen, ist absolut sinnvoll gewesen. Ich teile außerdem ihren medizinischen Rat, dass nun eine weitere Therapie angeschlossen werden sollte. Hier gibt es verschiedene Möglichkeiten. Da das Endometrium nach wie vor hoch aufgebaut ist, sollte zunächst eine Gebärmutterausschabung erfolgen. Sinnvoll kann außerdem ein Veröden der Schleimhaut, auch Ablation genannt, sein. Dadurch soll verhindert werden, dass sie sich im Anschluss wieder aufbaut. Eine Alternative dazu ist die Einlage einer Gestagenspirale, die ebenfalls verhindern soll, dass es erneut zu einer Endometriumhyperplasie kommt.

1. Franziskas Wert des roten Blutfarbstoffs ist erniedrigt. Um den Schweregrad des sehr wahrscheinlich bestehenden Eisenmangels zu ermitteln, sollten nun weitere **Blutwerte** bestimmt werden, vor allem Ferritin und Transferrin.
2. Ein **Eisenmangel** sollte zügig behandelt werden. Ich empfehle Franziska, einerseits auf eine eisenreiche Ernährung zu achten und au-

ßerdem zusätzlich ein Eisenpräparat einzunehmen. Die Substitution sollte über mehrere Monate erfolgen und am besten mit einer gleichzeitigen Vitamin-C-Einnahme kombiniert werden. Nach etwa drei Monaten ist es empfehlenswert, die Anämieparameter erneut zu kontrollieren.

3. Sehr häufig bluten Frauen nach einer **Endometriumablation** oder der Einlage einer **Gestagenspirale** gar nicht mehr. Falls es bei Franziska dennoch zu einer erneuten Blutung kommen sollte, empfehle ich ihr die zusätzliche Einnahme von Vitamin E. Sie sollte zwei Tage vor dem Einsetzen ihrer Menstruation mit 200 mg morgens und 200 mg abends beginnen und die Einnahme bis zum dritten Blutungstag fortführen.
4. Nachdem »das Problem« der Hypermenorrhoe gelöst ist, ist es wichtig, dass Franziska schaut, wie sie sich insgesamt fühlt. Hat sie weitere **Progesteronmangelbeschwerden**, kann mit ihr besprochen werden, welche weiteren Mikronährstoffe nun sinnvoll sind und ob außerdem mikronisiertes Progesteron substituiert werden sollte. Auf eine ausgewogene, nährstoff- und protein- und ballaststoffreiche Ernährung sollte Franziska unbedingt achten.

EMMA, 38 JAHRE

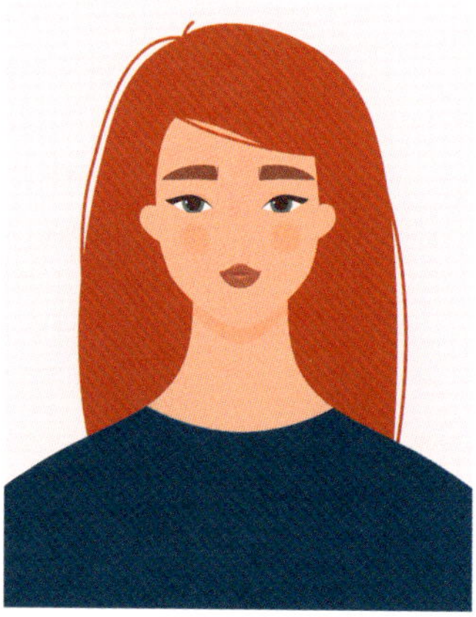

»Ich fühle mich wie eine alte Frau und kann nichts dagegen tun. Meine Periode war immer unregelmäßig, seit einigen Monaten kommt sie gar nicht mehr. Ich schlafe schlecht. Erst komme ich abends nicht zur Ruhe, brauche gefühlt Stunden, um einzuschlafen, dann wache ich ständig wieder auf. Morgens fühle ich mich völlig kaputt. Ich komme kaum noch aus dem Bett, weil meine Knochen und Gelenke schmerzen. Im Laufe des Vormittags geht es etwas besser, aber irgendwann tun mir dann meine Muskeln schrecklich weh. Mindestens einmal im Monat habe ich Kopfschmerzen, ich glaube, es ist Migräne. Ich fühle mich ständig krank.

In den letzten Wochen habe ich eine wahre Odyssee hinter mir: Ich war bei zig Ärzten und Ärztinnen. Erst war ich bei meiner Hausärztin. Sie hat mir verschiedene Überweisungen ausgestellt. Erst war ich bei einem Orthopäden, dann bei einer Neurologin und schließlich bei einer Psychologin. Ich bin jetzt krankgeschrieben. Auf der Krankmeldung steht »Burn-out«.

Vor ein paar Tagen war ich dann bei meinem Frauenarzt. Er hat die Hände über dem Kopf zusammengeschlagen und gefragt, warum ich nicht schon längst zu ihm gekommen bin. Er hat Blut abgenommen und meine Hormonwerte bestimmen lassen. Am nächsten Tag hat er mich angerufen und mich sofort in seine Praxis bestellt. Er hat mich ernst angeschaut und gesagt, ich sei bereits in den Wechseljahren. Meine Östrogen- und Progesteronwerte lägen unter der Nachweisgrenze des Labors. Auch das Testosteron in meinem Blut wäre sehr niedrig. Er hat mir eine Hormonersatztherapie empfohlen.

Eigentlich möchte ich aber keine Hormone nehmen, weil ich die Pille nie gut vertragen habe. Am liebsten würde ich es mit natürlichen Mitteln versuchen.«

Meine medizinische Einschätzung

Emmas Beschwerden und auch ihre Hormonwerte sprechen tatsächlich dafür, dass sie sich vorzeitig in den Wechseljahren befindet. Frauen, die in der gleichen Situation sind wie sie, berichten über ähnliche Erlebnisse: Sie laufen von Ärztin zu Ärztin, weil sie unter unerklärlichen Beschwerden leiden. Aufgrund ihres Alters kommt niemand auf die Idee, dass bei den Frauen bereits ein niedriger Hormonstatus vorliegt. Oft ist es deshalb ein Zufallsbefund. Emma hatte Glück: Ihr Frauenarzt ist schnell darauf gekommen, dass sie sich bereits in der Perimenopause befindet. Richtigerweise hat er ihr zu einer Hormonersatztherapie geraten.

Mein Therapievorschlag

1. Ich teile die medizinische Einschätzung des Frauenarztes: Emma benötigt eine **Hormonersatztherapie**. Ihr Körper (und auch ihre Psyche!) ist mit ihren 38 Jahren viel zu jung für einen so gravierenden Hormonmangel. Ich empfehle Emma deshalb eine Therapie mit einem bioidentischen Estradiolgel oder -spray und mikronisierten Progesteronkapseln. Emma sollte außerdem über den Benefit einer möglichen Testosteron-Therapie im »Off-Label-Use« aufgeklärt werden.
2. Ich rate ihr zudem, eine **Knochendichtemessung** und eine internistische Untersuchung zur Beurteilung des Herz- und Gefäßstatus durchführen zu lassen.
3. Auf die Zufuhr folgender **Mikronährstoffe** sollte Emma nun besonders achten. Auch hier kann eine Mikronährstoffanalyse sinnvoll sein. Ansonsten gelten die folgenden Empfehlungen der Deutschen Gesellschaft für Ernährung (DGE).
   - **Vitamin B6:** Täglich 1,4 mg durch bewusste Ernährung mit Vollkorngetreide, Nüssen, roter Paprika, gegebenenfalls zusätzliche Zufuhr in Form von Nahrungsergänzung.

- **Folate/Folsäure:** Spinat, Salat, Tomaten und Hülsenfrücht enthalten reichlich davon, gegebenenfalls Substitution von 300 µg Folatäquivalent pro Tag.
- **Vitamin B12:** Mageres Fleisch, Fisch, Eier, Milchprodukte in den täglichen Speiseplan integrieren, 4 µg pro Tag, gegebenenfalls zusätzliche Supplementierung.
- **Vitamin C:** Täglich 95 mg, Raucherinnen 135 mg, durch den Verzehr von Zitrusfrüchten, Paprika, Brokkoli und anderen, gegebenenfalls zusätzliche Einnahme.
- **Vitamin E:** Täglich 12 mg durch den Verzehr von Nüssen, Samen, Mandeln, gegebenenfalls zusätzliche Einnahme.
- **Vitamin D:** Bewusste Aufnahme von Sonnenlicht durch Spaziergänge im Freien, mindesten 5 bis 25 Minuten pro Tag, gegebenenfalls zusätzliche Substitution.
- **Vitamin K:** Täglich 65 µg durch den Verzehr von magerem Fleisch, Eiern und Milchprodukten (nach den Wechseljahren ändert sich die Dosierungsempfehlung für Frauen, statt täglich 60 µg wird jetzt 65 µg Vitamin K empfohlen), gegebenenfalls zu sätzliche Supplementierung.
- **Magnesium:** Täglich 300 mg durch den Verzehr von Sonnenblumen- und Kürbiskernen, Mandeln, Vollkornprodukten, Leinsamen, gegebenenfalls zusätzliche Einnahme.
- **Kalzium:** Täglich 1000 mg zum Beispiel aus Milch- und Milchprodukten, Brokkoli, Rucola und Nüssen, gegebenenfalls zusätzliche Einnahme.
- **Zink:** Täglich 7 bis 10 mg durch den Verzehr von Rind- und Schweinefleisch, Nüssen, gegebenenfalls zusätzliche Einnahme.
- **Eisen:** Täglich 10 mg durch den Verzehr von Vollkornprodukten, Gemüse, Hülsenfrüchten, magerem Fleisch (nach den Wechseljahren ändert sich die Dosierungsempfehlung für Frauen: statt 15 mg Eisen pro Tag bitte täglich 10 mg), gegebenenfalls zusätzliche Supplementierung.
- **Omega-3-Fettsäuren:** Täglich 250 mg EPA und 250 mg DHA duch den Verzehr von Makrelen, Hering, Thunfisch, Lachs und 1 Esslöffel Rapsöl, gegebenenfalls zusätzliche Zufuhr.

- **Coenzym Q10:** Täglich 60 mg durch den Verzehr von Hülsenfrüchten, Soja, Geflügel, Nüssen und hochwertigen pflanzlichen Ölen, gegebenenfalls zusätzliche Einnahme.
- **Ganz wichtig:** Emmas Fokus sollte außerdem auf einer gesunden **Ernährung** und ausreichend **Bewegung** im Alltag liegen!

Good to know

Frauen, die so früh in die Perimenopause eintreten und keine Hormone substituieren, haben ein hohes Risiko im Verlauf an einer Osteoporose und kardiovaskulären Erkrankungen zu leiden. Ich empfehle deshalb eine Therapie mit einem bioidentischen Estradiolgel oder -spray und mikronisierten Progesteronkapseln.
Gerade bei so jungen Patientinnen überprüfe ich unter der Therapie regelmäßig die Hormonwerte. Es ist unabdingbar, dass ein ausreichend hoher Spiegel sowohl von Östrogen als auch von Progesteron vorliegt.

GESUNDE REZEPTE FÜR IN BETWEENS

WOHLFÜHLESSEN FÜR KÖRPER UND SEELE

Unsere Ernährung bestimmt unser Wohlbefinden. Das ist jetzt keine bahnbrechende Neuigkeit, dennoch vergessen wir das oft in unserem Alltag. Oder besser gesagt: Obwohl wir es eigentlich wissen, räumen wir unserer Nahrungsaufnahme nicht den Platz und die Bedeutung ein, die ihr eigentlich zustehen. In unserem Alltag geht es leider viel zu oft einfach nur darum, unseren Hunger zu stillen, als unserem Körper mit ausgewählten Lebensmitteln das zu geben, was er wirklich braucht. Höchste Zeit also, das zu ändern!

Denn Essen ist nicht nur Lebensfreude, Essen ist auch Medizin. Mit einer gesunden, ausgewogenen Ernährung können wir Krankheiten vorbeugen. Unsere Ernährung ist ein ganz wichtiges Tool im Rahmen der Prävention. Wir können damit unter anderem Bluthochdruck, der Verkalkung unserer Gefäße und der Entwicklung eines Diabetes vorbeugen. Ich gehe aber noch weiter: Eine gezielte Ernährung dient auch dazu, bereits bestehende Symptome zu lindern. Gerade im Bereich der Hormongesundheit sollte deshalb unser Augenmerk vermehrt darauf liegen. Ausgewählte Lebensmittel können uns nun nämlich dabei helfen, Beschwerden, die durch das hormonelle Ungleichgewicht entstehen, zu behandeln. Phytoöstrogenen und Mikronährstoffen kommen hier eine besonders große Bedeutung zu.

Das Beste ist, dass eine hormonunterstützende Ernährung weder zeitaufwendig noch kompliziert ist! Im folgenden Kapitel findet ihr den einzelnen Beschwerdebildern zugeordnete leckere und einfache Rezepte, die ihr ganz locker in euren Alltag einbauen könnt.

Herbst-Rezept

Hirse-Bowl mit Feigen

Für 4 Personen
Zubereitung: 45 Min.
Nährwert pro Portion: ca. 485 kcal | 12 g EW | 14 g F | 76 g KH

6 getrocknete Aprikosen
250 g Hirse
750 ml Mandeldrink (ungesüßt)
1 Prise Salz
½ TL gemahlener Zimt
2 EL flüssiger Honig
4 EL gehobelte Mandeln
4 blaue Feigen
2 kleine Birnen (z. B. Forelle)
150 g grüne kernlose Weintrauben
4 EL Dickmilch

1. Die Aprikosen fein würfeln. Mit Hirse, Mandeldrink und Salz in einen Topf geben und aufkochen. Alles bei kleiner Hitze zugedeckt ca. 10 Min. köcheln lassen. Die Mischung vom Herd nehmen und mit Zimt und Honig verrühren. Die Hirse ca. 10 Min. bei geschlossenem Deckel nachquellen lassen.

2. Inzwischen die Mandeln in einer Pfanne ohne Fett bei mittlerer Hitze goldbraun rösten. Vom Herd nehmen und abkühlen lassen. Die Feigen waschen und in Scheiben schneiden. Die Birnen waschen, vierteln, vom Kerngehäuse befreien und längs in hauchdünne Scheiben schneiden oder hobeln. Die Weintrauben waschen und halbieren.

3. Die Hirsemischung auf vier Bowls verteilen. Feigen, Birnen und Trauben darauf anrichten. In jede Schale 1 EL Dickmilch geben. Die Bowls mit den Mandeln bestreut servieren.

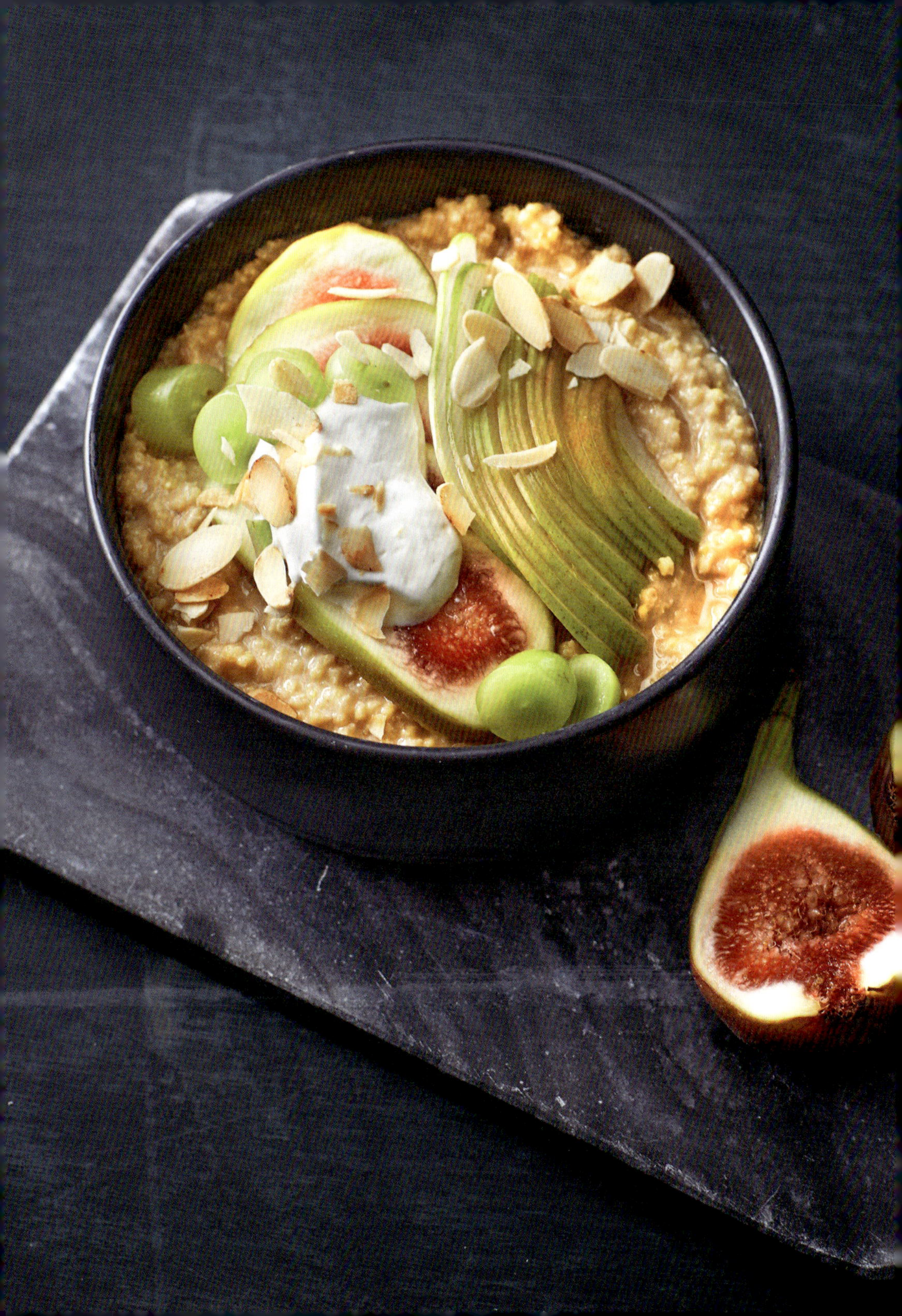

Gut vorzubereiten

Overnight-Oats-Bowl mit Kaki

Für 4 Personen

Zubereitung: 20 Min. |

+ 12 Stunden Quellen

Nährwert pro Portion: ca. 490 kcal |
14 g EW | 9 g F | 75 g KH

4 Datteln (z. B. Medjoul)
200 g kernige Haferflocken
4 EL Sojaflocken
2 EL Chia-Samen
¼ TL gemahlene Vanille
500 ml Mandeldrink (ungesüßt)
1 Granatapfel
2 Bananen
2 Kakis
2 Kiwis
2 EL Ahornsirup (nach Belieben)

1. Die Datteln längs aufschneiden, entsteinen und in kleine Würfel schneiden. Mit Haferflocken, Sojaflocken, Chia-Samen und Vanille in eine Schüssel geben und vermengen. Die Mischung mit dem Mandeldrink und 500 ml Wasser gut verrühren. Abgedeckt 8 Std., am besten über Nacht, im Kühlschrank quellen lassen.

2. Am nächsten Tag den Granatapfel halbieren. Die Hälften mit etwas Druck auf einer großen Zitruspresse auspressen, dabei die herausfallenden Kerne und den Saft auffangen. Die Granatapfelkerne von den weißen Häutchen befreien.

3. Die Bananen schälen und schräg in Scheiben schneiden. Die Kakis waschen, halbieren und in dünne Spalten schneiden. Die Kiwis schälen und quer in Scheiben schneiden.

4. Die Flockenmischung auf vier Bowls verteilen und mit je 1 EL Granatapfelsaft verrühren. Granatapfelkerne, Bananen, Kakis und Kiwis in Streifen darauf anrichten. Die Bowls nach Belieben mit Ahornsirup beträufeln und sofort servieren.

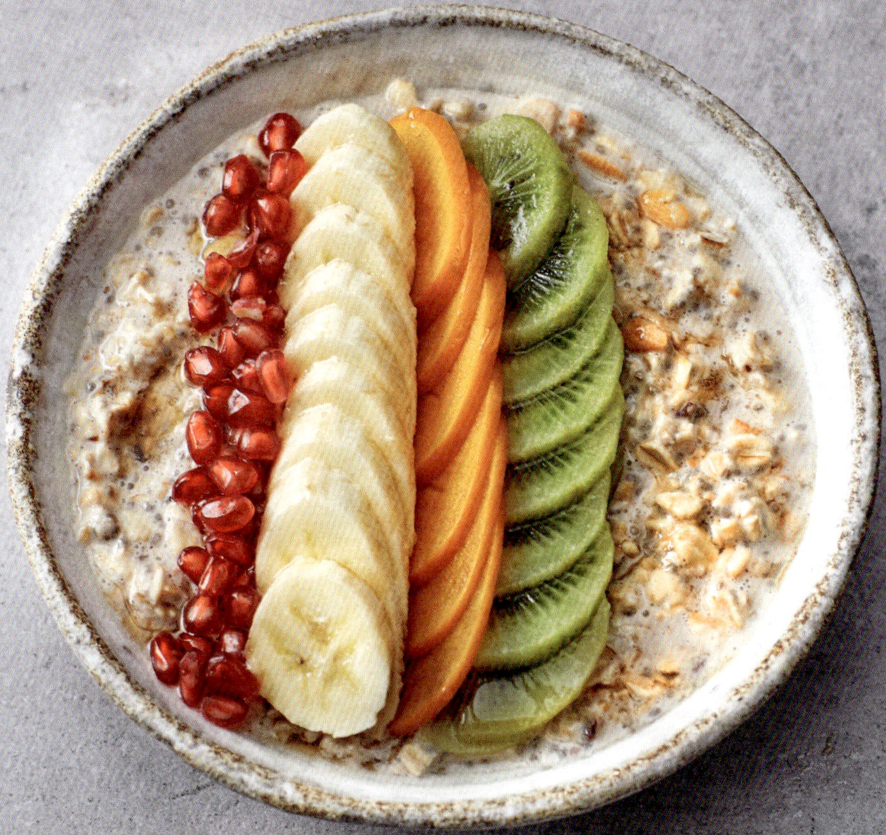

Schon gewusst?

Durch das Einweichen über Nacht entsteht aus den trockenen Flocken und Chia-Samen ein bekömmlicher Getreidebrei, der lange satt macht. Auch wer normalerweise auf Vollkorn empfindlich reagiert, verträgt die Overnight Oats gut.

Sattmacher mit Eiweiß

Einfaches Low-Carb-Müsli mit gemischten Beeren

Für 2 Personen
Zubereitung: 5 Min.
Nährwert pro Portion: ca. 315 kcal | 17 g EW | 17 g F | 15 g KH

20 g Pekannüsse
40 g Sojaflocken
2 EL Kokosflocken
20 g Dinkelkleie (ersatzweise Haferkleie)
200 g gemischte Beeren (frisch oder TK)
300 g Joghurt (fettarm)

1. Pekannüsse grob hacken und mit den Sojaflocken, Kokosflocken und der Dinkelkleie mischen. In eine Schüssel geben und mit Beeren und Joghurt anrichten.

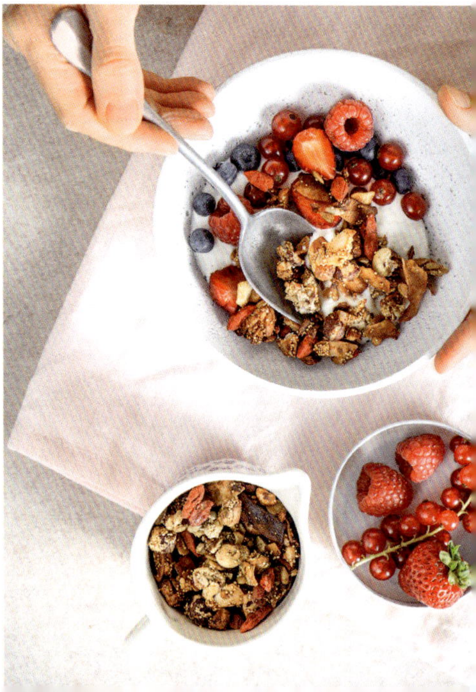

Schon gewusst?

Noch besser schmeckt es, wenn die Pekannüsse vorher angeröstet werden.
Das Müsli lässt sich in größerer Menge vorbereiten und in einem Schraubglas aufbewahren. Dann Joghurt und Beeren erst kurz vor dem Verzehr dazugeben.

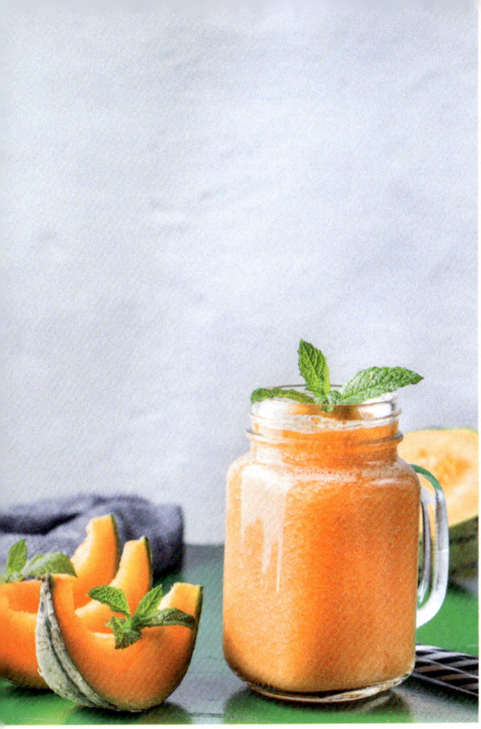

Mit Omega-3-Fettsäuren

Melonen-Hafer-Shake

1. Limette auspressen und den Saft mit Melonenstücken, 100 ml Wasser, Schmelzflocken und Crushed Ice in einen Mixer geben und glatt pürieren.

2. Quark und Leinöl unterrühren, gut durchmixen und nach Wunsch mit Erythrit süßen. Vor dem Trinken ca. 5 Min. stehen lassen.

Für 1 Person
Zubereitung: 10 Min.
Nährwert pro Portion: ca. 285 kcal | 29 g EW | 7 g F | 23 g KH

1 Limette
50 g reife Honigmelone (Fruchtfleisch)
10 g Haferschmelzflocken
1 kleine Handvoll Crushed Ice
200 g Magerquark
1 TL Leinöl
½ TL Erythrit

Laktosefrei

Tofu-Bowl mit Sojacreme

Für 4 Personen
Zubereitung: 35 Min.
Nährwert pro Portion: ca. 720 kcal | 22 g EW | 27 g F | 92 g KH

2 Grapefruits
1 Granatapfel
40 g Chia-Samen
3 große Bananen
400 g Tofu
400 g Sojacreme (ersatzweise Sojadrink)
200 g Buchweizenflocken (ersatzweise Haferflocken)
4 EL Honig

1. Die Grapefruits mit einem scharfen Messer schälen, sodass die weiße Haut komplett entfernt wird. Die Filets zwischen den Trennhäuten herausschneiden. Den Grapefruitsaft dabei auffangen und anderweitig verwenden.

2. Den Granatapfel halbieren. Hälften mit etwas Druck auf einer großen Zitruspresse auspressen, dabei herausfallende Kerne und Saft auffangen. Granatapfelkerne von weißen Häutchen befreien, beiseitestellen.

3. Die Chia-Samen in einer Pfanne ohne Fett in ca. 2 Min. bei mittlerer Hitze knusprig rösten. Bananen schälen. Eine Banane schräg in dünne Scheiben schneiden und zugedeckt beiseitestellen. Restliche Bananen grob zerteilen.

4. Tofu unter fließendem Wasser kurz abspülen, danach in ca. 2 cm große Würfel schneiden. Bananenstücke, Tofuwürfel und Sojacreme im Mixer oder mit dem Pürierstab fein pürieren.

5. Den Smoothie auf Bowls verteilen und mit je 1 EL Granatapfelsaft verrühren. Die Granatapfelkerne, Bananenscheiben, Grapefruitfilets und Buchweizenflocken in Streifen darauf anrichten. Dann mit je 1 EL Honig beträufeln, mit den gerösteten Chia-Samen bestreuen. Sofort servieren.

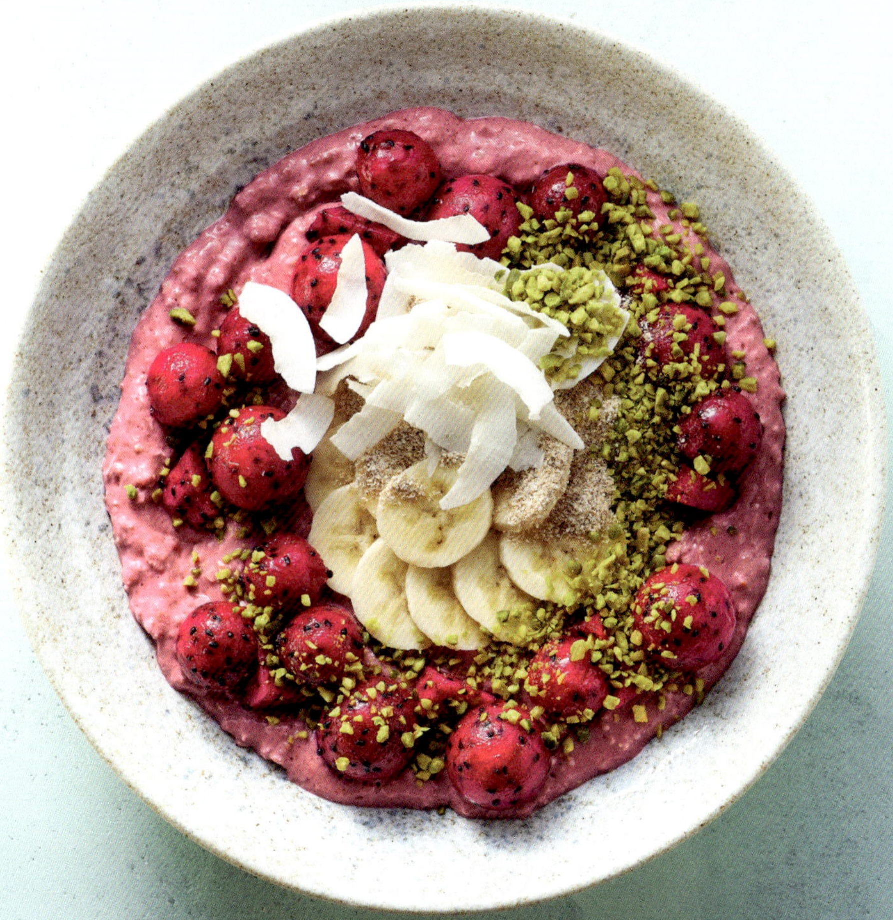

Schon gewusst?

Wer auf Soja verzichten möchte und mit Laktose keine Probleme hat, kann statt Tofu und Sojacreme die gleiche Menge Joghurt (3,5 % Fett) verwenden.

Herbst-Rezept

Römersalat mit Pfifferlingen

Für 2 Personen
Zubereitung: 20 Min.
Nährwert pro Portion: ca. 280 kcal | 11 g EW | 23 g F | 7 g KH

Für den Salat:
200 g Römersalat
150 g frische Pfifferlinge
50 g gekochter Schinken
2 EL Pinienkerne
1 TL Öl

Für das Dressing:
2 EL Öl
1 EL Zitronensaft (erst ab der Testphase; ersatzweise Cranberrysaft, der bereits in der Karenzphase geeignet ist)
1 TL mittelscharfer Senf
1 TL Honig
Salz
Pfeffer

1. Den Römersalat putzen, waschen, trocken schleudern und mundgerecht zerzupfen. Die Pfifferlinge putzen, vorsichtig waschen und trocken tupfen. Den gekochten Schinken in feine Würfel schneiden. Die Pinienkerne in einer Pfanne ohne Fett bei mittlerer Hitze unter ständigem Rühren rösten, bis sie leicht gebräunt sind.

2. Die Schinkenwürfel mit dem Öl zu den Pinienkernen in die Pfanne geben und 2 Min. anbraten. Die Pfifferlinge zur Schinken-Pinienkern-Mischung geben. Den Pfanneninhalt weitere 5 Min. unter Rühren anbraten. Dann die Pfanne vom Herd nehmen und die Pilzmischung abkühlen lassen.

3. Für das Dressing alle Zutaten mit einer Gabel in einer kleinen Schüssel verquirlen.

4. Römersalat, Pfifferling-Schinken-Mischung und Dressing kurz vor dem Servieren in eine große Schüssel geben und miteinander vermischen. Den Salat auf zwei Teller verteilen und servieren.

Schon gewusst?

Den gekochten Schinken gewürfelt kurz anzubraten, ist eine gute Alternative zu den ansonsten häufig verwendeten gebratenen Speckwürfeln, die nicht gut verträglich sind. Das schmeckt auch bei anderen Gerichten wie Rührei oder Bratkartoffeln sehr lecker.

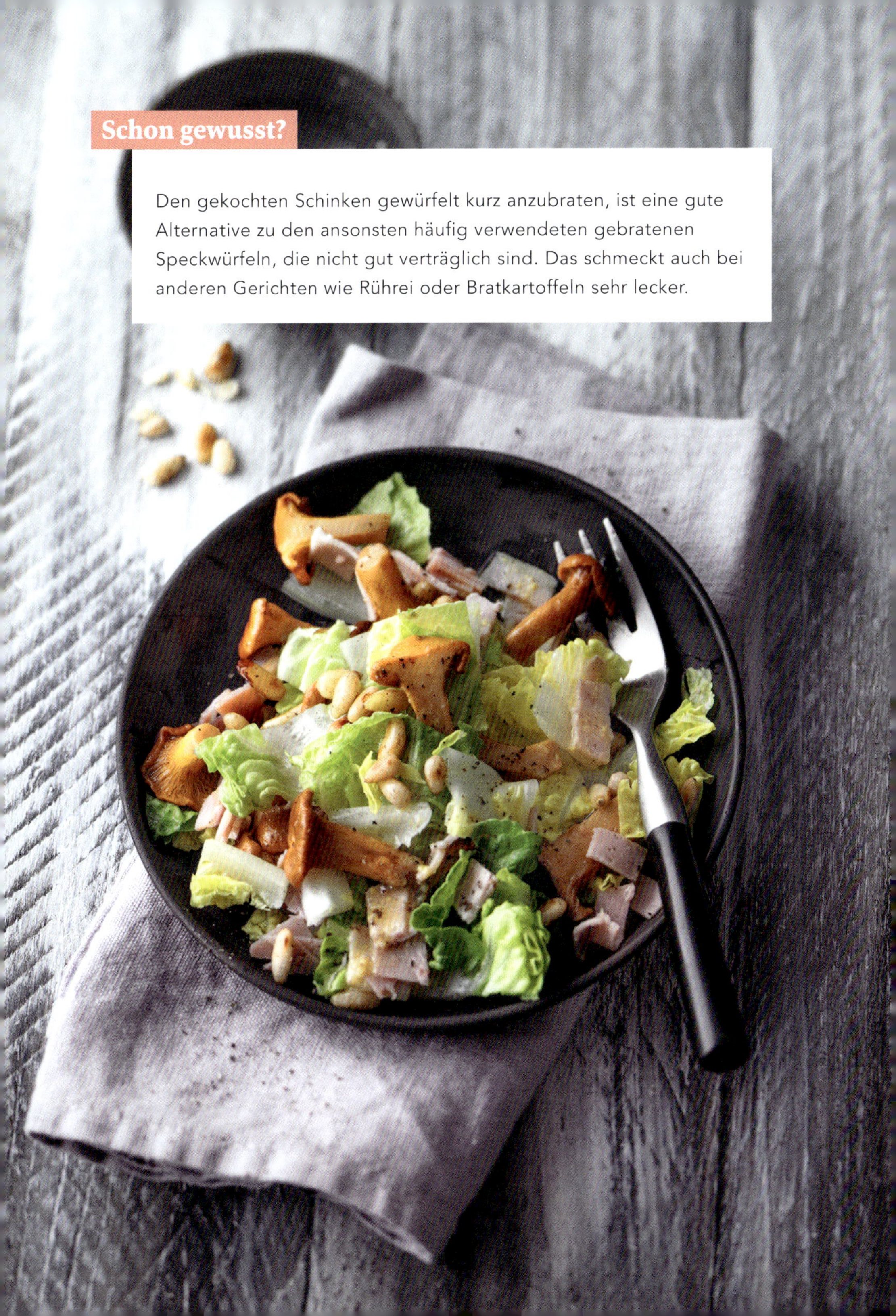

Sommer-Rezept

Lauwarmer Tomatensalat mit Barbecue-Tofu

Für 2 Personen
Zubereitung: 30 Min.
Nährwert pro Portion: ca. 470 kcal | 26 g EW | 31 g F | 18 g KH

1 Handvoll Nuss-Kerne-Mix (z. B. Kürbiskerne, Sonnenblumenkerne, Cashewkerne, Mandeln, Walnusskerne)
1 EL Sojasauce
1 TL Agavensirup
1 TL Tahin (Sesampaste)
1 TL rosenscharfes Paprikapulver
2 EL vegane Barbecue-Sauce
Salz, Pfeffer
200 g Räuchertofu
250 g bunte Kirschtomaten
2 gelbe Paprika
100 g Baby-Blattspinat
2 EL Olivenöl

1. Eine Pfanne erhitzen. Die Nüsse und Kerne hineingeben und darin unter gelegentlichem Rühren goldbraun rösten. Herausnehmen und beiseitestellen.

2. Sojasauce, Agavensirup, Tahin, Paprikapulver und Barbecue-Sauce in eine Schüssel geben und verrühren. Die Sauce mit Salz und Pfeffer abschmecken. Den Tofu in mundgerechte Stücke schneiden und in die Schüssel geben. Die Tofuwürfel ca. 15 Min. in der Sauce ziehen lassen.

3. Inzwischen die Kirschtomaten waschen und halbieren. Paprika waschen, halbieren, weiße Trennwände und Kerne entfernen und die Hälften in feine Streifen schneiden. Den Spinat verlesen, waschen und trocken schleudern.

4. Das Öl in der Pfanne erhitzen und den marinierten Tofu darin bei starker Hitze scharf anbraten, herausnehmen und beiseitestellen. Temperatur reduzieren,Tomaten und Paprika unter Rühren 3–5 Min. braten, zuletzt Spinat dazugeben und zusammenfallen lassen. Mit Salz und Pfeffer abschmecken. Kurz abkühlen lassen.

5. Salat und Tofu auf Teller verteilen, mit Nüssen-Mix bestreuen und servieren.

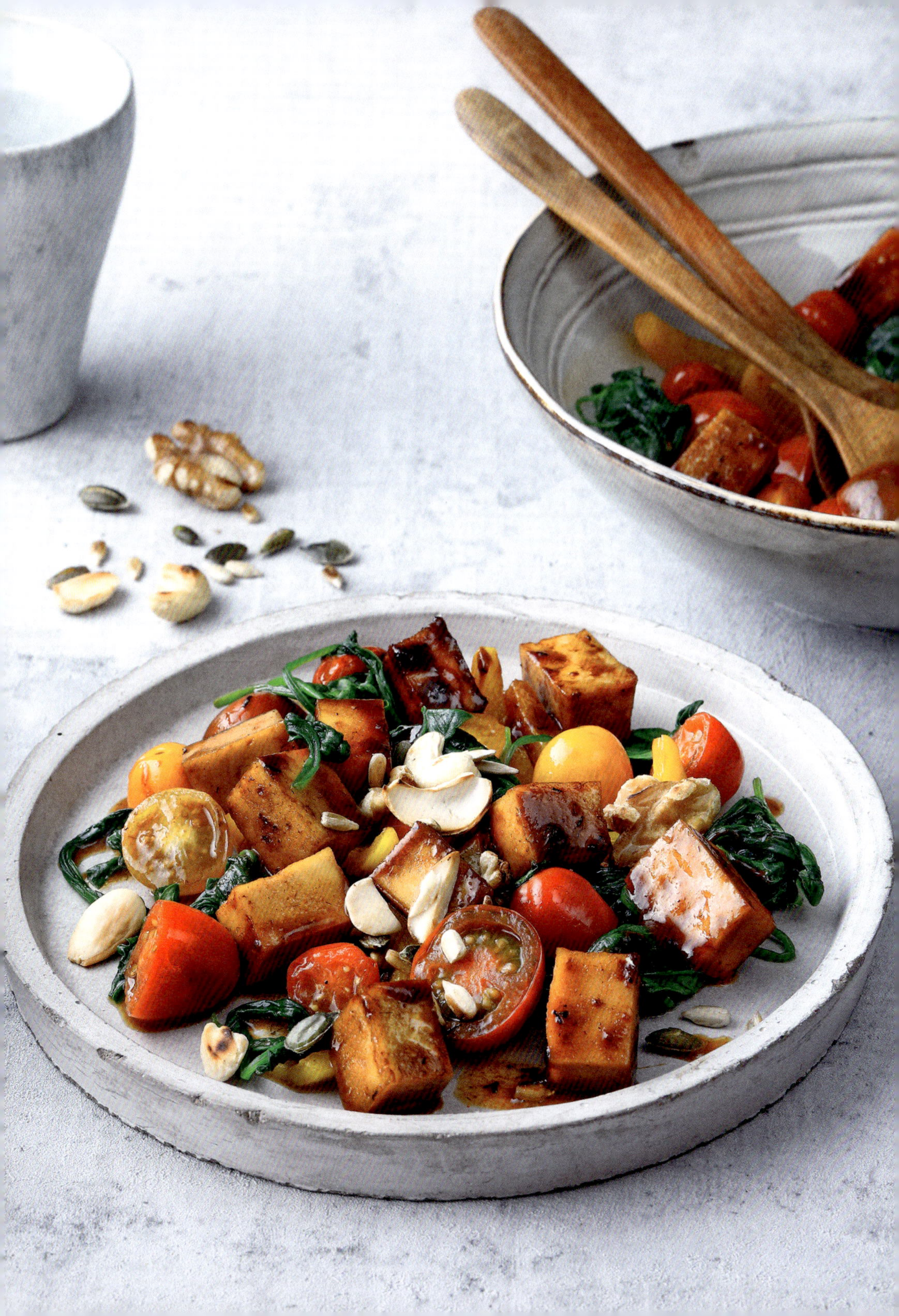

Sommer-Rezept

Erbsen-Minz-Suppe

Für 4 Personen

Zubereitung: 30 Min.

Nährwert pro Portion: ca. 340 kcal | 10 g EW | 20 g F | 23 g KH

1 kleine Zwiebel
200 g Kartoffeln
1 EL Butter
100 ml trockener Weißwein (ersatzweise Gemüsebrühe und 1 EL Zitronensaft)
750 ml Gemüsebrühe
450 g TK-Erbsen
4 Stängel Minze
200 g Sahne
Salz, Pfeffer
frisch gemahlene Muskatnuss

1. Zwiebel schälen und fein würfeln. Kartoffeln schälen und in kleine Würfel schneiden. Butter in einem Topf erhitzen und die Zwiebel darin anbraten. Die Kartoffeln unterrühren und mitbraten. Weißwein angießen und einkochen lassen. Die Gemüsebrühe dazugießen. Die Suppe aufkochen und zugedeckt bei schwacher Hitze ca. 10 Min. köcheln lassen, bis die Kartoffeln weich sind.

2. Erbsen dazugeben und einmal aufkochen lassen. Dann 2 EL Erbsen für die Deko abnehmen. Minze waschen, trocken schütteln und die Blätter abzupfen. Einige schöne Blätter für die Deko beiseitelegen, die restlichen grob hacken und in die Suppe geben.

3. Die Sahne zur Suppe gießen. Die Suppe fein pürieren, wieder erhitzen und mit Salz, Pfeffer und Muskatnuss abschmecken. Die Suppe in vier Schalen anrichten, mit den übrigen Erbsen und Minzeblättern bestreuen und servieren.

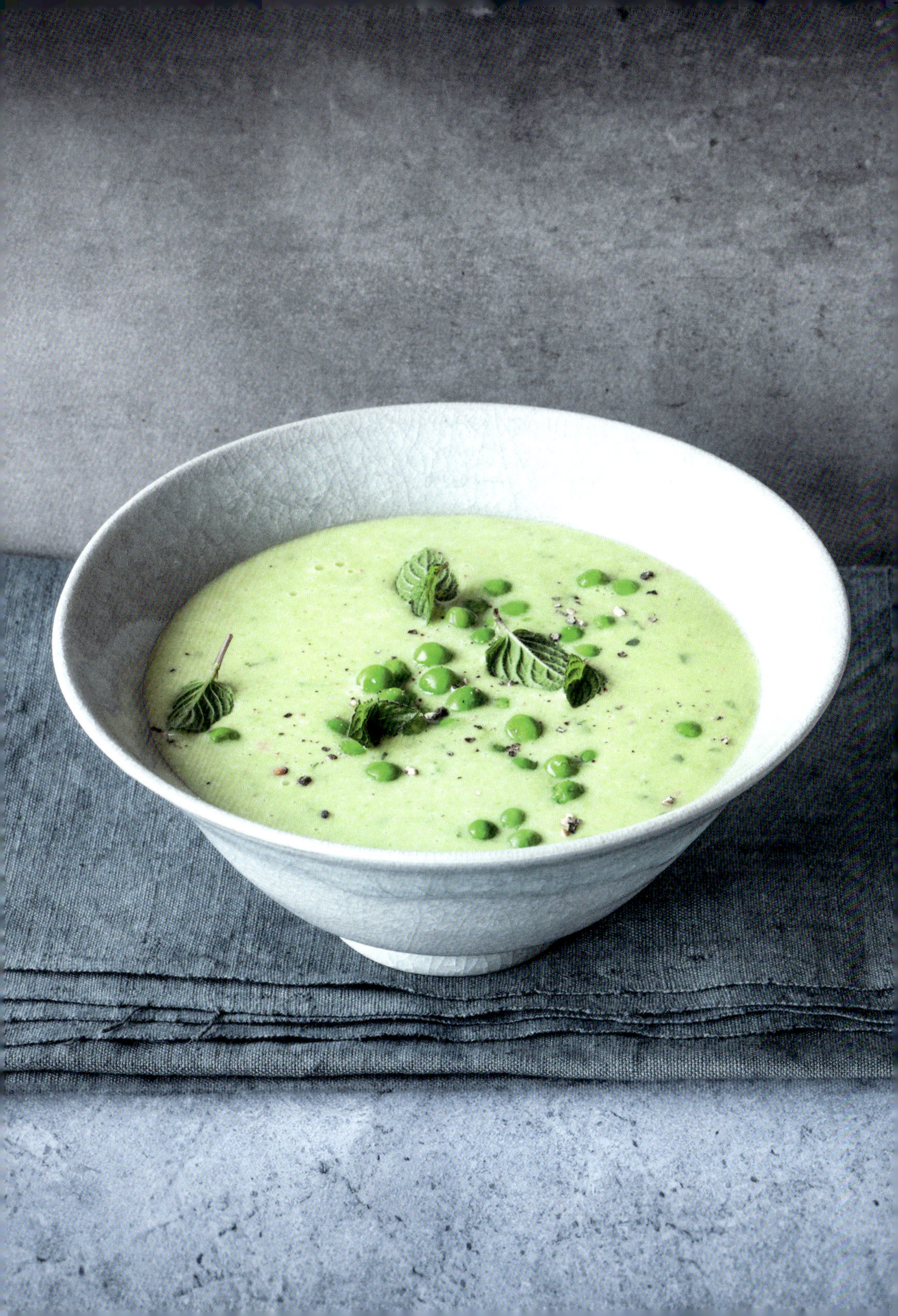

Winter-Rezept

Rote-Bete-Kartoffelpüree

Für 4 Personen
Zubereitung: 30 Min.
Nährwert pro Portion: ca. 350 kcal | 9 g EW | 13 g F | 46 g KH

1 kg mehligkochende Kartoffeln
600 g Rote Beten
Salz
4 Zwiebeln
50 g weiche Butter
200 ml Milch
Pfeffer

1. Die Kartoffeln schälen und in grobe Stücke schneiden. Die Roten Beten putzen, schälen und ca. 1 cm groß würfeln (dabei am besten Einweghandschuhe tragen, da sie stark färben). Kartoffeln und Rote Beten in einem Topf mit Salzwasser bedeckt aufkochen und zugedeckt bei mittlerer Hitze in ca. 20 Min. weich garen.

2. Inzwischen die Zwiebeln schälen und fein würfeln. 25 g Butter in einer beschichteten Pfanne zerlassen und die Zwiebeln darin unter Rühren in 5–7 Min. goldbraun braten. Die Pfanne vom Herd nehmen und die Zwiebeln abgedeckt warm halten.

3. Die Kartoffel-Bete-Mischung abgießen. Milch und übrige Butter (25 g) dazugeben und alles mit dem Kartoffelstampfer grob zerstampfen. Zwei Drittel der Zwiebeln gründlich untermischen. Das Püree mit Salz und Pfeffer würzen und mit den übrigen Zwiebeln bestreut servieren.

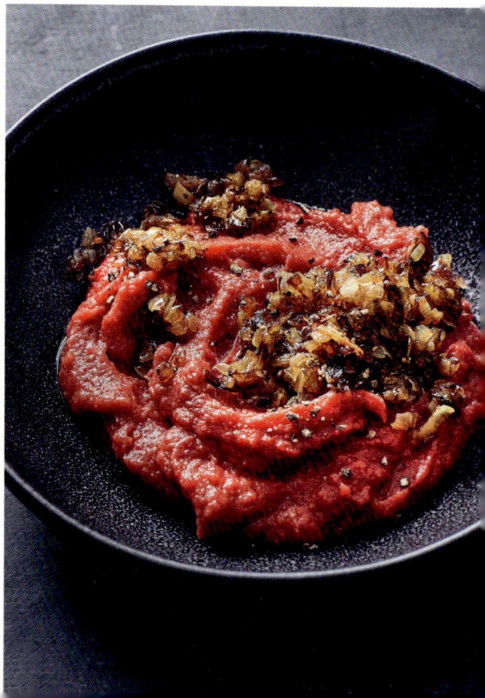

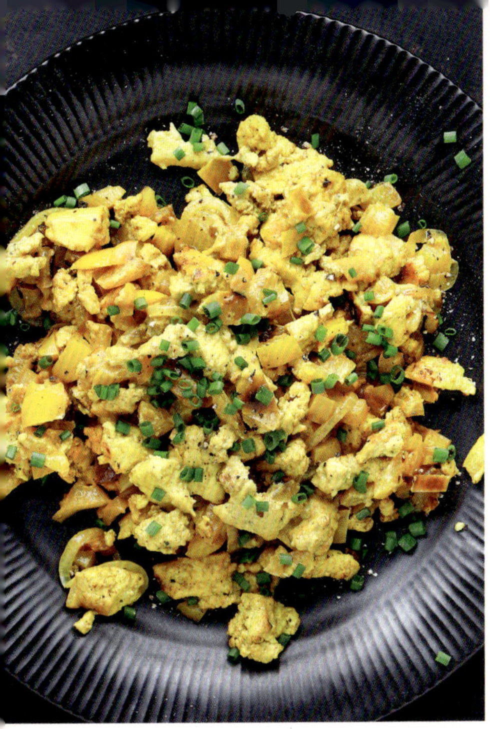

Grundrezept

Scrambled Tofu

Für 2 Personen
Zubereitung: 15 Min.
Nährwert pro Portion: ca. 275 kcal | 17 g EW | 18 g F | 11 g KH

1 Zwiebel
1 Knoblauchzehe
1 gelbe Paprika
200 g Tofu
2 EL Olivenöl
1 EL Hefeflocken
½ TL gemahlene Kurkuma
½ TL Paprikapulver
Salz, Pfeffer
3 Stängel Schnittlauch
3 EL Sojaghurt

1. Die Zwiebel schälen und in feine Ringe schneiden. Knoblauch schälen und durch die Presse drücken. Paprika waschen, halbieren, weiße Trennwände und Kerne entfernen und die Hälften in kleine Würfel schneiden. Den Tofu mit den Fingern grob zerbröseln.

2. Das Olivenöl in einer Pfanne erhitzen. Zwiebel und Knoblauch darin 3–5 Min. andünsten. Paprika und Tofu hinzufügen und kurz mitbraten. Dann Hefeflocken, Kurkuma, Paprikapulver, Salz und Pfeffer unterrühren und alles weitere 2–3 Min. braten.

3. Den Schnittlauch waschen, trocken schütteln und in Röllchen schneiden. Den Sojaghurt in die Pfanne geben, untermischen und das vegane Rührei noch 2–3 Min. weiterbraten. Auf Teller verteilen, mit Schnittlauch bestreuen und sofort servieren.

Vitaminreich

Kichererbsen-Spinat-Eintopf

Für 2 Personen
Zubereitung: 45 Min.
Nährwert pro Portion: ca. 395 kcal | 17 g EW | 19 g F | 39 g KH

½ Zwiebel
1 Knoblauchzehe
150 g Süßkartoffel
30 g Baby-Blattspinat
20 g Erdnusskerne
1 EL Olivenöl
200 g stückige Tomaten (aus der Dose)
100 ml Gemüsebrühe
Salz, Pfeffer
175 g vorgegarte Kichererbsen
50 g TK-Erbsen
2 EL Erdnussmus

1. Zwiebel und Knoblauch schälen und fein hacken. Süßkartoffel schälen und in mundgerechte Stücke schneiden. Den Spinat verlesen, waschen und trocken schleudern.

2. Einen Topf erhitzen und die Erdnüsse darin kurz anrösten. Herausnehmen und beiseitestellen. Das Öl in den Topf geben und Zwiebel und Knoblauch darin glasig dünsten. Die Süßkartoffelstücke hinzufügen und ca. 5 Min. anbraten.

3. Die stückigen Tomaten und die Gemüsebrühe in den Topf geben. Alles mit Salz und Pfeffer würzen, aufkochen und bei mittlerer Hitze ca. 20 Min. köcheln lassen.

4. Die Kichererbsen abgießen. Dann mit Erbsen und Erdnussmus in den Topf geben. Den Eintopf weitere 5 Min. köcheln lassen. Den Spinat unterrühren und alles erneut mit Salz und Pfeffer abschmecken. Den Eintopf auf Teller verteilen und mit gerösteten Erdnüssen bestreut servieren.

Schon gewusst?

Dank der genialen Kombination Tomaten-Erdnussmus ist der Eintopf wunderbar cremig und schmeckt richtig fruchtig-lecker.

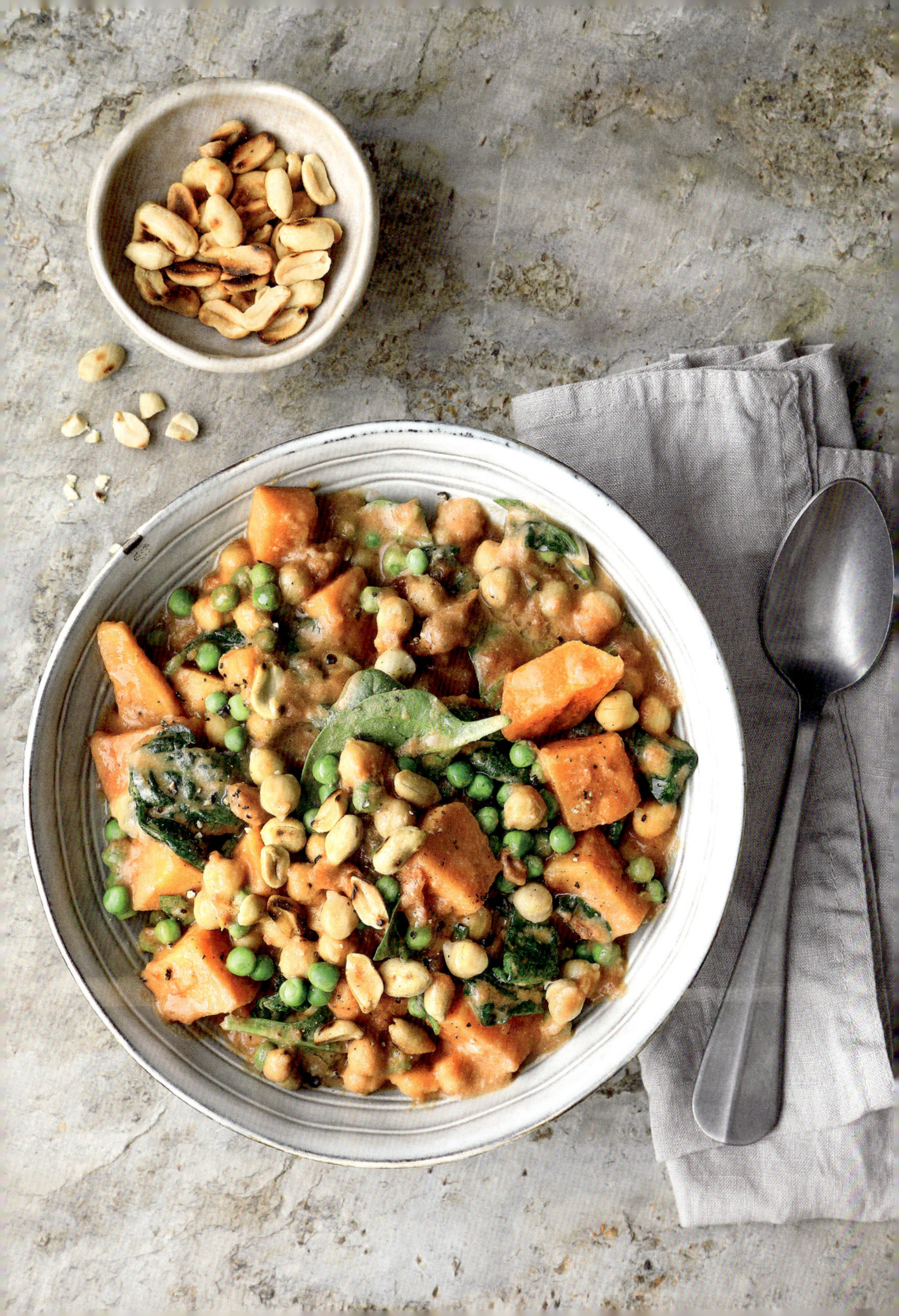

Vegan

Erbsen-Avocado-Aufstrich

Für 6 Personen

Zubereitung: 15 Min.

Nährwert pro Portion: ca. 120 kcal | 6 g EW | 18 g F | 6 g KH

200 g TK-Erbsen
1 reife Avocado
1 Knoblauchzehe
4 Stängel Minze
75 g Pistazien (geröstet und gesalzen)
3 EL Zitronensaft
3 EL Olivenöl
Salz
Cayennepfeffer

1. Die Erbsen nach Packungsanweisung auftauen lassen, danach in einen hohen Rührbecher füllen. Avocado halbieren, den Stein herauslösen und das Fruchtfleisch aus der Schale heben. Zu den Erbsen geben. Knoblauch schälen und dazupressen. Minze waschen, trocken schütteln und die Blätter abzupfen. Pistazien aus den Schalen lösen. Beides zu den Erbsen geben.

2. Alles mit dem Pürierstab nicht zu fein pürieren, sodass der Aufstrich noch leicht stückig ist. Zitronensaft und Öl unterrühren und den Aufstrich mit Salz und Cayennepfeffer abschmecken.

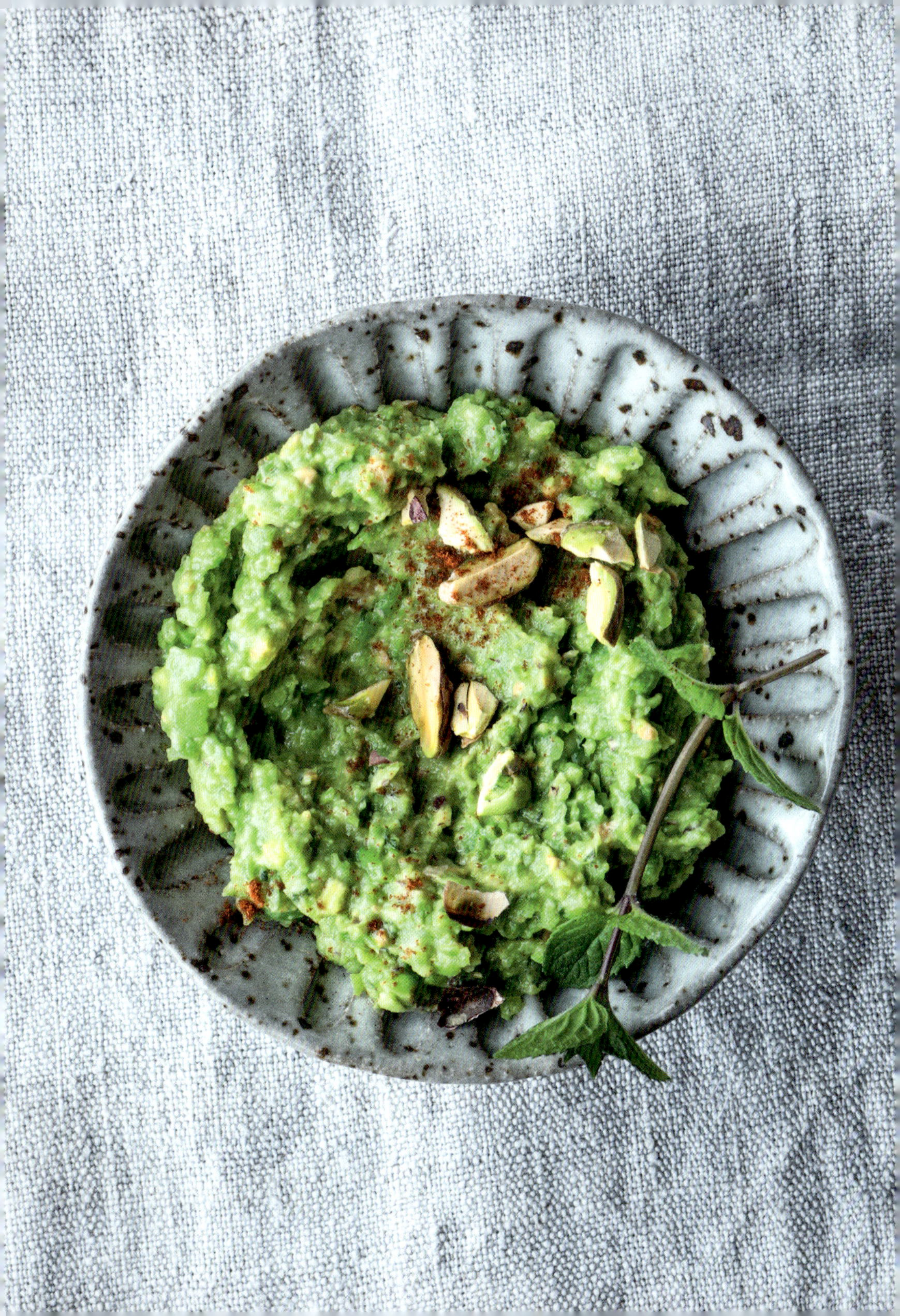

Einfach

Lachs-Dill-Butter

Für 6 Personen
Zubereitung: 15 Min.
+ 2 Std. Kühlen
Nährwert pro Portion: ca. 215 kcal |
3 g EW | 22 g F | 1 g KH

4 Stängel Dill
1 kleine rote Zwiebel
½ Bio-Zitrone
75 g Räucherlachs
150 g weiche Butter
1 TL körniger Senf
Salz, Pfeffer

1. Dill waschen, trocken schütteln und fein hacken. Zwiebel schälen und in sehr feine Würfel schneiden. Zitrone heiß abwaschen und abtrocknen. Die Schale fein abreiben und 1 EL Saft auspressen. Den Lachs zuerst in feine Streifen, dann in kleine Würfel schneiden.

2. Die Butter mit den Rührbesen des Handrührgeräts cremig rühren. Dill, Zwiebel, Zitronenschale, Zitronensaft, Lachs und Senf unterrühren. Die weiche Butter mit Salz und Pfeffer abschmecken und in ein Schälchen füllen oder in Pergamentpapier zu einer Rolle formen. Vor dem Servieren mindestens 2 Std. kühlen.

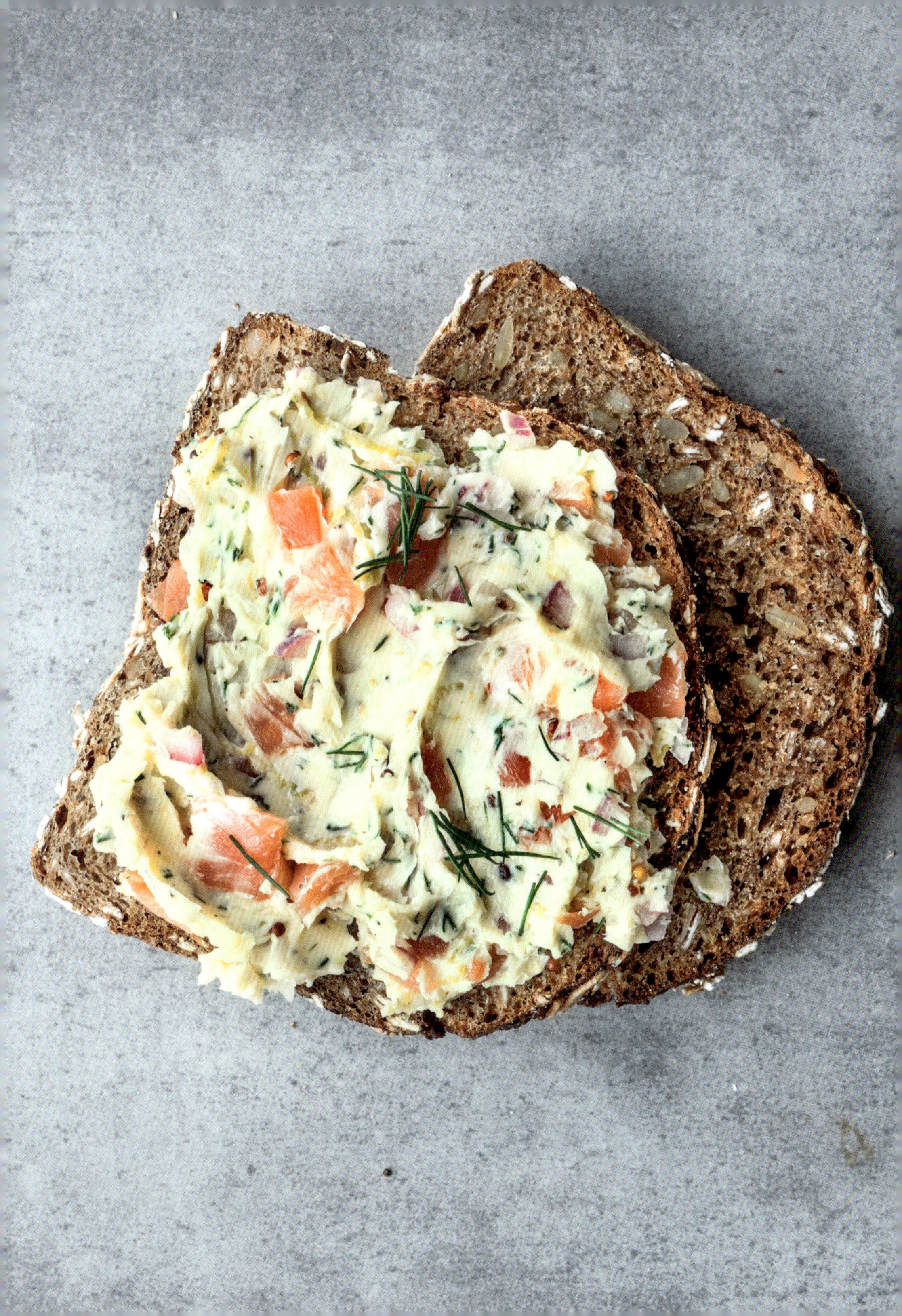

Einfach

Frozen Mango-Drops

1. Die Mango schälen, das Fruchtfleisch auf beiden Seiten vom Stein schneiden und würfeln. Mangowürfel mit 5 EL Wasser in einen kleinen Topf geben, zum Kochen bringen und 5 Min. bei mittlerer Hitze köcheln lassen. In eine Schüssel umfüllen und etwas auskühlen lassen.

2. Die Schokolade klein hacken. Joghurt und Vanille zur Mango geben und alle drei Zutaten mit dem Pürierstab fein pürieren, die Schokoladenstückchen unterheben. Die Masse in die Eiswürfelform füllen und im Tiefkühlfach in ca. 4 Std. tiefkühlen.

3. Die Drops 30 Min. vor dem Servieren auf Dessertteller stürzen und antauen lassen, bis man sie gut löffeln kann. Alternativ direkt auf der Zunge zergehen lassen.

Für 4 Personen
Zubereitung: 25 Min.
+ 4 Std. Tiefkühlen
Nährwert pro Portion: ca. 130 kcal | 3 g EW | 9 g F | 10 g KH

1 Mango (200 g Fruchtfleisch)
20 g Zartbitterschokolade (85 % Kakaoanteil)
250 g Sahnejoghurt
2 Prisen gemahlene Vanille

Außerdem
Eiswürfelform (ersatzweise Mini-Silikonbackform)

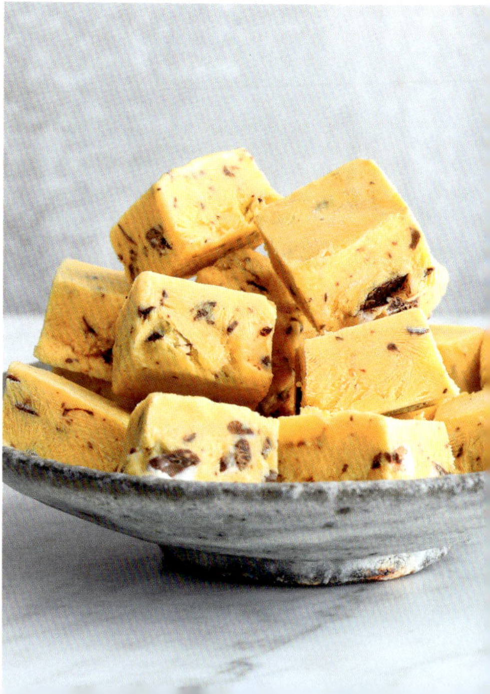

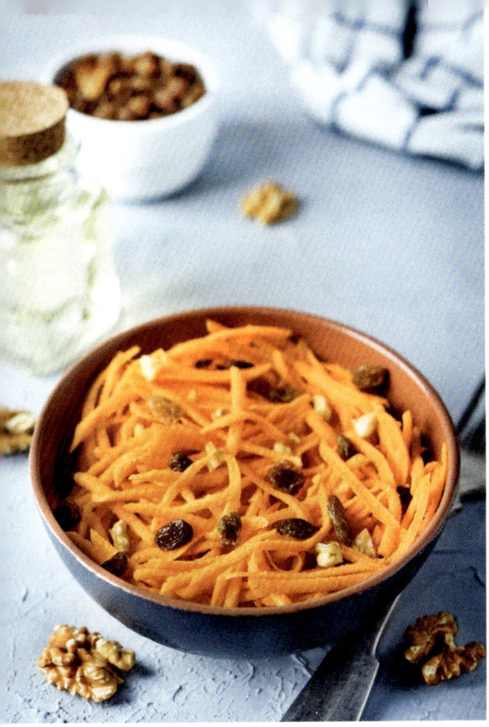

Schön nussig

Möhren-Walnuss-Salat

1. Die Walnüsse grob hacken. Die Möhren schälen und auf der Gemüsereibe grob reiben. Die Limette heiß abwaschen, abtrocknen und die Schale fein abreiben. Den Parmesan grob raspeln.

2. Walnüsse, Möhren, Parmesan und Limettenabrieb mit Essig in einer Schüssel mischen, mit Salz und Pfeffer abschmecken.

Für 2 Personen
Zubereitung: 10 Min.
Nährwert pro Portion: ca. 97 kcal | 6 g EW | 7 g F | 3 g KH

10 g Walnüsse
140 g Möhren
¼ Bio-Limette
25 g Parmesan
2 TL Essig (z. B. Aceto balsamico bianco oder Apfelessig)
Salz
Cayennepfeffer

Schon gewusst?

In ein Schraubglas abgefüllt kannst du den Salat 3 Tage im Kühlschrank aufbewahren.

Winter-Rezept

Überbackener Chicorée

Für 2 Personen
Zubereitung: 15 Min.
+ 15 Min. Backen
Nährwert pro Portion: ca. 160 kcal | 14 g EW | 9 g F | 6 g KH

500 g Chicorée
Salz
1 EL Schmand
1 TL mittelscharfer Senf
40 g gekochter Schinken
50 g junger Gouda

Außerdem:
Auflaufform (ca. 18 × 18 cm)

1. Den Chicorée waschen. Große Chicorée-Kolben längs halbieren. In einem großen Topf reichlich Salzwasser zum Kochen bringen, Chicorée dazugeben und darin in 7–10 Min. gar kochen. Der Chicorée ist gar, wenn der Strunk in der Mitte weich ist (mit einem spitzen Messer testen). Den Chicorée mit einem Schaumlöffel aus dem Wasser heben, abtropfen lassen und in eine ofenfeste Form legen.

2. Den Backofen auf 200° vorheizen. Den Schmand und den Senf miteinander verrühren und als Guss auf dem Chicorée in der Auflaufform verteilen.

3. Den gekochten Schinken würfeln und auf den Chicorée streuen. Den Käse reiben und gleichmäßig darüber verteilen. Den Chicorée im Ofen (Mitte) 13–15 Min. überbacken, bis der Käse geschmolzen ist und eine goldgelbe Farbe angenommen hat. Dann das Gratin aus dem Ofen holen, auf zwei Tellern anrichten und servieren.

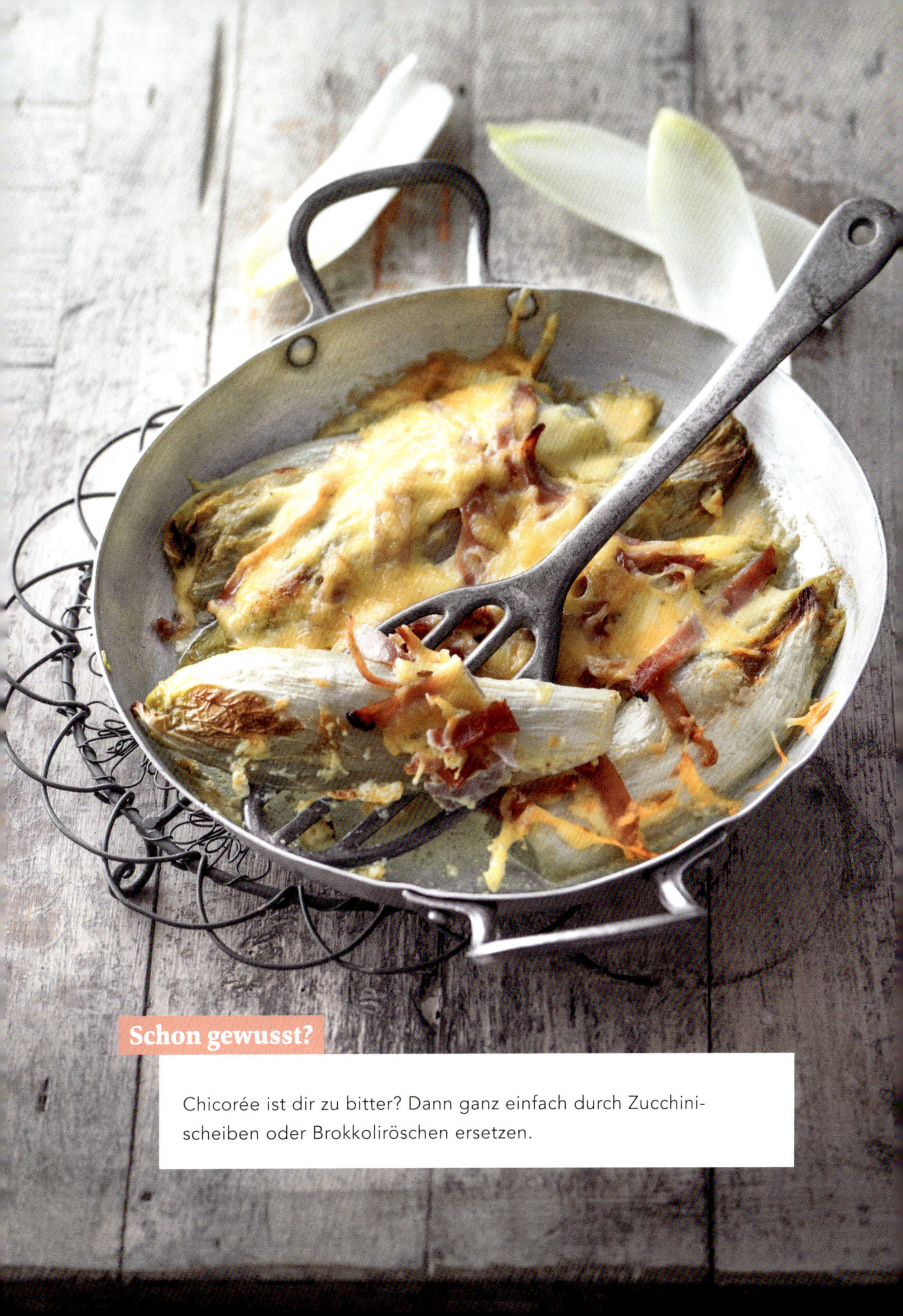

Schon gewusst?

Chicorée ist dir zu bitter? Dann ganz einfach durch Zucchinischeiben oder Brokkoliröschen ersetzen.

Ofengericht

Kartoffel-Kohlrabi-Auflauf

Für 2 Personen
Zubereitung: 40 Min.
+ 20 Min. Backen
Nährwert pro Portion: ca. 550 kcal | 17 g EW | 39 g F | 32 g KH

400 g vorwiegend festkochende Kartoffeln
300 g Kohlrabi (erst ab der Testphase)
100 g Möhren
1 EL Öl
100 g Sahne
50 ml Milch
1 TL Gemüsebrühe (Instant; ohne Geschmacksverstärker und Hefeextrakt)
Salz, Pfeffer
frisch geriebene Muskatnuss
75 g junger Gouda

Außerdem:
Auflaufform (ca. 15 × 15 cm)
Butter für die Form

1. Die Kartoffeln waschen. In einem Topf drei Fingerbreit Wasser zum Kochen bringen und die Kartoffeln darin zugedeckt bei mittlerer Hitze in 20 Min. gar kochen.

2. Inzwischen den Kohlrabi schälen, vierteln und in dünne Scheiben schneiden. Die Möhren putzen, schälen und in dünne Scheiben schneiden. Das Öl in einer Pfanne erhitzen und die Kohlrabi- und Möhrenscheiben darin 3 Min. dünsten, bis das Gemüse nahezu gar, aber noch sehr bissfest ist. Den Backofen auf 200° vorheizen.

3. Die Kartoffeln abgießen, kurz ausdampfen lassen, pellen und in Scheiben schneiden. Die Kartoffelscheiben in der gebutterten Auflaufform auslegen. Das Kohlrabi-Möhren-Gemüse auf den Kartoffeln verteilen.

4. Sahne, Milch, Gemüsebrühe, Salz, Pfeffer und Muskatnuss mit dem Schneebesen glatt rühren und den Guss gleichmäßig auf dem Gemüse verteilen.

5. Den Käse grob reiben und den Auflauf damit bestreuen. Diesen im Ofen (Mitte) ca. 20 Min. backen, bis das Gemüse gar und der Käse leicht gebräunt ist. Den fertigen Auflauf herausholen, kurz ruhen lassen. Dann auf zwei Tellern anrichten und servieren.

Schon gewusst?

Wer mag, kann zusätzlich mit dem Gemüse 200 g Hackfleisch anbraten. Dadurch wird der Auflauf noch etwas gehaltvoller und deftiger.

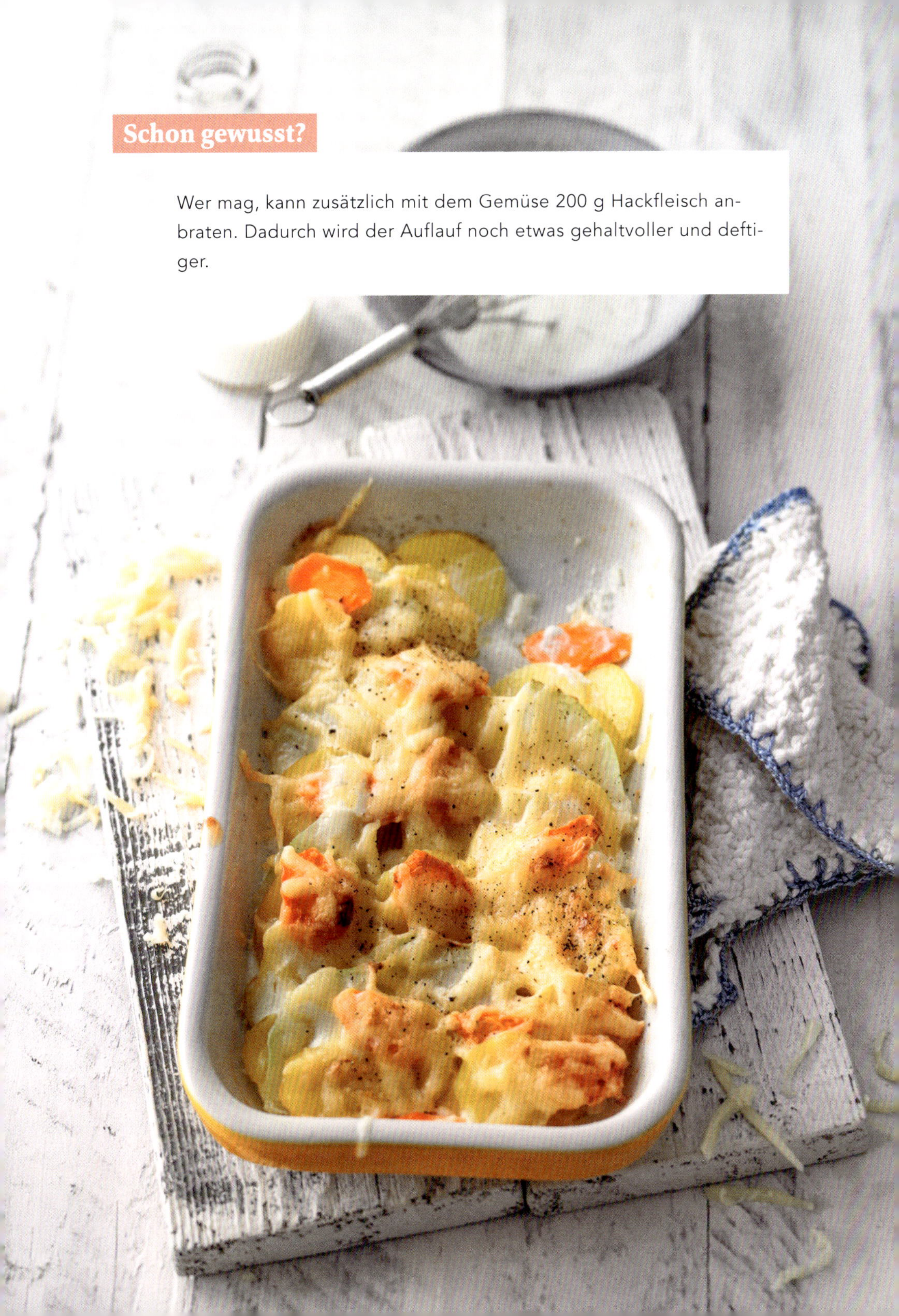

Einfach

Wirsing-Fisch-Lasagne

Für 4 Personen
Zubereitung: 35 Min.
+ 35 Min. Backen
Nährwert pro Portion: ca. 520 kcal | 52 g EW | 29 g F | 11 g KH

Salz
400 g Wirsing (große Blätter)
1 Zwiebel
4 EL Olivenöl
2 Dosen stückige Tomaten (à 400 g)
Pfeffer
2 TL getrockneter Oregano
50 g Parmesan
800 g Rotbarschfilets in 10 dünnen Stücken
250 g Ricotta

Außerdem
Auflaufform (ca. 20 × 30 cm)

1. 2 l Salzwasser in einem Topf aufkochen. Wirsingblätter längs halbieren, die dicken Strünke herausschneiden und 5 Min. blanchieren. Abgießen und abtropfen lassen.

2. Zwiebel schälen und fein würfeln. 2 EL Öl in einem Topf erhitzen und die Zwiebel darin 2 Min. andünsten. Tomaten dazugeben und mit Salz, Pfeffer und Oregano würzen. Die Sauce aufkochen und 10 Min. offen bei mittlerer Hitze köcheln lassen.

3. Parmesan reiben. Backofen auf 180° vorheizen. Den Fisch kalt abspülen, gut trocken tupfen, salzen und pfeffern. Wirsingblätter ebenfalls gut trocken tupfen.

4. Die Tomatensauce mit Salz und Pfeffer abschmecken. Eine kleine Kelle davon am Boden der Form verteilen. Ein Drittel der Wirsingblätter darauflegen, ein Drittel Sauce darauf verstreichen. Die Hälfte des Fischs und ein weiteres Drittel Wirsingblätter darauf verteilen. Ein Drittel Sauce, restlichen Fisch und übrigen Wirsing einschichten. Mit der restlichen Sauce übergießen. Ricotta darauf verstreichen, Parmesan darüberstreuen.

5. Lasagne mit übrigem Öl beträufeln, im Ofen (Mitte) 35 Min. backen. Herausnehmen und 10 Min. ruhen lassen. Lasagne in Stücke schneiden und servieren.

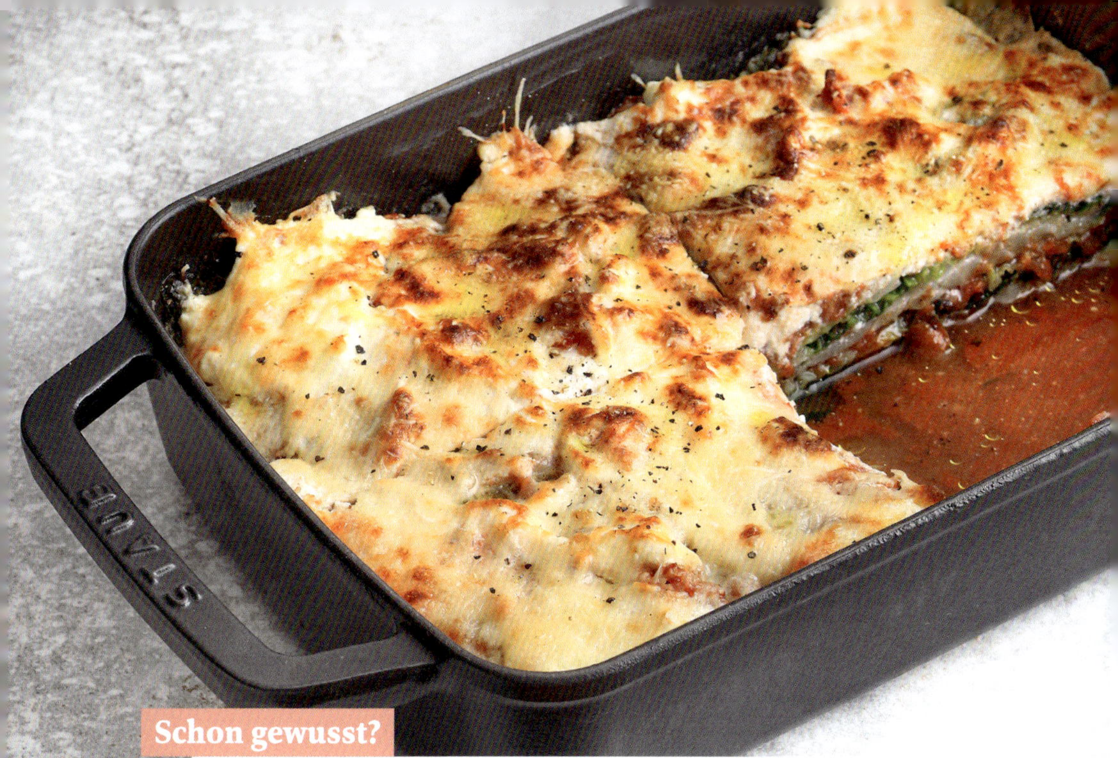

Schon gewusst?

Roher Fisch und Kohl ziehen beim Garen viel Flüssigkeit. Darum solltest du beides vor dem Einschichten gut trocken tupfen. Den Kohl nach dem Blanchieren am besten auf einer Lage Küchenpapier ausbreiten, mit Küchenpapier bedecken und trocknen.

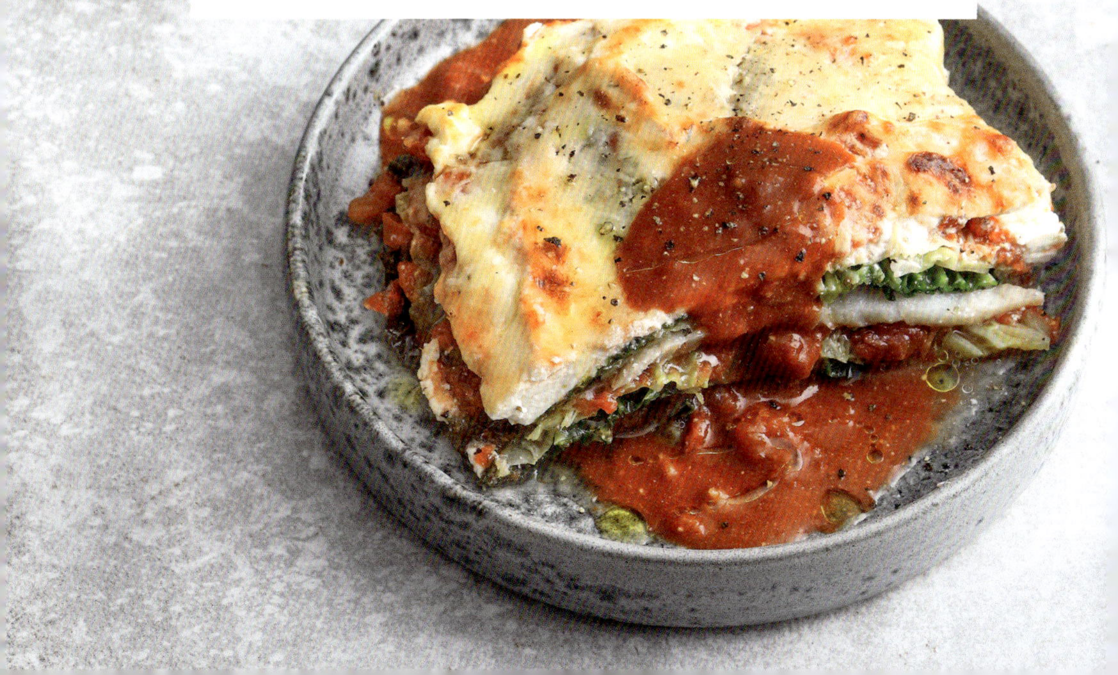

Vollwert

Grüne Hähnchenpfanne

Für 4 Personen
Zubereitung: 10 Min.
Nährwert pro Portion: ca. 580 kcal | 40 g EW | 39 g F | 17 g KH

500 g Brokkoli
250 g Zuckerschoten
Salz
200 g TK-Erbsen
1 Pck. TK-8-Kräuter-Mischung (ca. 75 g; fein gehackt)
200 g Sahne
2 TL Speisestärke
2 kleine Avocados
2 EL Zitronensaft
500 g Hähnchenbrustfilet
2 EL Öl
Pfeffer

1. Brokkoli putzen, waschen und in Röschen schneiden, Stiele schälen und klein würfeln. Zuckerschoten waschen und halbieren. Brokkoli in Salzwasser ca. 3 Min. blanchieren, Zuckerschoten und Erbsen nach ca. 2 Min. hinzufügen. Alles in ein Sieb abgießen, kalt abschrecken und abtropfen lassen, dabei 100 ml Kochwasser auffangen.

2. Die gefrorenen Kräuter in einem hohen Rührbecher mit Sahne, Kochwasser und Stärke fein pürieren. Avocados halbieren, Kerne und Schalen entfernen, Hälften würfeln, mit Zitronensaft beträufeln.

3. Fleisch waschen, trocken tupfen, in Streifen schneiden und in einer großen Pfanne im Öl portionsweise bei mittlerer Hitze 3–4 Min. anbraten. Mit Salz und Pfeffer würzen.

4. Das gesamte Fleisch in die Pfanne geben und mit dem Gemüse ca. 2 Min. braten. Kräutersahne einrühren, alles aufkochen und offen bei schwacher Hitze ca. 2 Min. köcheln. Zum Servieren Avocadowürfel untermischen, mit Salz und Pfeffer würzen. Dazu schmeckt eine Reis-Wildreis-Mischung.

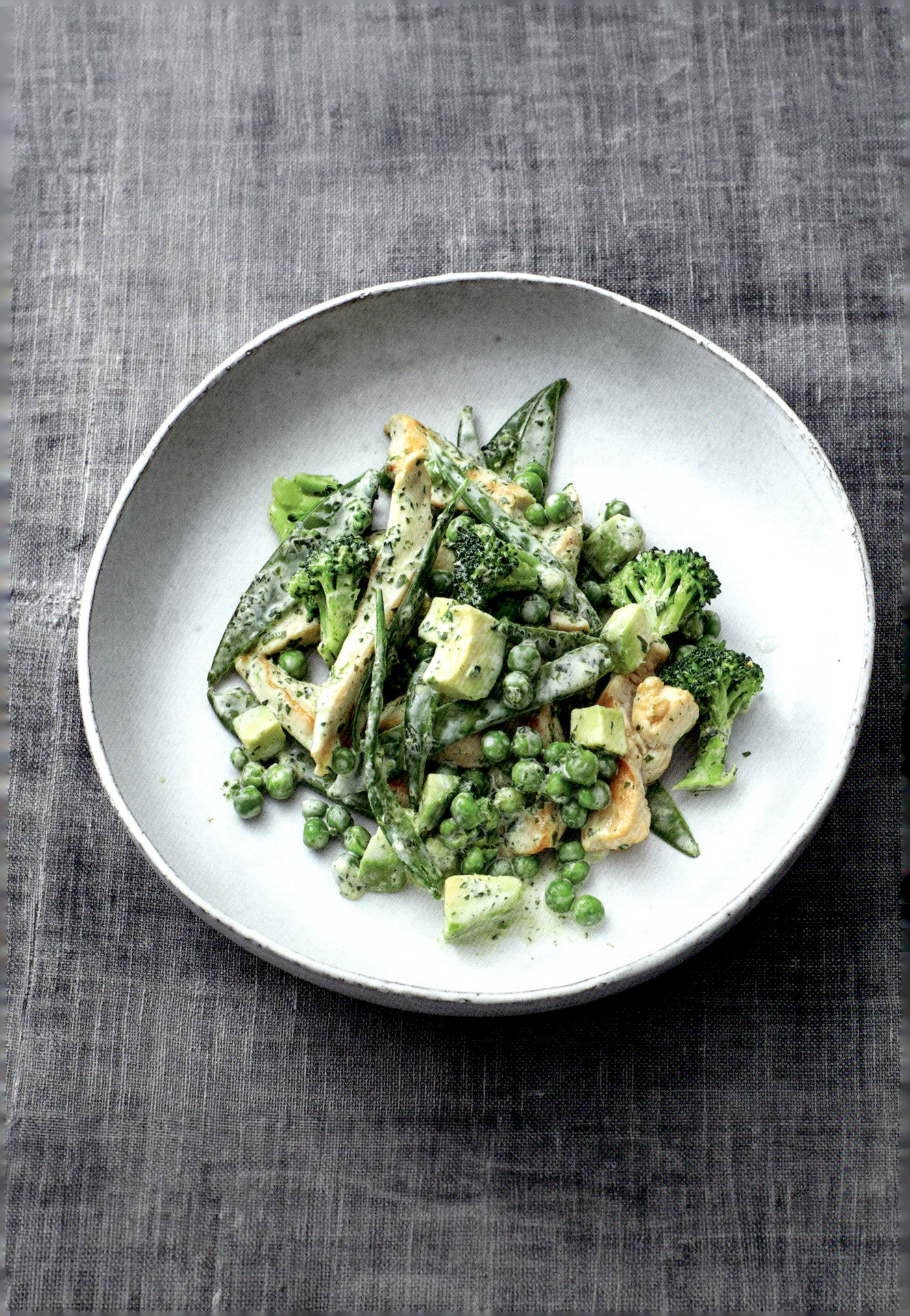

AB SOFORT INVESTIEREN WIR ...

- in unsere körperliche und mentale Gesundheit
- in unser Herz-Kreislauf-System
- in unsere Knochengesundheit
- in unseren Stoffwechsel
- in ein gesundes Körpergewicht
- in die Gesundheit unserer Haut und Haare
- in unsere Zahngesundheit
- in unser Selbstbewusstsein
- in unsere Träume
- IN UNS!

DANKE

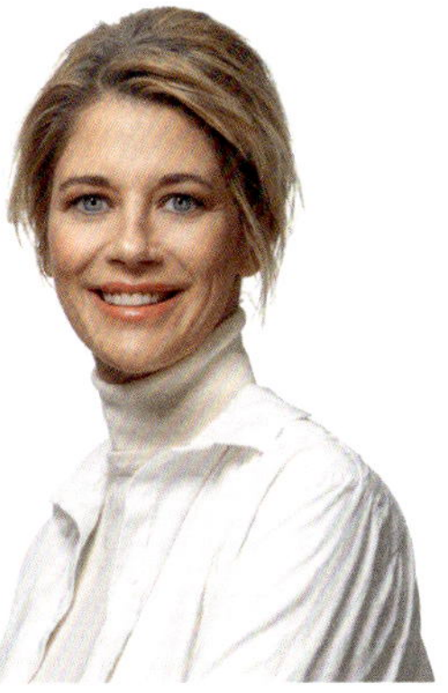

Ich danke zunächst einmal meiner Familie für die ewig währende Liebe und Unterstützung. Vor allem Roland, meinem Mann, und unseren Töchtern. Ich danke euch für das Leben, das wir uns entschieden haben zu führen, eure Lebensfreude, Inspiration und Kraft. Ihr seid mein größter Stolz. Ich danke meiner Mama und meinen Schwestern, meinem Vater und meiner Großmutter, die beide nicht mehr bei uns sind, aber fest in unserem Herzen. Ich danke meinen Schwiegereltern. Nicht zuletzt danke ich meinen Freundinnen und Freunden, alle einzigartig und wunderbar auf ihre ganz besondere Art und Weise. Und ich danke meinen Patientinnen, die ich begleiten darf, von denen ich tagtäglich lerne und die mich immer wieder dazu anspornen, eine bessere Ärztin werden zu wollen. Danke.

LITERATURVERZEICHNIS

Neutrogena® Cellular Boost Aging Research – Durchgeführt von Neutrogena® und One Poll zwischen Dezember 2018 und Januar 2019, befragt wurden 2000 deutsche Frauen zwischen 20 und 60 Jahren

Hochkonzentrierter Mönchspfeffer gegen PMS, gynäkologie + geburtshilfe, 2022

Csupor D, Lantos T, Hegyi P et al., Vitex agnus-castus in premenstrual syndrome: A meta-analysis of double-blind randomised controlled trials. Complementary Therapies in Medicine 2019

Bruhn C., Plagende Tage – Symptomorientierte Beratung bei Menstruationsbeschwerden. DAZ 2019

Cerqueira RO et al.,, Vitex agnus castus for premenstrual syndrome and premenstrual dysphoric disorder: a systematic review. Arch Womens Ment Health 2017

Hwang et al., Isoflavone metabolites and their in vitro dual functions: they can act as an estrogenic agonist or antagonist depending on the estrogen concentration, Steroid Biochem Mol Biol 2006

H. Leon Bradlow et al., Effects of dietary indole-3-carbinol on estradiol metabolism and spontaneous mammary tumors in mice, Carcinogenesis, 1991

Karen J Aubron et al., Indole-3-carbinol is a negative regulator of estrogen, J Nutr 2003

Vincenza Gianfredi et al., Sulforaphane and Epigallocatechin Gallate Restore Estrogen Receptor Expression by Modulating Epigenetic Events in the Breast Cancer Cell Line MDA-MB-231: A Systematic Review and Meta-Analysis, J Nutrigenet Nutrigenomics 2017

Beatrix Falch, Mönchspfeffer in der Frauenheilkunde, Rosenfluh 2005

Wyatt, K M, Efficacy if vitamin B-6 in the treatment of premenstrual syndrome: systematic review, Zeitschrift: BRITISH MEDICAL JOURNAL 1999

Fatemeh Jafari et al., Effect of zinc supplementation on quality of life and sleep quality in young women with premenstrual syndrome: a randomized, double-blind, placebo-controlled trial, Archives of Gynecology and Obstetrics 2020

Alkhalaf Z et al., Markers of vitamin D metabolism and premenstrual symptoms in healthy women with regular cycles, Hum Reprod 2021

Arman Arab et al., The Association Between Vitamin D and Premenstrual Syndrome: A Systematic Review and Meta-Analysis of Current Literature, Journal of the American College of Nutrition 2019

Afsaneh Saeedian Kia et al., The Association between the Risk of Premenstrual Syndrome and Vitamin D, Calcium, and Magnesium Status among University Students: A Case Control Study, 2015

Lisa Tully et al., Oxaloacetate reduces emotional symptoms in premenstrual syndrome (PMS): results of a placebo-controlled, cross-over clinical trial, Obstet Gynecol Sci 2020

Maryam Alikamaliet al., The effects of vitamin E on the intensity of primary dysmenorrhea: A systematic review and meta-analysis, Nutr ESPEN 2022

Maryam Kashanian et al., Evaluation of the effect of vitamin E on pelvic pain reduction in women suffering from primary dysmenorrhea, J Reprod Med. 2013

F Facchinetti et al., Oral magnesium successfully relieves premenstrual mood changes, Obstet Ginecol 1991

Masoumeh Yaralizadeh et al., Effectiveness of Magnesium on Menstrual Symptoms Among Dysmenorrheal College Students: A Randomized Controlled Trial, International Journal of Women's Health and Reproduction Sciences 2021

Edilberto A Rocha Filho et al., Essential fatty acids for premenstrual syndrome and their effect on prolactin and total cholesterol levels: a randomized, double blind, placebo-controlled study, Reprod Health 2011

Z Harel et al., Supplementation with omega-3 polyunsaturated fatty acids in the management of dysmenorrhea in adolescents, Obstet Gynecol 1996

Kamille, Frauenmantel, Schafgarbe – Tees für die Hausapotheke der Frau, Frauenärzte im Netz 2016

Angrit Stachs et al.,, Benign Breast Disease in Women, Dtsch Arztebl Int. 2019

Huseini HF, Kianbakht S, Mirshamsi MH, Zarch AB, Effectiveness of topical Nigella sativa seed oil in the treatment of cyclic mastalgia: a randomized, triple-blind, active, and placebo-controlled clinical trial. Planta Med 2016;

T Colak et al., Efficacy of topical nonsteroidal antiinflammatory drugs in mastalgia treatment, J Am Coll Surg 2003

Comparing the Effects of Dietary Flaxseed and Omega-3 Fatty Acids Supplement on Cyclical Mastalgia in Iranian Women: A Randomized Clinical Trial, Int J Family Med. 2014

D M Ingram et al., A double-blind randomized controlled trial of isoflavones in the treatment of cyclical mastalgia, Breast 2002

Behboudi et al., The effect of omega-3 fatty acid supplementation on premenstrual syndrome and health-related quality of life: a randomized clinical trial, J Psychosom Obstet Gynaecol. 2018

Julien Cases et al., Pilot trial of Melissa officinalis L. leaf extract in the treatment of volunteers suffering from mild-to-moderate anxiety disorders and sleep disturbances, Med J Nutrition Metab. 2011

Passiflora incarnata. Profil einer Arzneipflanze, Deutsche Apothekerzeitung 2013

G Mayer et al., Effects of vitamin B12 on performance and circadian rhythm in normal subjects, Neuropsychopharmacology 1996

Fiona Ault et al., Evidence for the efficacy of melatonin in the treatment of primary adult sleep disorders, Sleep Medicine Reviews 2017

R L Divi et al., Anti-thyroid isoflavones from soybean: isolation, characterization, and mechanisms of action, Biochem Pharmacol 1997

Fatemeh Shobeiri et al., Effect of calcium on premenstrual syndrome: A double-blind randomized clinical trial, Obstet Ginecol Sci 2017

Nahid Fathizadeh et al., Evaluating the effect of magnesium and magnesium plus vitamin B6 supplement on the severity of premenstrual syndrome, Iran J Nurs Midwifery Res. 2010

Stevinson, C: A pilot study of Hypericum perforatum for the treatment of premenstrual syndrome, British Journal of Obstetrics and Gynaecology 2000

Anne-Marie Nybo Andersen et al., Maternal age and fetal loss: population based register linkage study, BMJ. 2000

Alayne G Ronnenberg et al., Preconception B-vitamin and homocysteine status, conception, and early pregnancy loss, J Epidemiol 2007

Alexandra J Kermack et al., A randomised controlled trial of a preconceptional dietary intervention in women undergoing IVF treatment (PREPARE trial), MC Women's Health 2014

L Ciotta et al., Effects of myo-inositol supplementation on oocyte's quality in PCOS patients: a double blind trial, Rev Med Pharmacol Sci 2011

Riccardo Gambioli et al., Myo-Inositol as a Key Supporter of Fertility and Physiological Gestation, Pharmaceuticals 2021

Hermann M. Behre et al., Efficacy and Safety of an Injectable Combination Hormonal Contraceptive for Men, The Journal of Clinical Endocrinology & Metabolism, 2016

Lina S Mørch et al., Contemporary Hormonal Contraception and the Risk of Breast Cancer, N Engl J Med 2017

Johansson T et al., Population-based cohort study of oral contraceptive use and risk of depression. Epidemiol and Psychiatr Sci 2023

British Menopause Society. Factors which influence the age of both natural and surgical menopause, 2011.

Allanah Hockey et al., Body image across the adult lifespan: A longitudinal investigation of developmental and cohort effects, Body Images 2021

Krisztina Hevesi et al., Motives that Mediate the Associations Between Relationship Satisfaction, Orgasmic Difficulty, and the Frequency of Faking Orgasm, Sexual Medicine 2022

Durchschnittliches Scheidungsalter bei Männer und Frauen bis 2022, veröffentlicht von Statista Research Department, 28.07.2023

Craig R Cohen et al., Randomized Trial of Lactin-V to Prevent Recurrence of Bacterial Vaginosis, N Engl J Med 2020

Petra Stute, Die Rolle des vaginalen DHEA bei der Behandlung des genitourinären Syndroms der Menopause, Journal für gynäkologische Endokrinologie, Schweiz 2022

Wojciech Pięta and Roman Smolarczyk. Vaginal dehydroepiandrosterone compared to other methods of treating vaginal and vulvar atrophy associated with menopause, Prz Menopauzalny. 2020

Vahlensieck, Winfried et al., Rezidivierende Harnwegsinfektionen: Wie vermeiden und behandeln? aerzteblatt.de 2015

Gabrielle Williams et al., Cranberries for preventing urinary tract infections, Cochrane Database of Systematic Reviews 2023

D-Mannose: natürlicher Schutz bei rezidivierenden Harnwegsinfektionen, Uro-News 2017

Meyer, Rüdiger. Epidemiologie: Warum Schlafmangel dick macht, aerzteblatt.de 2018

R Jarisch et al., Impact of oral vitamin C on histamine levels and seasickness, J Vestib Res 2014

Harninkontinenz – viele Frauen leiden still, Ärztezeitung 2019

Mie Nishimura Pumpkin et al., Seed Oil Extracted From Cucurbita maxima Improves Urinary Disorder in Human Overactive Bladder, J Tradit Complement Med. 2014

Karyn M. Frick et al., Estradiol and hippocampal memory in female and male rodents, Curr Opin Behav Sci 2018

Hongmei Yang et al., Mechanistic insight into female predominance in Alzheimer's disease based on aberrant protein S-nitro-sylation of C3, Science Advances 2022

Dr. Bret S. Stetka, Brainfood- Schutz vor psychischen und neurologischen Erkrankungen durch Ernährung, Medscape 2012

Peng An et al., Micronutrient Supplementation to Reduce Cardiovascular Risk, J Am Coll Cardiol 2022

Lisa Maier et al., Extensive impact of non-antibiotic drugs on human gut bacteria, Nature 2018

Pedersen L, Idorn M, Olofsson GH et al., Voluntary Running Suppresses Tumor Growth through Epinephrine- and IL-6-Dependent NK Cell Mobilization and Redistribution. Cell Metab 2016

Moore SC, Lee IM, Weiderpass E et al., Association of Leisure-Time Physical Activity With Risk of 26 Types of Cancer in 1.44 Million Adults. JAMA Intern Med 2016

Antonio Trichopoulou et al., Definitions and potential health benefits of the Mediterranean diet: vies from experts around the world. BMC Medicine 2014

Schmid D, Leitzmann MF, Association between physical activity and mortality among breast cancer and colorectal cancer survivors: a systematic review and meta-analysis. Ann Oncol 2014

Pronova BKK Onlineumfrage. Teilnahme an Vorsorgeuntersuchungen in Deutschland nach Geschlecht 2018

REGISTER

Sachregister

A

B

C/D

E

F/G

H

I/J/K/L

M

N/O

P/R

S/T

U/V

W/Y/Z

Rezeptregister

QUALITÄTS G|U GARANTIE

LIEBE LESERINNEN UND LESER,

wir wollen Ihnen mit diesem Buch Informationen und Anregungen geben, um Ihnen das Leben zu erleichtern oder Sie zu inspirieren, Neues auszuprobieren. Wir achten bei der Erstellung unserer Bücher auf Aktualität und stellen höchste Ansprüche an Inhalt und Gestaltung. Alle Anleitungen und Rezepte werden von unseren Autoren, jeweils Experten auf ihren Gebieten, gewissenhaft erstellt und von unseren Redakteur*innen mit größter Sorgfalt ausgewählt und geprüft.

Haben wir Ihre Erwartungen erfüllt? Sind Sie mit diesem Buch und seinen Inhalten zufrieden? Wir freuen uns auf Ihre Rückmeldung. Und wir freuen uns, wenn Sie diesen Titel weiterempfehlen, in Ihrem Freundeskreis oder bei Ihrem Online-Kauf.

Sollten wir Ihre Erwartungen so gar nicht erfüllt haben, tauschen wir Ihnen Ihr Buch jederzeit gegen ein gleichwertiges zum gleichen oder ähnlichen Thema um.

KONTAKT ZUM LESERSERVICE

GRÄFE UND UNZER VERLAG
Grillparzerstraße 12
81675 München
www.gu.de

Impressum

G|U

GU ist eine eingetragene Marke der GRÄFE UND UNZER VERLAG GmbH, www.gu.de

ISBN 978-3-8338-9360-5
6. Auflage 2025

Projektleitung: Petra Bradatsch / Stella Schossow
Lektorat: Margarethe Brunner
Bildredaktion: Nele Schneidewind/ Simone Hoffmann
Umschlaggestaltung: ki36 Editorial Design, München, Nicole Pfeiffer
Layout: ki36 Editorial Design, München, Katja Wohnrath
Herstellung: Petra Roth / Felix Robitsch
Satz: Dorothee Griesbeck, griesbeckdesign, München
Reproduktion: medienprinzen GmbH
Druck und Bindung: F+W Druck- und Mediencenter, Kienberg

Umwelthinweis:
Nachhaltigkeit ist uns sehr wichtig. Der Rohstoff Papier ist in der Buchproduktion hierfür von entscheidender Bedeutung. Daher ist dieses Buch auf PEFC-zertifiziertem Papier gedruckt. PEFC garantiert, dass ökologische, soziale und ökonomische Aspekte in der Verarbeitungskette unabhängig überwacht werden und lückenlos nachvollziehbar sind.

Bildnachweis:
Cover: iStockphoto
Infografiken: GU/Dorothee Griesbeck
Adobe Stock: S. 138, 167; iStockphoto: S. 3, 4, 22, 26, 27, 28 (Wh.), 34, 81 (Wh.), 83, 88, 89, 97, 116, 128, 134, 177, 183, 189, 193 (Wh.), 198, 203, 205, 208, 219; Getty Images: S. 237; GU/Büro Wünsch & Stömer: S. 96, 104 (Wh.), 106, 139, 141; GU-Archiv/Mona Binner: S. 225, 229, 231; GU-Archiv/Grossmann.Schürle: S. 215, 217, 228, 245; GU-Archiv/Florian Hauer: S. 21; GU-Archiv/Juni Fotografen: S. 218; GU-Archiv/ Kramp+Gölling: S. 223, 239, 241; GU-Archiv/Mathias Neubauer: S. 236, 243; GU-Archiv/Katrin Winner: S. 221; GU-Archiv/Wolfgang Schardt: S. 227, 233, 235; Peter Müller: S. 247, Autorinnenfoto Klappe

Bildagentur Image Professionals GmbH, Tumblingerstr. 32, 80337 München
www.imageprofessionals.com

Wichtiger Hinweis:
Die Gedanken, Methoden und Anregungen in diesem Buch stellen die Meinung bzw. Erfahrung der Verfasserin dar. Sie wurden von der Autorin nach bestem Wissen erstellt und mit größtmöglicher Sorgfalt geprüft. Sie bieten jedoch keinen Ersatz für persönlichen kompetenten medizinischen Rat. Jede Leserin, jeder Leser ist für das eigene Tun und Lassen auch weiterhin selbst verantwortlich. Weder Autorin noch Verlag können für eventuelle Nachteile oder Schäden, die aus den im Buch gegebenen praktischen Hinweisen resultieren, eine Haftung übernehmen.